母子保健の主なる統計

MATERNAL AND CHILD HEALTH STATISTICS OF JAPAN

JN123663

目　　次

Ⅴ 妊産婦死亡

Ⅵ 死産

Ⅶ 人工妊娠中絶

Ⅷ 周産期死亡

Ⅸ 母子保健事業

X 諸外国の統計

XI そ の 他

図

CONTENTS

Ⅵ FOETAL DEATHS

Ⅶ INDUCED ABORTIONS

Ⅷ PERINATAL DEATHS

Ⅸ MATERNAL AND CHILD HEALTH SERVICES

X INTERNATIONAL COMPARISON

XI OTHERS

Figures

収録資料と比率について

1．資料は特記のあるものを除いて，厚生労働省政策統括官（統計・情報政策、労使関係担当）による資料を使用した。記載のないものは，厚生労働省政策統括官（統計・情報政策、労使関係担当）人口動態統計による。

2．諸外国の統計は主に，国連のDemographic Yearbook，1961～2021，WHOのHealth statistics and health information systems「Mortality Database」，及び厚生統計協会発行の「国民衛生の動向」2022/2023年版によった。

3．人口動態統計については，すべて確定数である。

4．昭和19～47年の全国数値については，沖縄県は含まれていない。

5．都道府県別統計の「外国」とあるのは，日本において発生した事件で，住所が外国のものを表している。

6．児童福祉法上の児童の定義は，18歳未満の者であるが，本書の児童死亡の項には19歳以下の者についての統計が掲載されている。これは，死亡統計が5歳年齢区分ごとに集計されているためである。

7．死因毎に国際基本分類番号または死因分類番号を付した。

8．本統計に用いられる比率は，特記のあるものを除いて，次の比率を使用した。

$$\text{出生率}=\frac{\text{1年間の出生数}}{\text{日本人人口}}\times 1\,000 \qquad \text{乳児死亡率}=\frac{\text{1年間の生後1歳未満の死亡数}}{\text{1年間の出生数}}\times 1\,000$$

$$\text{死亡率}=\frac{\text{1年間の死亡数}}{\text{日本人人口}}\times 1\,000 \qquad \text{新生児死亡率}=\frac{\text{1年間の生後28日未満の死亡数}}{\text{1年間の出生数}}\times 1\,000$$

$$\text{死産率}=\frac{\text{1年間の死産数}}{\text{1年間の}\textbf{出産数（出生数＋死産数）}}\times 1\,000$$

死産とは妊娠満12週以後のものをいう。

$$\text{妊産婦死亡率}=\frac{\text{1年間の妊産婦死亡数}}{\text{1年間の出産数（出生数＋死産数）}}\times 100\,000$$

妊産婦死亡数とは，昭和53年までは死因簡単分類「B40流産」，「B41その他の妊娠，分娩，産褥の合併症」及び合併症の記載のない分娩死亡に該当するものの数，昭和54年以降平成6年までは簡単分類「79直接産科的死亡」，「80間接産科的死亡」の合計数である。平成7年以降は，直接産科的死亡（O00～O92），間接産科的死亡（O98～O99），原因不明の産科的死亡（O95）及び妊娠中又は妊娠終了後満42日未満の産科的破傷風（A34），妊娠，分娩及び産褥に合併するヒト免疫不全ウイルス病（B20～B24）の合計数となり，平成29年以降は，妊娠，分娩及び産褥に合併するヒト免疫不全ウイルス病（B20～B24）がO98.7へ符号変更され，下垂体の分娩後え〈壊〉死（E23.0），産じょく〈褥〉に関連する精神及び行動の障害（F53），産じょく〈褥〉期骨軟化症（M83.0），傷病及び死亡の外因（V01-Y89）が追加された。なお，妊産婦死亡率については，国際比較のため出生数を分母に使うこともある。

$$\text{周産期死亡率}=\frac{\text{1年間の周産期死亡数（妊娠満22週以後の死産＋早期新生児死亡）}}{\text{1年間の}\textbf{出産数（出生数＋妊娠満22週以後の死産数）}}\times 1\,000$$

$$\text{妊娠満22週以後の死産率}=\frac{\text{1年間の妊娠満22週以後の死産数}}{\text{1年間の}\textbf{出産数（出生数＋妊娠満22週以後の死産数）}}\times 1\,000$$

$$\text{早期新生児死亡率}=\frac{\text{1年間の早期新生児死亡数}}{\text{1年間の出生数}}\times 1\,000$$

早期新生児死亡とは生後1週（7日）未満の死亡をいう。

$$\text{婚姻率}=\frac{\text{1年間の婚姻件数}}{\text{日本人人口}}\times 1\,000 \qquad \text{離婚率}=\frac{\text{1年間の離婚件数}}{\text{日本人人口}}\times 1\,000$$

$$\text{合計特殊出生率}=\left\{\frac{\text{年間の母の年齢別出生数}}{\text{年齢別女性人口}}\right\}\text{の15歳から49歳までの合計}$$

9．分母の人口は総務省統計局による，各年の10月１日現在の人口である（昭和42年以降は，日本人人口である）。

10．表章記号の規約

計数のない場合	－	統計項目のあり得ない場合	・
計数不明の場合	…	数または比率が微小（0.05未満）の場合	0.0

死産，周産期死亡及び人工妊娠中絶について

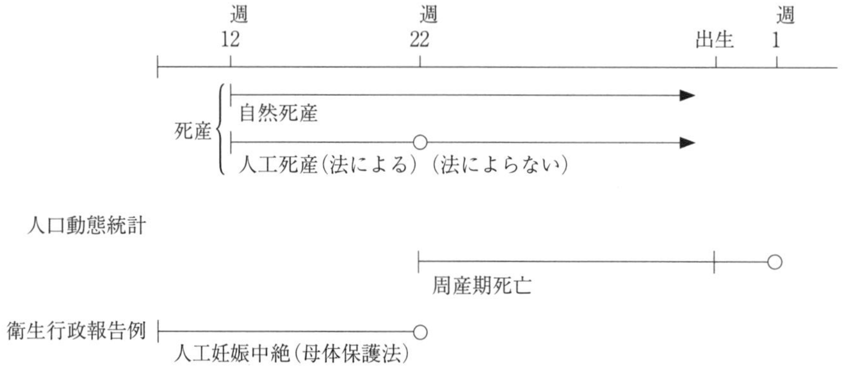

注：○は未満を示す

資料：『国民衛生の動向』2022/2023年

NOTES

1．The data listed in this databook are drawn from publications of the Director-General for Statistics, Information Policy and Industrial Relations Ministry of Health, Labour and Welfare, unless otherwise noted. The source of data of tables without footnotes is “Vital Statistics”, annually reported by the Policy.
2．The sources of international data are Demographic Yearbook of the United Nations, 1961～2021, and Health statistics and health information systems “Mortality Database” of World Health Organization, and Journal of Health and Welfare Statistics, Vol. 69, Number 9, 2022/2023 of Health and Welfare Statistics Association.
3．Vital statistics data are final.
4．The data for 1944～1972 do not cover Okinawa prefecture.

5. "Foreign countries" in Statistics by prefecture refers to incidents occurring in Japan in which people are documented as having residence foreign countries.
6. Conventional use of the word "Child" is to indicate people under 18 years of age. In the section for child deaths in this databook, however, deaths under 20 are listed, because mortality rates for five-year age groups are routinely produced.
7. Each cause of death is attached with the ICD three-digit category codes or the category item of cause of death.
8. The rates used in this databook are defined as follows, unless otherwise noted.

$$\text{Crude birth rate} = \frac{\text{Live births in a year}}{\text{Population of Japanese citizens}} \times 1\,000 \qquad \text{Crude death rate} = \frac{\text{Deaths in a year}}{\text{Population of Japanese citizens}} \times 1\,000$$

$$\text{Infant mortality rate} = \frac{\text{Deaths under 1 year of age after one's birth in a year}}{\text{Live births in a year}} \times 1\,000$$

$$\text{Neonatal mortality rate} = \frac{\text{Deaths under 28 days of age after one's birth in a year}}{\text{Live births in a year}} \times 1\,000$$

$$\text{Foetal death rate} = \frac{\text{Foetal deaths in a year}}{\textbf{Total births (Live births + Foetal deaths)}\text{ in a year}} \times 1\,000$$

Only foetal deaths of 12 completed weeks or more of pregnancy are counted in the statistics.

$$\text{Maternal mortality rate} = \frac{\text{Maternal deaths in a year}}{\text{Total births (Live births + Foetal deaths) in a year}} \times 100\,000$$

Maternal deaths, in the years before 1979, refer to the sum of deaths caused by "abortion (B40)" and "other complications of pregnancy, child birth and the puerperium and delivery without mention of complication (B41)".

From 1979 to 1994, Maternal deaths refer to the sum of "direct obstetric death (Abridged List Number 79)" and "indirect obstetric death (Abridged List Number 80)". From 1995, sum of direct and indirect obstetric deaths, obstetric deaths of unknown origin, and obstetric tetanus and human immunodeficiency virus disease of pregnancy or until 42 days after the end of pregnancy. From 2017, Code attached to human immunodeficiency virus, changed to O98.7. And postpartum necrosis of pituitary gland, mental and behavioural disorders associated with the puerperium, puerperal osteomalacia, external causes of morbidity and mortality, was included in maternal death. In calculating maternal mortality rate for international comparison, "live births" could be used instead of "total births".

$$\text{Perinatal mortality rate} = \frac{\text{Perinatal deaths in a year (Foetal deaths after 22 weeks of pregnancy + Early neonatal deaths)}}{\textbf{Total births (Live births + Foetal deaths after 22 weeks of pregnancy)}\text{ in a year}} \times 1\,000$$

$$\text{Foetal death rate after 22 weeks of pregnancy} = \frac{\text{Foetal deaths after 22 weeks of pregnancy in a year}}{\textbf{Total births (Live births + Foetal deaths after 22 weeks of pregnancy)}\text{ in a year}} \times 1\,000$$

$$\text{Early neonatal mortality rate} = \frac{\text{Early neonatal deaths in a year}}{\text{Live births in a year}} \times 1\,000$$

Early neonatal deaths refer to the number of deaths under 1 week of age.

$$\text{Marriage rate} = \frac{\text{Marriages in a year}}{\text{Population of Japanese citizens}} \times 1\,000 \qquad \text{Divorce rate} = \frac{\text{Divorces in a year}}{\text{Population of Japanese citizens}} \times 1\,000$$

$$\text{Total fertility rate} = \sum_{Y=15}^{49} \left\{ \frac{\text{Live births from mothers of age Y in a year}}{\text{Female population of age Y}} \right\}$$

9. Population is as of October 1 in each year (Statistics Bureau, Ministry of Internal Affairs and Communication). It refers to the total population of Japanese citizens since 1967.

10. Each of the 47 prefectures and Special ward-Designated city is attached with the following serial number.

01	Hokkaido	21	Gifu	41	Saga		Special ward-Designated city		
02	Aomori	22	Shizuoka	42	Nagasaki	50	Area of wards in Tokyo-to		
03	Iwate	23	Aichi	43	Kumamoto	51	Sapporo	66	Okayama
04	Miyagi	24	Mie	44	Oita	52	Sendai	67	Hiroshima
05	Akita	25	Shiga	45	Miyazaki	53	Saitama	68	Kitakyushu
						54	Chiba	69	Fukuoka
06	Yamagata	26	Kyoto	46	Kagoshima	55	Yokohama	70	Kumamoto
07	Fukushima	27	Osaka	47	Okinawa	56	Kawasaki		
08	Ibaraki	28	Hyogo			57	Sagamihara		
09	Tochigi	29	Nara			58	Niigata		
10	Gumma	30	Wakayama			59	Shizuoka		
						60	Hamamatsu		
11	Saitama	31	Tottori			61	Nagoya		
12	Chiba	32	Shimane			62	Kyoto		
13	Tokyo	33	Okayama			63	Osaka		
14	Kanagawa	34	Hiroshima			64	Sakai		
15	Niigata	35	Yamaguchi			65	Kobe		
16	Toyama	36	Tokushima						
17	Ishikawa	37	Kagawa						
18	Fukui	38	Ehime						
19	Yamanashi	39	Kochi						
20	Nagano	40	Fukuoka						

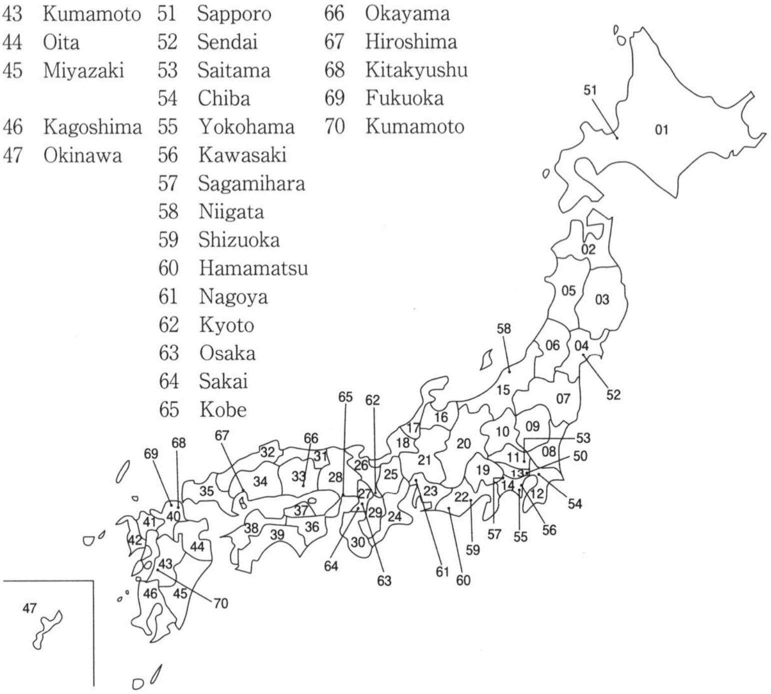

11. Symbols used in the tables.

Magnitude zero	–	Class or item not applicable	·
Data not available	…	Figure less than 0.05	0.0

Foetal Death, Perinatal Mortality, and Induced Abortion

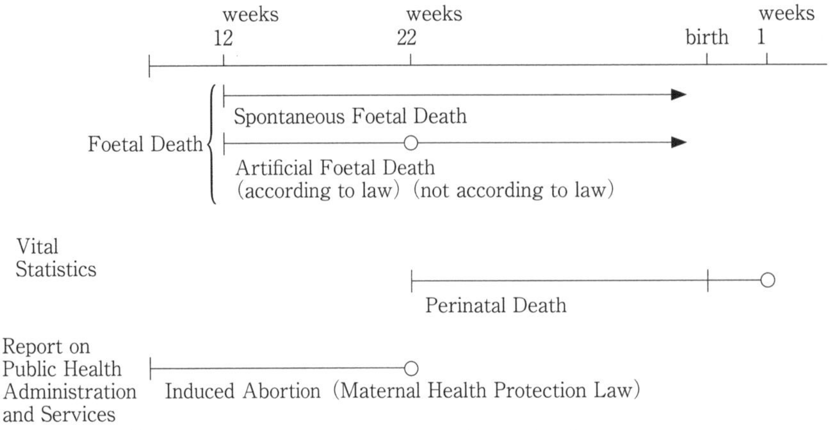

Note : The"○"in the graph denotes "less than and excluding."
SOURCE : Journal of Health and Welfare Statistics, Vol.69 Number 9, 2022/2023

死因順位及び乳児死因順位に用いる分類項目（平成29年以降）
Categories for ranking of causes of death (since 2017)

(1) 死因順位に用いる分類項目
Categories for ranking of cause of death

分類名 Category	死因簡単分類コード Abridged list of causes of death for tabulation
腸管感染症 Intestinal infectious diseases	01100
結核 Tuberculosis	01200
敗血症（新生児の細菌性敗血症を除く） Sepsis (excluding bacterial sepsis of newborn)	01300
ウイルス性肝炎 Viral hepatitis	01400
ヒト免疫不全ウイルス［HIV］病 Human immunodeficiency virus (HIV) disease	01500
悪性新生物〈腫瘍〉 Malignant neoplasms	02100
その他の新生物〈腫瘍〉 In situ neoplasms and benign neoplasms and neoplasms of uncertain or unknown behaviour	02200
貧血 Anaemias	03100
糖尿病 Diabetes mellitus	04100
血管性及び詳細不明の認知症 Vascular dementia and unspecified dementia	05100
髄膜炎 Meningitis	06100
脊髄性筋萎縮症及び関連症候群 Spinal muscular atrophy and related syndromes	06200
パーキンソン病 Parkinson disease	06300
アルツハイマー病 Alzheimer disease	06400
眼及び付属器の疾患 Diseases of the eye and adnexa	07000
耳及び乳様突起の疾患 Diseases of the ear and mastoid process	08000
高血圧性疾患 Hypertensive diseases	09100
心疾患（高血圧性を除く） Heart diseases (excluding Hypertensive heart disease)	09200
脳血管疾患 Cerebrovascular diseases	09300
大動脈瘤及び解離 Aortic aneurysm and dissection	09400
インフルエンザ Influenza	10100
肺炎 Pneumonia	10200
急性気管支炎 Acute bronchitis	10300
慢性閉塞性肺疾患 Chronic obstructive pulmonary disease	10400
喘息 Asthma	10500
誤嚥性肺炎 Aspiration pneumonia	10601
間質性肺疾患 Interstitial pulmonary diseases	10602
胃潰瘍及び十二指腸潰瘍 Gastric and duodenal ulcer	11100
ヘルニア及び腸閉塞 Hernia and intestinal obstruction	11200
肝疾患 Diseases of liver	11300
皮膚及び皮下組織の疾患 Diseases of the skin and subcutaneous tissue	12000
筋骨格系及び結合組織の疾患 Diseases of the musculoskeletal system and connective tissue	13000
糸球体疾患及び腎尿細管間質性疾患 Glomerular diseases and renal tubulo-interstitial diseases	14100
腎不全 Renal failure	14200
妊娠，分娩及び産じょく Pregnancy, childbirth and the puerperium	15000
周産期に発生した病態 Certain conditions originating in the perinatal period	16000
先天奇形，変形及び染色体異常 Congenital malformations, deformations and chromosomal abnormalities	17000
老衰 Senility	18100
乳幼児突然死症候群 Sudden infant death syndrome	18200
不慮の事故 Accidents	20100
自殺 Suicide	20200
他殺 Homicide	20300

注：“新生児の細菌性敗血症”は「周産期に発生した病態」に，“高血圧性心疾患”は「高血圧性疾患」に含まれる。
NOTE: “Bacterial sepsis of newborn” and “Hypertensive heart disease” is included in “Certain conditions originating in the perinatal period” and “Hypertensive diseases,” respectively.

(2) 乳児死因順位に用いる分類項目
Categories for ranking of cause of death of infant

分類名 Category	乳児死因簡単分類コード Abridged list of causes of death for tabulation of infant mortality
腸管感染症 Intestinal infectious diseases	Ba01
敗血症（新生児の細菌性敗血症を除く） Sepsis (excluding bacterial sepsis of newborn)	Ba02
麻疹 Measles	Ba03
ウイルス性肝炎 Viral hepatitis	Ba04
悪性新生物〈腫瘍〉 Malignant neoplasms	Ba06
その他の新生物〈腫瘍〉 In situ neoplasms and benign neoplasms and neoplasms of uncertain or unknown behaviour	Ba09
栄養失調（症）及びその他の栄養欠乏症 Malnutrition and other untritional deficiencies	Ba10
代謝障害 Metabolic disorders	Ba11
髄膜炎 Meningitis	Ba12
脊髄性筋萎縮症及び関連症候群 Spinal muscular atrophy and related syndromes	Ba13
脳性麻痺 Cerebral palsy	Ba14
心疾患（高血圧性を除く） Heart diseases (excluding Hypertensive heart disease)	Ba15
脳血管疾患 Cerebrovascular diseases	Ba16
インフルエンザ Influenza	Ba17
肺炎 Pneumonia	Ba18
喘息 Asthma	Ba19
ヘルニア及び腸閉塞 Hernia and intestinal obstruction	Ba20
肝疾患 Diseases of liver	Ba21
腎不全 Renal failure	Ba22
妊娠期間及び胎児発育に関連する障害 Disorders related to length of gestation and fetal growth	Ba24
出産外傷 Birth trauma	Ba25
周産期に特異的な呼吸障害及び心血管障害 Respiratory and cardiovascular disorders specific to the perinatal period	Ba26～Ba30
周産期に特異的な感染症 Infections specific to the perinatal period	Ba31～Ba32
胎児及び新生児の出血性障害及び血液障害 Haemorrhagic and haematological disorders of fetus and newborn	Ba33
先天奇形，変形及び染色体異常 Congenital malformations, deformations and chromosomal abnormalities	Ba35
乳幼児突然死症候群 Sudden infant death syndrome	Ba44
不慮の事故 Accidents	Ba46
他殺 Homicide	Ba55

注：“新生児の細菌性敗血症”は「周産期に特異的な感染症」に含まれる。
NOTE: “Bacterial sepsis of newborn” is included in “Infections specific to the perinatal period.”

死因分類修正適用期間
Application Periods of ICD Codes

国際疾病，死因分類改訂国際会議 ICD Code		わが国の適用期間 Period	
第6回	(1948)	昭和25～32年	1950～1957
7	(1955)	昭和33～42年	1958～1967
8	(1965)	昭和43～53年	1968～1978
9	(1975)	昭和54～平成6年	1979～1994
10	(1989)	平成7～17年	1995～2005
10	(2003)	平成18～28年	2006～2016
10	(2013)	平成29～	2017～

第9回乳児死因簡単分類（昭和54年以降）と第8回乳児死因簡単分類（S表）（昭和53年まで）との比較

Comparison, the Abridged List of Causes of Death for Tabulation of Infant Mortality of the 9th Revised ICD Code (since 1979) and the Special Tabulation List (List S) of the 8th Revised ICD Code (until 1978)

第8回修正乳児死因簡単分類(S分類)番号 ※	第9回修正乳児死因簡単分類番号 ※※	死因	Cause of death
S1	1	細菌性赤痢及びアメーバ症	Bacillary dysentery and amoebiasis
S2	2	腸炎及びその他の下痢性疾患	Enteritis and other diarrhoeal diseases
S3	3	結核	Tuberculosis
S4	4	ジフテリア	Diphtheria
S5	5	百日咳	Whooping cough
S7	6	破傷風(新生児破傷風を含む)	Tetanus(including newborn)
S8	7	敗血症(新生児敗血症を含む)	Septicaemia(including newborn)
S9	8	急性灰白髄炎	Acute poliomyelitis
S10	9	麻疹	Measles
S11	10	日本脳炎	Japanese encephalitis
S13*	11	ウイルス肝炎	Viral hepatitis
S12	12	梅毒	Syphilis
S6,S13*	13	その他の感染症及び寄生虫症	Other infectious and parasitic diseases
S14	15-16	悪性新生物	Malignant neoplasms
S15	17	良性及び性質不詳の新生物	Benign neoplasms and neoplasms of unspecified nature
S16	18	栄養失調症	Nutritional deficiencies
S17	19	髄膜炎	Meningitis
S18	20	脳性小児麻痺	Infantile cerebral palsy
S19	21	心疾患	Heart diseases
S21	22	肺炎	Pneumonia
S20	23	インフルエンザ	Influenza
S22	24	気管支炎	Bronchitis
S23	25	腹腔ヘルニア及び腸閉塞	Hernia of abdominal cavity and intestinal obstruction
S24	26	胃炎，十二指腸炎及び慢性胃腸炎	Gastritis, duodenitis and chronic gastroenteritis
S25	28-32	先天異常	Congenital anomalies
…	33	母体の疾患による新生児の障害	Newborn affected by maternal conditions which may be unrelated to present pregnancy
…	34	母体の妊娠異常による新生児の障害	Newborn affected by maternal complications of pregnancy
…	35	胎盤，臍帯及び卵膜の異常による新生児の障害	Newborn affected by complications of placenta, cord and membranes
…	36	その他の分娩の異常による新生児の障害	Newborn affected by other conditions originating in the labor
…	38-39	出産時外傷	Birth trauma
…	40	低酸素症，分娩仮死及びその他の呼吸器病態	Hypoxia, birth asphyxia and other respiratory conditions
…	41	詳細不明の未熟児	Premature babies of unknown details
…	42	同種免疫による新生児溶血性疾患	Haemolytic diseases of newborn, due to isoimmunization
…	43	その他の周産期黄疸	Other perinatal jaundice
…	44	新生児の出血	Haemorrhage of newborn
…	45	新生児出血性疾患	Haemorrhagic disease of newborn
…	46	その他の新生児の異常(新生児破傷風，カンジダ感染及び敗血症を除く)	Other conditions originating in newborn period (excluding tetanus, candidiasis and septicaemia of newborn)
…	47	その他のすべての疾患	Any other diseases
… (N800-N999)	48	損傷及び中毒	Injury and poisoning
S34,S35	E51-E54	損傷及び中毒の外因	External causes of injury and poisoning
S34	E51-E53	不慮の事故及び有害作用	Accidents and adverse effects
S35	E54	その他の外因	Other external causes

(注) *内容の一部分であることを示す。 ＿*内容の大部分であることを示す。 …該当分類項のない場合。

NOTES : ※ Special Tabulation List -List S- (The 8th Revised ICD Code used until 1978)
※※Abridged List of Causes of Death for Tabulation of Infant Mortality (The 9th Revised ICD Code adopted in 1979)
*Cause of death included in code for other causes.
＿*Primary cause of death under this code.
…Cause of death without specific code classification.

第10回乳児死因分類（平成７年以降）と第９回乳児死因分類（平成６年まで）との比較

Comparison, the List of Causes of Death for Tabulation of Infant Mortality of the 10th Revised ICD Code (since 1995), and the Abridged List of Causes of Death for Tabulation of Infant Mortality of the 9th Revised ICD Code (until 1994)

	乳児死因分類コード Causes of death for tabulation of infant mortality (ICD-10)	死因分類項目名	Category of cause of death (ICD-10)	基本分類コード ICD three-digit categories (ICD-10)	乳児死因簡単分類コード Abridged list of causes of death for tabulation of infant mortality (ICD-9)
※	Ba01	腸管感染症	Intestinal infectious diseases	A00-A09	1，2，13の一部
※	Ba02	敗血症	Sepsis	A40-A41	7の一部
※	Ba03	麻疹	Measles	B05	9
※	Ba04	ウイルス性肝炎	Viral hepatitis	B15-B19	11
	Ba05	その他の感染症及び寄生虫症	Other infectious and parasitic diseases	A00-B99の残り	3-6，8，10，12，13の大部，47の一部
	Ba06	悪性新生物〈腫瘍〉	Malignant neoplasms	C00-C96	15-16
※	Ba07	白血病	Leukaemia	C91-C95	15
	Ba08	その他の悪性新生物〈腫瘍〉	Other malignant neoplasms	C00-C96の残り	16
	Ba09	その他の新生物〈腫瘍〉	In situ neoplasms and benign neoplasms and neoplasms of uncertain or unknown behaviour	D00-D48	17
	Ba10	栄養失調(症)及びその他の栄養欠乏症	Malnutrition and other nutritional deficiencies	E40-E64	18，47の一部
	Ba11	代謝障害	Metabolic disorders	E70-E88	47の一部
※	Ba12	髄膜炎	Meningitis	G00-G03	19
※	Ba13	脊髄性筋萎縮症及び関連症候群	Spinal muscular atrophy and related syndromes	G12	47の一部
※	Ba14	脳性麻痺	Cerebral palsy	G80	20
※	Ba15	心疾患（高血圧性を除く）	Heart diseases (excluding hypertensive heart diseases)	I01-I02.0，I05-I09，I20-I25，I27，I30-I51	21
※	Ba16	脳血管疾患	Cerebrovascular diseases	I60-I69	47の一部
	Ba17	インフルエンザ	Influenza	J09-J11	23
※	Ba18	肺炎	Pneumonia	J12-J18	22
※	Ba19	喘息	Asthma	J45-J46	47の一部
※	Ba20	ヘルニア及び腸閉塞	Hernia and intestinal obstruction	K40-K46，K56	25
※	Ba21	肝疾患	Diseases of liver	K70-K76	47の一部
※	Ba22	腎不全	Renal failure	N17-N19	47の一部
	Ba23	周産期に発生した病態	Certain conditions originating in the perinatal period	P00-P96	33-46，7の一部，30の一部，47の一部
※	Ba24	妊娠期間及び胎児発育に関連する障害	Disorders related to length of gestation and fetal growth	P05-P08	41，46の一部
	Ba25	出産外傷	Birth trauma	P10-P15	38，39，46の一部
※	Ba26	出生時仮死	Birth asphyxia	P21	40の一部
	Ba27	新生児の呼吸窮〈促〉迫	Respiratory distress of newborn	P22	40の一部
※	Ba28	周産期に発生した肺出血	Pulmonary haemorrhage originating in the perinatal period	P26	40の一部
	Ba29	周産期に発生した心血管障害	Cardiovascular disorders originating in the perinatal period	P29	30の一部，46の一部，47の一部
	Ba30	その他の周産期に特異的な呼吸障害及び心血管障害	Other respiratory and cardiovascular disorders specific to the perinatal period	P20-P29の残り	40の残り

つづき

	乳児死因分類コード Causes of death for tabulation of infant mortality (ICD-10)	死因分類項目名	Category of cause of death (ICD-10)	基本分類コード ICD three-digit categories (ICD-10)	乳児死因簡単分類コード Abridged list of causes of death for tabulation of infant mortality (ICD-9)
※	Ba31	新生児の細菌性敗血症	Bacterial sepsis of newborn	P36	7の一部
※	Ba32	その他の周産期に特異的な感染症	Other infections specific to the perinatal period	P35-P39の残り	46の一部
	Ba33	胎児及び新生児の出血性障害及び血液障害	Haemorrhagic and haematological disorders of fetus and newborn	P50-P61	42,43,44,45,46の一部
	Ba34	その他の周産期に発生した病態	Other certain conditions originating in the perinatal period	P00-P96の残り	33-37,46の残り，47の一部
	Ba35	先天奇形，変形及び染色体異常	Congenital malformations, deformations and chromosomal abnormalities	Q00-Q99	28-32
※	Ba36	神経系の先天奇形	Congenital malformations of the nervous system	Q00-Q07	28
※	Ba37	心臓の先天奇形	Congenital malformations of the heart	Q20-Q24	29
	Ba38	その他の循環器系の先天奇形	Other congenital malformations of the circulatory system	Q25-Q28	30の大部
※	Ba39	呼吸器系の先天奇形	Congenital malformations of the respiratory system	Q30-Q34	32の一部
※	Ba40	消化器系の先天奇形	Congenital malformations of the digestive system	Q35-Q45	31
※	Ba41	筋骨格系の先天奇形及び変形	Congenital malformations and deformations of the musculoskeletal system	Q65-Q79	32の一部
	Ba42	その他の先天奇形及び変形	Other congenital malformations and deformations	Q00-Q89の残り	32の一部
※	Ba43	染色体異常，他に分類されないもの	Chromosomal abnormalities, not elsewhere classified	Q90-Q99	32の一部
※	Ba44	乳幼児突然死症候群	Sudden infant death syndrome	R95	47の一部
	Ba45	その他のすべての疾患	All of the other diseases	D50-R99の残り，U04,U06,U07,U10	24,26,47の一部
	Ba46	不慮の事故	Accidents	V01-X59	E51-E53
※	Ba47	交通事故	Transport accidents	V01-V98	E53の一部
※	Ba48	転倒・転落・墜落	Falls	W00-W17	E53の一部
※	Ba49	不慮の溺死及び溺水	Accidental drowning and submersion	W65-W74	E53の一部
※	Ba50	胃内容物の誤えん及び気道閉塞を生じた食物等の誤えん〈吸引〉	Inhalation of gastric contents and inhalation and ingestion of food causing obstruction of respiratory tract	W78-W80	E51
	Ba51	その他の不慮の窒息	Other accidental threats to breathing	W75-W84の残り	E52
※	Ba52	煙，火及び火災への曝露	Exposure to smoke, fire and flames	X00-X09	E53の一部
※	Ba53	有害物質による不慮の中毒及び有害物質への曝露	Accidental poisoning by and exposure to noxious substances	X40-X49	E53の一部
※	Ba54	その他の不慮の事故	Other accidents	W00-X59の残り	E53の残り
※	Ba55	他殺	Homicide	X85-Y09	E54の一部
※	Ba56	その他の外因	Other external causes	Y10-Y89	E54の一部

(注) 一番左の欄の※はICD-10とICD-9との数値をそのままつなげてみても良いものを示している。
「その他のすべての疾患」に平成18年1月1日から基本分類コード「U04重症急性呼吸器症候群〔SARS〕」，平成29年1月1日から基本分類コード「U06ジカ〈Zika〉ウイルス病」が加わった。

NOTE : The ※ mark of left side means exactly parallel of the number of ICD-9 to ICD-10.
ICD three-digit categories "U04 Severe acute respiratory syndrome 〔SARS〕" from January 1, 2004, "U06 Zika virus disease" from January 1, 2017, was included in "All of the other diseases"

第10回修正ICD（ICD-10）について

ICD（国際疾病分類）は，疾病・死因統計の基本であり，保健・福祉行政，医学研究等の基礎となる分類である。疾病・死因分類の国際的統一を図るため，明治33(1900) 年に初めてICDが作成され，その後は，概ね10年毎に改訂が行われており，わが国では昭和54(1979) 年から第９回修正ICD（ICD-９）が適用となり，平成６(1994) 年まで用いられた。

平成２(1990)年の第43回世界保健機関（WHO）総会において，第10回修正ICD（ICD-10）が採択されたが，このICD-10は，医学・医療の進歩，死因構造の変化及びコンピュータの世界的な普及により疾病統計，病歴管理，保健医療統計等の幅広い分野におけるICD活用のニーズから，ICD-６以来の大改正となり，分類コード，分類項目，章構成等の抜本的改正とともに，死因統計の情報源である死亡診断書の書式改訂も勧告された。

わが国では，ICD-10を平成７(1995) 年１月から適用することとし，上記の勧告を踏まえて，疾病，傷害及び死因に関する分類を改正し，また，死亡診断書（死体検案書），死産証書（死胎検案書）及び出生証明書の各書式改訂を実施したものである。

主な改正点は以下のとおりである。

1　基本分類コードを，それまでの４桁の数字による分類から，コードの最初の文字をA～Z（Uを除く）のアルファベットとし，コードの桁を増やさずに分類項目数の増加を図った。

2　基本分類項目を，それまでの約7,000項目から約14,000項目へと倍増した。

3　章の構成を，それまでの17章から21章へと拡大した。

4　死亡診断書（死体検案書）及び原死因選択ルール（準則）の見直し

・死亡診断書の「死亡の原因」Ⅰ欄を，それまでの３欄から４欄に増設。

・疾患の終末期の状態としての心不全，呼吸不全等は死因としない。

・生後１年未満の乳児死亡（病死）について，出生時の状況を把握。

5　死産証書（死胎検案書）の見直し

・それまでの「死産児の体重」に「身長」を追加。

・「胎児死亡の時期（自然死産）」を，それまでの妊娠満20週以後から，妊娠満22週以後に変更。

・「胎児手術」の有無の新設。

6　ICD-10の採用による定義等の改正

周産期死亡の定義：「妊娠満28週以後の死産に早期新生児死亡を加えたもの」から「妊娠満22週以後の死産に早期新生児死亡を加えたもの」に変更した。

後発妊産婦死亡：新たに後発妊産婦死亡（妊娠終了後満42日以後１年未満における死亡）が定義された。

その後，平成18年１月１日からはICD-10の一部改正の累積である「ICD-10(2003年版)準拠」を適用している。22章「特殊目的用コード」の追加は，この適用による。

又，平成29年１月からは「ICD-10(2013年版）準拠」を適用している。

疾病・死因統計は，わが国の保健・医療・福祉に係る各種施策を企画・実施・評価していく上での重要な基礎資料になるとともに，医学を始めとした様々な研究分野で活用されており，今後の疾病・死因統計の一層の充実が期待されている。

厚生労働省政策統括官（統計・情報政策、労使関係担当）

ICD-10 (International Statistical Classification of Diseases and Related Health Problems, Tenth Revision)

The ICD has become the international standard for classification of morbidity and mortality statistics. It is also used as the basic classification for health administration and medical research. To integrate categories of disease and cause of death internationally, ICD was established in 1900, and thereafter revised about every 10 years. In Japan, ICD-9 was applied in 1979 and used until 1994.

ICD-10 was adopted at the 43rd World Health Assembly in 1990. ICD-10 was dramatically changed to match the progress of medicine, the change in causes of death, and the need of ICD utilization which came to be used in the field of disease statistics and medical record management. The main changes are category codes, category items and chapter construction. It was also recommended to change the death certificate, which is used to compile death statistical information.

In Japan, ICD-10 was adopted in January 1995. The classifications of disease, injury and cause of death in Japan were changed according to ICD-10, and death, still birth and birth certificates were also changed.

The main points are listed below:

1. Three and Four Character Categories code: The former four-digit number has been changed to a code beginning with a letter of the alphabet (excluding U) and increased the number of category items without a change of code beam.
2. Three and Four Character Categories items: The former 7,000 items has been doubled to 14,000 items.
3. Construction of chapter: The former 17 chapters has been expanded to 21 chapters.
4. Change in death certificate and underlying cause of death selective rule:
   ①"Cause of death" part I section of the death certificate has been increased from the former three columns to four columns.
   ②The mode of death, e.g. heart failure and respiratory failure, is no longer counted as a cause of death when it occurred at the end of one's life who had been suffered from the particular disease.
   ③Ascertain the status of birth of child who died within 1 year.
5. Change in still-birth certificate
   ①Height has been added to the former still-birth weight.
   ②For fetal death, the duration is changed from current 20 weeks of pregnancy to 22 weeks.
   ③Item of infant operation is established.
6. Change in definitions following the adoption of ICD-10

   Definition of perinatal deaths: changed from "sum of foetal deaths after 28 weeks of pregnancy and early neonatal deaths" to "sum of foetal deaths after 22 weeks of pregnancy and early neonatal deaths."

   Later maternal deaths: later maternal deaths (deaths occurring between 42 days and less than one year after the end of pregnancy) was newly added to the definition.

Since January 1, 2006, ICD-10 (2003 Edition) Base, which is the cumulative revision of part of ICD-10, has been applied. Chapter 22 "Codes for Special Purposes" was added based on this application.

Since January 2017, ICD-10 (2013 Edition) Base, has been applied.

Morbidity and mortality statistics are important basic data in planning, acting and evaluating health, medical and welfare policies in Japan. They also have been utilized not only in the field of medicine but also in other research fields. It is expected that future morbidity and mortality statistics will be even more substantial.

Director-General for Statistics, Information Policy and Industrial Relations
Ministry of Health, Labour and Welfare.

統　計　表

STATISTICAL TABLES

I　主なる人口動態統計と人口

第1表　主なる人口動態統計

Vital Statistics Summary

実　数　Number

年次 Year		人口 Population	出生 Live births	死亡 Deaths	自然増減 Natural change	乳児死亡 Infant deaths	新生児死亡 Neonatal deaths	周産期死亡* Perinatal deaths	妊産婦死亡* Maternal deaths	死産* Foetal deaths 総数 Total	自然死産 Spon-taneous	人工死産 Artificial (legal and therapeutic)	(参考)周産期死亡** (Refernce) Perinatal deaths
1899	明治32	43 404 000	1 386 981	932 087	454 894	213 359	108 077	…	6 240	135 727	…	…	…
1900	33	43 847 000	1 420 534	910 744	509 790	220 211	112 259	…	6 200	137 987	…	…	…
1905	38	46 620 000	1 452 770	1 004 661	448 109	220 450	103 382	…	6 185	142 092	…	…	…
1910	43	49 184 000	1 712 857	1 064 234	648 623	276 136	126 910	…	6 228	157 392	…	…	…
1915	大正4	52 752 000	1 799 326	1 093 793	705 533	288 634	125 337	…	6 452	141 301	…	…	…
1920	9	55 963 053	2 025 564	1 422 096	603 468	335 613	139 681	…	7 158	144 038	…	…	…
1925	14	59 736 822	2 086 091	1 210 706	875 385	297 008	121 238	…	6 309	124 403	…	…	…
1930	昭和5	64 450 005	2 085 101	1 170 867	914 234	258 703	104 101	…	5 681	117 730	…	…	…
1935	10	69 254 148	2 190 704	1 161 936	1 028 768	233 706	97 994	…	5 698	115 593	…	…	…
1940	15	71 933 000	2 115 867	1 186 595	929 272	190 509	81 869	…	5 070	102 034	…	…	…
1945	20	71 998 100	…	…	…	…	…	…	…	…	…	…	…
1947	22	78 101 473	2 678 792	1 138 238	1 540 554	205 360	84 204	…	4 488	123 837	…	…	…
1950	25	83 199 637	2 337 507	904 876	1 432 631	140 515	64 142	…	4 117	216 974	106 594	110 380	108 843
1955	30	89 275 529	1 730 692	693 523	1 037 169	68 801	38 646	…	3 095	183 265	85 159	98 106	75 918
1960	35	93 418 501	1 606 041	706 599	899 442	49 293	27 362	…	2 097	179 281	93 424	85 857	66 552
1965	40	98 274 961	1 823 697	700 438	1 123 259	33 742	21 260	…	1 597	161 617	94 476	67 141	54 904
1970	45	103 119 447	1 934 239	712 962	1 221 277	25 412	16 742	…	1 008	135 095	84 073	51 022	41 917
1975	50	111 251 507	1 901 440	702 275	1 199 165	19 103	12 912	…	546	101 862	67 643	34 219	30 513
1980	55	116 320 358	1 576 889	722 801	854 088	11 841	7 796	32 422	323	77 446	47 651	29 795	18 385
1985	60	120 265 700	1 431 577	752 283	679 294	7 899	4 910	22 379	226	69 009	33 114	35 895	11 470
1990	平成2	122 721 397	1 221 585	820 305	401 280	5 616	3 179	13 704	105	53 892	23 383	30 509	7 001
1991	3	123 102 000	1 223 245	829 797	393 448	5 418	2 978	10 426	110	50 510	22 317	28 193	6 544
1992	4	123 476 000	1 208 989	856 643	352 346	5 477	2 905	9 888	111	48 896	21 689	27 207	6 321
1993	5	123 788 000	1 188 282	878 532	309 750	5 169	2 765	9 226	91	45 090	20 205	24 885	5 989
1994	6	124 069 000	1 238 328	875 933	362 395	5 261	2 889	9 286	76	42 962	19 754	23 208	6 134
1995	7	124 298 947	1 187 064	922 139	264 925	5 054	2 615	8 412	85	39 403	18 262	21 141	5 526
1996	8	124 709 000	1 206 555	896 211	310 344	4 546	2 438	8 080	72	39 536	18 329	21 207	5 321
1997	9	124 963 000	1 191 665	913 402	278 263	4 403	2 307	7 624	78	39 546	17 453	22 093	4 974
1998	10	125 252 000	1 203 147	936 484	266 663	4 380	2 353	7 447	86	38 988	16 936	22 052	4 927
1999	11	125 432 000	1 177 669	982 031	195 638	4 010	2 137	7 102	72	38 452	16 711	21 741	4 665
2000	12	125 612 633	1 190 547	961 653	228 894	3 830	2 106	6 881	78	38 393	16 200	22 193	4 562
2001	13	125 908 000	1 170 662	970 331	200 331	3 599	1 909	6 476	76	37 467	15 704	21 763	4 238
2002	14	126 008 000	1 153 855	982 379	171 476	3 497	1 937	6 333	84	36 978	15 161	21 817	4 224
2003	15	126 139 000	1 123 610	1 014 951	108 659	3 364	1 879	5 929	69	35 330	14 644	20 686	3 995
2004	16	126 176 000	1 110 721	1 028 602	82 119	3 122	1 622	5 541	49	34 365	14 288	20 077	3 671
2005	17	126 204 902	1 062 530	1 083 796	△21 266	2 958	1 510	5 149	62	31 818	13 502	18 316	3 492
2006	18	126 154 000	1 092 674	1 084 451	8 223	2 864	1 444	5 100	54	30 911	13 424	17 487	3 420
2007	19	126 085 000	1 089 818	1 108 334	△18 516	2 828	1 434	4 906	35	29 313	13 107	16 206	3 306
2008	20	125 947 000	1 091 156	1 142 407	△51 251	2 798	1 331	4 720	39	28 177	12 625	15 552	3 178
2009	21	125 820 000	1 070 036	1 141 865	△71 829	2 556	1 254	4 519	53	27 005	12 214	14 791	3 096
2010	22	126 381 728	1 071 305	1 197 014	△125 709	2 450	1 167	4 515	45	26 560	12 245	14 315	3 065
2011	23	126 180 000	1 050 807	1 253 068	△202 261	2 463	1 147	4 315	41	25 751	11 940	13 811	2 961
2012	24	125 957 000	1 037 232	1 256 359	△219 127	2 299	1 065	4 133	42	24 800	11 448	13 352	2 759
2013	25	125 704 000	1 029 817	1 268 438	△238 621	2 185	1 026	3 862	36	24 102	10 938	13 164	2 649
2014	26	125 431 000	1 003 609	1 273 025	△269 416	2 080	952	3 751	28	23 526	10 906	12 620	2 502
2015	27	125 319 299	1 005 721	1 290 510	△284 789	1 916	902	3 729	39	22 621	10 864	11 757	2 495
2016	28	125 020 252	977 242	1 308 158	△330 916	1 929	875	3 518	34	20 941	10 070	10 871	2 377
2017	29	124 648 471	946 146	1 340 567	△394 421	1 762	833	3 309	33	20 364	9 740	10 624	2 242
2018	30	124 218 285	918 400	1 362 470	△444 070	1 748	801	2 999	31	19 614	9 252	10 362	1 997
2019	令和元	123 731 176	865 239	1 381 093	△515 854	1 748	801	2 955	29	19 454	8 997	10 457	1 953
2020	2	123 398 962	840 835	1 372 755	△531 920	1 512	704	2 664	23	17 278	8 188	9 090	1 805
2021	3	122 780 487	811 622	1 439 856	△628 234	1 399	658	2 741	21	16 277	8 082	8 195	1 815

(注) 人口統計は総務省統計局による。＊11頁の8．参照。
＊＊(参考)の周産期死亡は妊娠28週以後の死産に早期新生児死亡を加えたもので，率は出生数で除したもの。
NOTE：＊See note 8 on page 13.
＊＊Refers to the sum of foetal deaths after 28 weeks of pregnancy and early neonatal deaths divided by live births.
Population is reported by Statistics Bureau, Ministry of Internal Affairs and Communications.

VITAL STATISTICS
（明治32年～令和３年）
of Japan, 1899−2021

率 Rate

年次 Year		出生率（人口千対）Crude birth rate (per 1 000 population)	死亡率（人口千対）Crude death rate (per 1 000 population)	自然増減率（人口千対）Natural change rate (per 1 000 population)	乳児死亡率（出生千対）Infant mortality rate (per 1 000 live births)	新生児死亡率（出生千対）Neonatal mortality rate (per 1 000 live births)	周産期死亡率*（出産千対）Perinatal mortality rate (per 1 000 total births)	妊産婦死亡率* Maternal mortality rate（出産10万対）(per 100 000 total births)	（出生10万対）(per 100 000 live births)	死産率*（出産千対）Foetal death rate (per 1 000 total births) 死産率 Total	自然死産率 Sponta-neous	人工死産率 Artificial (legal and therapeutic)	合計特殊出生率* Total fertility rate	（参考）周産期死亡率**（出生千対）(Reference) Perinatal mortality rate (Per 1 000 live births)
1899	明治32	32.0	21.5	10.5	153.8	77.9	…	409.8	449.9	89.1	…	…	…	…
1900	33	32.4	20.8	11.6	155.0	79.0	…	397.8	436.5	88.5	…	…	…	…
1905	38	31.2	21.6	9.6	151.7	71.2	…	387.8	425.7	89.1	…	…	…	…
1910	43	34.8	21.6	13.2	161.2	74.1	…	333.0	363.6	84.2	…	…	…	…
1915	大正4	34.1	20.7	13.4	160.4	69.7	…	332.5	358.6	72.8	…	…	…	…
1920	9	36.2	25.4	10.8	165.7	69.0	…	329.9	353.4	66.4	…	…	…	…
1925	14	34.9	20.3	14.7	142.4	58.1	…	285.4	302.4	56.3	…	…	…	…
1930	昭和5	32.4	18.2	14.2	124.1	49.9	…	257.9	272.5	53.4	…	…	…	…
1935	10	31.6	16.8	14.9	106.7	44.7	…	247.1	260.1	50.1	…	…	…	…
1940	15	29.4	16.5	12.9	90.0	38.7	…	228.6	239.6	46.0	…	…	…	…
1945	20	…	…	…	…	…	…	…	…	…	…	…	…	…
1947	22	34.3	14.6	19.7	76.7	31.4	…	160.1	167.5	44.2	…	…	4.54	…
1950	25	28.1	10.9	17.2	60.1	27.4	…	161.2	176.1	84.9	41.7	43.2	3.65	46.6
1955	30	19.4	7.8	11.6	39.8	22.3	…	161.7	178.8	95.8	44.5	51.3	2.37	43.9
1960	35	17.2	7.6	9.6	30.7	17.0	…	117.5	130.6	100.4	52.3	48.1	2.00	41.4
1965	40	18.6	7.1	11.4	18.5	11.7	…	80.4	87.6	81.4	47.6	33.8	2.14	30.1
1970	45	18.8	6.9	11.8	13.1	8.7	…	48.7	52.1	65.3	40.6	24.7	2.13	21.7
1975	50	17.1	6.3	10.8	10.0	6.8	…	27.3	28.7	50.8	33.8	17.1	1.91	16.0
1980	55	13.6	6.2	7.3	7.5	4.9	20.2	19.5	20.5	46.8	28.8	18.0	1.75	11.7
1985	60	11.9	6.3	5.6	5.5	3.4	15.4	15.1	15.8	46.0	22.1	23.9	1.76	8.0
1990	平成2	10.0	6.7	3.3	4.6	2.6	11.1	8.2	8.6	42.3	18.3	23.9	1.54	5.7
1991	3	9.9	6.7	3.2	4.4	2.4	8.5	8.6	9.0	39.7	17.5	22.1	1.53	5.3
1992	4	9.8	6.9	2.9	4.5	2.4	8.1	8.8	9.2	38.9	17.2	21.6	1.50	5.2
1993	5	9.6	7.1	2.5	4.3	2.3	7.7	7.4	7.7	36.6	16.4	20.2	1.46	5.0
1994	6	10.0	7.1	2.9	4.2	2.3	7.5	5.9	6.1	33.5	15.4	18.1	1.50	5.0
1995	7	9.6	7.4	2.1	4.3	2.2	7.0	6.9	7.2	32.1	14.9	17.2	1.42	4.7
1996	8	9.7	7.2	2.5	3.8	2.0	6.7	5.8	6.0	31.7	14.7	17.0	1.43	4.4
1997	9	9.5	7.3	2.2	3.7	1.9	6.4	6.3	6.5	32.1	14.2	17.9	1.39	4.2
1998	10	9.6	7.5	2.1	3.6	2.0	6.2	6.9	7.1	31.4	13.6	17.8	1.38	4.1
1999	11	9.4	7.8	1.6	3.4	1.8	6.0	5.9	6.1	31.6	13.7	17.9	1.34	4.0
2000	12	9.5	7.7	1.8	3.2	1.8	5.8	6.3	6.6	31.2	13.2	18.1	1.36	3.8
2001	13	9.3	7.7	1.6	3.1	1.6	5.5	6.3	6.5	31.0	13.0	18.0	1.33	3.6
2002	14	9.2	7.8	1.4	3.0	1.7	5.5	7.1	7.3	31.1	12.7	18.3	1.32	3.7
2003	15	8.9	8.0	0.9	3.0	1.7	5.3	6.0	6.1	30.5	12.6	17.8	1.29	3.6
2004	16	8.8	8.2	0.7	2.8	1.5	5.0	4.3	4.4	30.0	12.5	17.5	1.29	3.3
2005	17	8.4	8.6	△0.2	2.8	1.4	4.8	5.7	5.8	29.1	12.3	16.7	1.26	3.3
2006	18	8.7	8.6	0.1	2.6	1.3	4.7	4.8	4.9	27.5	11.9	15.6	1.32	3.1
2007	19	8.6	8.8	△0.1	2.6	1.3	4.5	3.1	3.2	26.2	11.7	14.5	1.34	3.0
2008	20	8.7	9.1	△0.4	2.6	1.2	4.3	3.5	3.6	25.2	11.3	13.9	1.37	2.9
2009	21	8.5	9.1	△0.6	2.4	1.2	4.2	4.8	5.0	24.6	11.1	13.5	1.37	2.9
2010	22	8.5	9.5	△1.0	2.3	1.1	4.2	4.1	4.2	24.2	11.2	13.0	1.39	2.9
2011	23	8.3	9.9	△1.6	2.3	1.1	4.1	3.8	3.9	23.9	11.1	12.8	1.39	2.8
2012	24	8.2	10.0	△1.7	2.2	1.0	4.0	4.0	4.0	23.4	10.8	12.6	1.41	2.7
2013	25	8.2	10.1	△1.9	2.1	1.0	3.7	3.4	3.5	22.9	10.4	12.5	1.43	2.6
2014	26	8.0	10.1	△2.1	2.1	0.9	3.7	2.7	2.8	22.9	10.6	12.3	1.42	2.5
2015	27	8.0	10.3	△2.3	1.9	0.9	3.7	3.8	3.9	22.0	10.6	11.4	1.45	2.5
2016	28	7.8	10.5	△2.6	2.0	0.9	3.6	3.4	3.5	21.0	10.1	10.9	1.44	2.4
2017	29	7.6	10.8	△3.2	1.9	0.9	3.5	3.4	3.5	21.1	10.1	11.0	1.43	2.4
2018	30	7.4	11.0	△3.6	1.9	0.9	3.3	3.3	3.4	20.9	9.9	11.0	1.42	2.2
2019	令和元	7.0	11.2	△4.2	1.9	0.9	3.4	3.3	3.4	22.0	10.2	11.8	1.36	2.3
2020	2	6.8	11.1	△ 4.3	1.8	0.8	3.2	2.7	2.7	20.1	9.5	10.6	1.33	2.1
2021	3	6.6	11.7	△ 5.1	1.7	0.8	3.4	2.5	2.6	19.7	9.8	9.9	1.30	2.2
1899～2021までの最高値		1920(大9) 36.2	1918(大7) 27.3	1948(昭23) 21.6	1918(大7) 188.6	1918(大7) 81.3	1979(昭54) 21.6	1899(明32) 409.8	1899(明32) 449.9	1961(昭36) 101.7	1966(昭41) 55.2	1955(昭30) 1957(昭32) 51.3	1947(昭22) 4.54	1951(昭26) 46.7

The bottom line shows maximum rates for 1899-2021.

第2表　都道府県（特別区－指定都市再掲）別，
Vital Statistics Summary

実　数　Number

都道府県 Prefecture	人口 Population	出生 Live births	死亡 Deaths	乳児死亡 Infant deaths	新生児死亡 Neonatal deaths	周産期死亡＊ Perinatal deaths	妊産婦死亡＊ Maternal deaths	自然死産 Spontaneous foetal deaths	人工死産 Artificial foetal deaths	婚姻 Marriages	離婚 Divorces
全国 Total	**122 780 487**	**811 622**	**1 439 856**	**1 399**	**658**	**2 741**	**21**	**8 082**	**8 195**	**501 138**	**184 384**
01 北海道	5 147 000	28 762	69 023	61	27	113	4	307	339	19 326	8 662
02 青森	1 216 000	6 513	18 785	11	3	25	-	78	72	3 736	1 783
03 岩手	1 189 000	6 472	17 631	10	6	19	1	70	59	3 673	1 459
04 宮城	2 269 000	13 761	25 897	21	11	45	1	155	144	8 595	3 228
05 秋田	941 000	4 335	16 019	5	3	14	-	54	46	2 618	1 043
06 山形	1 048 000	5 898	15 753	6	3	17	-	52	46	3 386	1 240
07 福島	1 799 000	10 649	25 559	25	13	44	-	125	102	6 346	2 702
08 茨城	2 785 000	16 502	33 814	37	22	76	2	186	169	10 021	4 059
09 栃木	1 880 000	11 475	22 712	23	12	45	-	130	123	7 127	2 799
10 群馬	1 866 000	11 236	24 304	25	7	38	-	112	135	6 787	2 842
11 埼玉	7 152 000	45 424	75 164	62	21	126	1	437	492	28 345	10 626
12 千葉	6 114 000	38 426	65 244	79	29	128	-	405	339	24 234	9 011
13 東京	13 459 000	95 404	127 649	160	68	282	1	894	1 081	69 813	19 605
14 神奈川	9 007 000	58 836	89 701	81	45	196	2	598	639	38 664	13 169
15 新潟	2 161 000	12 608	30 990	21	12	59	-	138	124	7 088	2 617
16 富山	1 008 000	6 076	13 650	13	7	27	-	74	44	3 548	1 164
17 石川	1 111 000	7 258	13 214	11	5	23	-	74	56	4 214	1 380
18 福井	746 000	5 223	9 721	6	4	17	-	63	40	2 821	1 018
19 山梨	789 000	4 966	10 107	5	3	13	-	38	30	2 974	1 155
20 長野	1 999 000	12 514	26 001	12	7	43	1	108	87	7 347	2 667
21 岐阜	1 907 000	11 730	24 126	17	10	36	-	102	95	6 589	2 578
22 静岡	3 515 000	21 571	43 194	53	27	86	-	222	186	13 341	5 162
23 愛知	7 261 000	53 918	73 769	103	54	189	1	512	482	33 509	11 130
24 三重	1 705 000	10 980	21 639	18	10	31	1	94	122	6 474	2 508
25 滋賀	1 377 000	10 130	13 674	16	6	17	-	84	89	5 733	1 887
26 京都	2 505 000	15 818	28 316	18	8	56	-	171	145	9 417	3 658
27 大阪	8 565 000	59 780	97 282	92	40	195	-	559	619	39 005	14 594
28 兵庫	5 324 000	35 581	61 980	53	23	122	1	321	311	20 938	8 184
29 奈良	1 302 000	7 751	15 573	17	7	26	-	66	68	4 435	1 837
30 和歌山	907 000	5 514	12 930	15	4	12	-	39	52	3 264	1 442
31 鳥取	544 000	3 708	7 605	7	3	11	1	45	31	1 977	788
32 島根	655 000	4 415	9 851	4	1	13	-	43	37	2 337	863
33 岡山	1 847 000	13 107	22 857	20	9	38	-	113	138	7 399	2 781
34 広島	2 729 000	18 636	31 774	29	11	60	-	181	175	11 116	4 017
35 山口	1 312 000	7 978	19 406	15	11	35	1	81	63	4 773	1 875
36 徳島	706 000	4 337	10 465	7	3	15	-	44	43	2 457	1 077
37 香川	930 000	6 223	12 329	11	5	13	-	48	80	3 668	1 439
38 愛媛	1 309 000	8 011	18 770	12	5	26	-	82	95	4 571	1 881
39 高知	680 000	4 090	10 423	8	5	15	-	39	44	2 332	1 043
40 福岡	5 045 000	37 540	56 410	76	39	140	1	382	417	22 009	8 564
41 佐賀	800 000	5 853	10 145	11	7	28	-	54	54	2 992	1 187
42 長崎	1 288 000	8 862	18 248	22	16	35	-	79	89	4 704	1 825
43 熊本	1 712 000	12 670	22 093	28	13	48	2	146	148	6 577	2 677
44 大分	1 102 000	7 327	15 104	13	8	28	-	65	76	4 118	1 736
45 宮崎	1 054 000	7 590	14 520	18	5	23	-	87	61	3 885	1 780
46 鹿児島	1 565 000	11 618	21 979	19	8	47	-	125	138	5 835	2 455
47 沖縄	1 449 000	14 535	13 582	23	12	46	-	200	167	7 020	3 187
外国 Foreign countries	·	11	93	-	-	-	-	-	2	·	·
不詳 Not stated	·	·	781	-	-	-	-	-	1	·	·
特別区－指定都市（再掲） Special ward-Designated city (Regrouped)											
50 東京都区部	9 692 000	69 345	85 490	115	51	198	…	633	817	54 381	13 828
51 札幌市	1 973 000	11 988	21 931	23	11	54	…	137	132	8 496	3 540
52 仙台市	1 097 000	7 310	9 753	9	5	23	…	84	68	4 899	1 505
53 さいたま市	1 332 000	9 720	11 987	10	4	25	…	77	86	6 009	1 792
54 千葉市	978 000	5 940	9 566	10	4	21	…	57	43	3 875	1 395
55 横浜市	3 775 000	24 133	35 921	24	13	65	…	227	251	15 746	5 303
56 川崎市	1 540 000	11 942	12 275	18	10	45	…	122	131	8 669	2 064
57 相模原市	726 000	4 440	7 079	9	6	16	…	41	48	2 785	1 059
58 新潟市	784 000	5 132	9 595	7	4	24	…	50	52	2 906	1 023
59 静岡市	689 000	4 158	8 349	13	3	14	…	44	40	2 652	937
60 浜松市	787 000	5 122	8 823	14	7	19	…	57	38	3 098	1 125
61 名古屋市	2 326 000	17 121	24 029	28	12	59	…	149	169	11 798	3 736
62 京都市	1 454 000	8 767	15 640	8	4	27	…	90	82	5 906	2 109
63 大阪市	2 751 000	19 306	31 503	21	8	61	…	170	242	15 735	5 067
64 堺市	822 000	5 483	9 258	3	2	16	…	49	44	3 294	1 324
65 神戸市	1 517 000	9 275	17 083	7	1	26	…	84	98	6 077	2 342
66 岡山市	722 000	5 360	7 323	5	1	14	…	46	54	3 275	1 112
67 広島市	1 196 000	8 799	10 995	13	5	17	…	68	77	5 310	1 780
68 北九州市	932 000	6 304	11 945	12	5	32	…	72	71	3 912	1 584
69 福岡市	1 620 000	12 526	13 453	24	11	32	…	112	140	8 508	2 646
70 熊本市	738 000	6 093	7 406	11	5	22	…	64	75	3 302	1 251

（注）　＊11頁の８.参照。

1．死産率は死産数を出産数（死産数に出生数を加えたもの）で除している。

2．周産期死亡率は周産期死亡数を出産数（妊娠満22週以後の死産数に出生数を加えたもの）で除している。

3．妊娠満22週以後の死産率は，妊娠満22週以後の死産数を出産数（妊娠満22週以後の死産数に出生数を加えたもの）で除している。

率 Rate

都道府県 Prefecture	出生率 (人口千対) Crude birth rate (per 1 000 population)	死亡率 (人口千対) Crude death rate (per 1 000 population)	乳児死亡率 (出生千対) Infant mortality rate (per 1 000 live births)	新生児死亡率 (出生千対) Neonatal mortality rate (per 1 000 live births)	周産期死亡率* (出産千対) Perinatal mortality rate (per 1 000 total births)	妊産婦死亡率* Maternal mortality rate (出産10万対) (per 100 000 total births)	妊産婦死亡率* Maternal mortality rate (出生10万対) (per 100 000 live births)	自然死産率 (出産千対) Rate of spontaneous foetal deaths (per 1 000 total births)	人工死産率 (出産千対) Rate of artificial foetal deaths (per 1 000 total births)	婚姻率 (人口千対) Marriage rate (per 1 000 population)	離婚率 (人口千対) Divorce rate (per 1 000 population)	合計特殊出生率* Total fertility rate
全国 Total	**6.6**	**11.7**	**1.7**	**0.8**	**3.4**	**2.5**	**2.6**	**9.8**	**9.9**	**4.1**	**1.50**	**1.30**
01 北海道	5.6	13.4	2.1	0.9	3.9	13.6	13.9	10.4	11.5	3.8	1.68	1.20
02 青森	5.4	15.4	1.7	0.5	3.8	-	-	11.7	10.8	3.1	1.47	1.31
03 岩手	5.4	14.8	1.5	0.9	2.9	15.1	15.5	10.6	8.9	3.1	1.23	1.30
04 宮城	6.1	11.4	1.5	0.8	3.3	7.1	7.3	11.0	10.2	3.8	1.42	1.15
05 秋田	4.6	17.0	1.2	0.7	3.2	-	-	12.2	10.4	2.8	1.11	1.22
06 山形	5.6	15.0	1.0	0.5	2.9	-	-	8.7	7.7	3.2	1.18	1.32
07 福島	5.9	14.2	2.3	1.2	4.1	-	-	11.5	9.4	3.5	1.50	1.36
08 茨城	5.9	12.1	2.2	1.3	4.6	11.9	12.1	11.0	10.0	3.6	1.46	1.30
09 栃木	6.1	12.1	2.0	1.0	3.9	-	-	11.1	10.5	3.8	1.49	1.31
10 群馬	6.0	13.0	2.2	0.6	3.4	-	-	9.8	11.8	3.6	1.52	1.35
11 埼玉	6.4	10.5	1.4	0.5	2.8	2.2	2.2	9.4	10.6	4.0	1.49	1.22
12 千葉	6.3	10.7	2.1	0.8	3.3	-	-	10.3	8.7	4.0	1.47	1.21
13 東京	7.1	9.5	1.7	0.7	2.9	1.0	1.0	9.2	11.1	5.2	1.46	1.08
14 神奈川	6.5	10.0	1.4	0.8	3.3	3.3	3.4	10.0	10.6	4.3	1.46	1.22
15 新潟	5.8	14.3	1.7	1.0	4.7	-	-	10.7	9.6	3.3	1.21	1.32
16 富山	6.0	13.5	2.1	1.2	4.4	-	-	11.9	7.1	3.5	1.15	1.42
17 石川	6.5	11.9	1.5	0.7	3.2	-	-	10.0	7.6	3.8	1.24	1.38
18 福井	7.0	13.0	1.1	0.8	3.2	-	-	11.8	7.5	3.8	1.36	1.57
19 山梨	6.3	12.8	1.0	0.6	2.6	-	-	7.5	6.0	3.8	1.46	1.43
20 長野	6.3	13.0	1.0	0.6	3.4	7.9	8.0	8.5	6.8	3.7	1.33	1.44
21 岐阜	6.2	12.7	1.4	0.9	3.1	-	-	8.6	8.0	3.5	1.35	1.40
22 静岡	6.1	12.3	2.5	1.3	4.0	-	-	10.1	8.5	3.8	1.47	1.36
23 愛知	7.4	10.2	1.9	1.0	3.5	1.8	1.9	9.3	8.8	4.6	1.53	1.41
24 三重	6.4	12.7	1.6	0.9	2.8	8.9	9.1	8.4	10.9	3.8	1.47	1.43
25 滋賀	7.4	9.9	1.6	0.6	1.7	-	-	8.2	8.6	4.2	1.37	1.46
26 京都	6.3	11.3	1.1	0.5	3.5	-	-	10.6	9.0	3.8	1.46	1.22
27 大阪	7.0	11.4	1.5	0.7	3.3	-	-	9.2	10.2	4.6	1.70	1.27
28 兵庫	6.7	11.6	1.5	0.6	3.4	2.8	2.8	8.9	8.6	3.9	1.54	1.36
29 奈良	6.0	12.0	2.2	0.9	3.3	-	-	8.4	8.6	3.4	1.41	1.30
30 和歌山	6.1	14.3	2.7	0.7	2.2	-	-	7.0	9.3	3.6	1.59	1.43
31 鳥取	6.8	14.0	1.9	0.8	3.0	26.4	27.0	11.9	8.2	3.6	1.45	1.51
32 島根	6.7	15.0	0.9	0.2	2.9	-	-	9.6	8.2	3.6	1.32	1.62
33 岡山	7.1	12.4	1.5	0.7	2.9	-	-	8.5	10.3	4.0	1.51	1.45
34 広島	6.8	11.6	1.6	0.6	3.2	-	-	9.5	9.2	4.1	1.47	1.42
35 山口	6.1	14.8	1.9	1.4	4.4	12.3	12.5	10.0	7.8	3.6	1.43	1.49
36 徳島	6.1	14.8	1.6	0.7	3.4	-	-	9.9	9.7	3.5	1.53	1.44
37 香川	6.7	13.3	1.8	0.8	2.1	-	-	7.6	12.6	3.9	1.55	1.51
38 愛媛	6.1	14.3	1.5	0.6	3.2	-	-	10.0	11.6	3.5	1.44	1.40
39 高知	6.0	15.3	2.0	1.2	3.7	-	-	9.3	10.5	3.4	1.53	1.45
40 福岡	7.4	11.2	2.0	1.0	3.7	2.6	2.7	10.0	10.9	4.4	1.70	1.37
41 佐賀	7.3	12.7	1.9	1.2	4.8	-	-	9.1	9.1	3.7	1.48	1.56
42 長崎	6.9	14.2	2.5	1.8	3.9	-	-	8.7	9.9	3.7	1.42	1.60
43 熊本	7.4	12.9	2.2	1.0	3.8	15.4	15.8	11.3	11.4	3.8	1.56	1.59
44 大分	6.6	13.7	1.8	1.1	3.8	-	-	8.7	10.2	3.7	1.58	1.54
45 宮崎	7.2	13.8	2.4	0.7	3.0	-	-	11.2	7.9	3.7	1.69	1.64
46 鹿児島	7.4	14.0	1.6	0.7	4.0	-	-	10.5	11.6	3.7	1.57	1.65
47 沖縄	10.0	9.4	1.6	0.8	3.2	-	-	13.4	11.2	4.8	2.20	1.80
特別区－指定都市（再掲） Special ward-Designated city (Regrouped)												
50 東京都区部	7.2	8.8	1.7	0.7	2.8	…	…	8.9	11.5	5.6	1.43	…
51 札幌市	6.1	11.1	1.9	0.9	4.5	…	…	11.2	10.8	4.3	1.79	…
52 仙台市	6.7	8.9	1.2	0.7	3.1	…	…	11.3	9.1	4.5	1.37	…
53 さいたま市	7.3	9.0	1.0	0.4	2.6	…	…	7.8	8.7	4.5	1.35	…
54 千葉市	6.1	9.8	1.7	0.7	3.5	…	…	9.4	7.1	4.0	1.43	…
55 横浜市	6.4	9.5	1.0	0.5	2.7	…	…	9.2	10.2	4.2	1.40	…
56 川崎市	7.8	8.0	1.5	0.8	3.8	…	…	10.0	10.7	5.6	1.34	…
57 相模原市	6.1	9.8	2.0	1.4	3.6	…	…	9.1	10.6	3.8	1.46	…
58 新潟市	6.5	12.2	1.4	0.8	4.7	…	…	9.6	9.9	3.7	1.30	…
59 静岡市	6.0	12.1	3.1	0.7	3.4	…	…	10.4	9.4	3.8	1.36	…
60 浜松市	6.5	11.2	2.7	1.4	3.7	…	…	10.9	7.3	3.9	1.43	…
61 名古屋市	7.4	10.3	1.6	0.7	3.4	…	…	8.5	9.7	5.1	1.61	…
62 京都市	6.0	10.8	0.9	0.5	3.1	…	…	10.1	9.2	4.1	1.45	…
63 大阪市	7.0	11.5	1.1	0.4	3.2	…	…	8.6	12.3	5.7	1.84	…
64 堺市	6.7	11.3	0.5	0.4	2.9	…	…	8.8	7.9	4.0	1.61	…
65 神戸市	6.1	11.3	0.8	0.1	2.8	…	…	8.9	10.4	4.0	1.54	…
66 岡山市	7.4	10.1	0.9	0.2	2.6	…	…	8.4	9.9	4.5	1.54	…
67 広島市	7.4	9.2	1.5	0.6	1.9	…	…	7.6	8.6	4.4	1.49	…
68 北九州市	6.8	12.8	1.9	0.8	5.1	…	…	11.2	11.0	4.2	1.70	…
69 福岡市	7.7	8.3	1.9	0.9	2.5	…	…	8.8	11.0	5.3	1.63	…
70 熊本市	8.3	10.0	1.8	0.8	3.6	…	…	10.3	12.0	4.5	1.70	…

NOTES： * See note 8 on page 13.

1. The foetal death rate is calculated by dividing the number of foetal deaths by the number of childbirths (total number of foetal deaths and live births).
2. The perinatal mortality rate is calculated by dividing the number of perinatal deaths by the number of childbirths (total number of foetal deaths after 22 weeks of pregnancy and live births).
3. The foetal death rate after 22 weeks of pregnancy is calculated by dividing the number of foetal deaths after 22 weeks of pregnancy by the number of childbirths (total number of foetal deaths after 22 weeks of pregnancy and live births).

第１図　出生数及び合計特殊出生率の年次推移（昭和22年～令和３年）

Trends in Live Births and Total Fertility Rate, 1947−2021

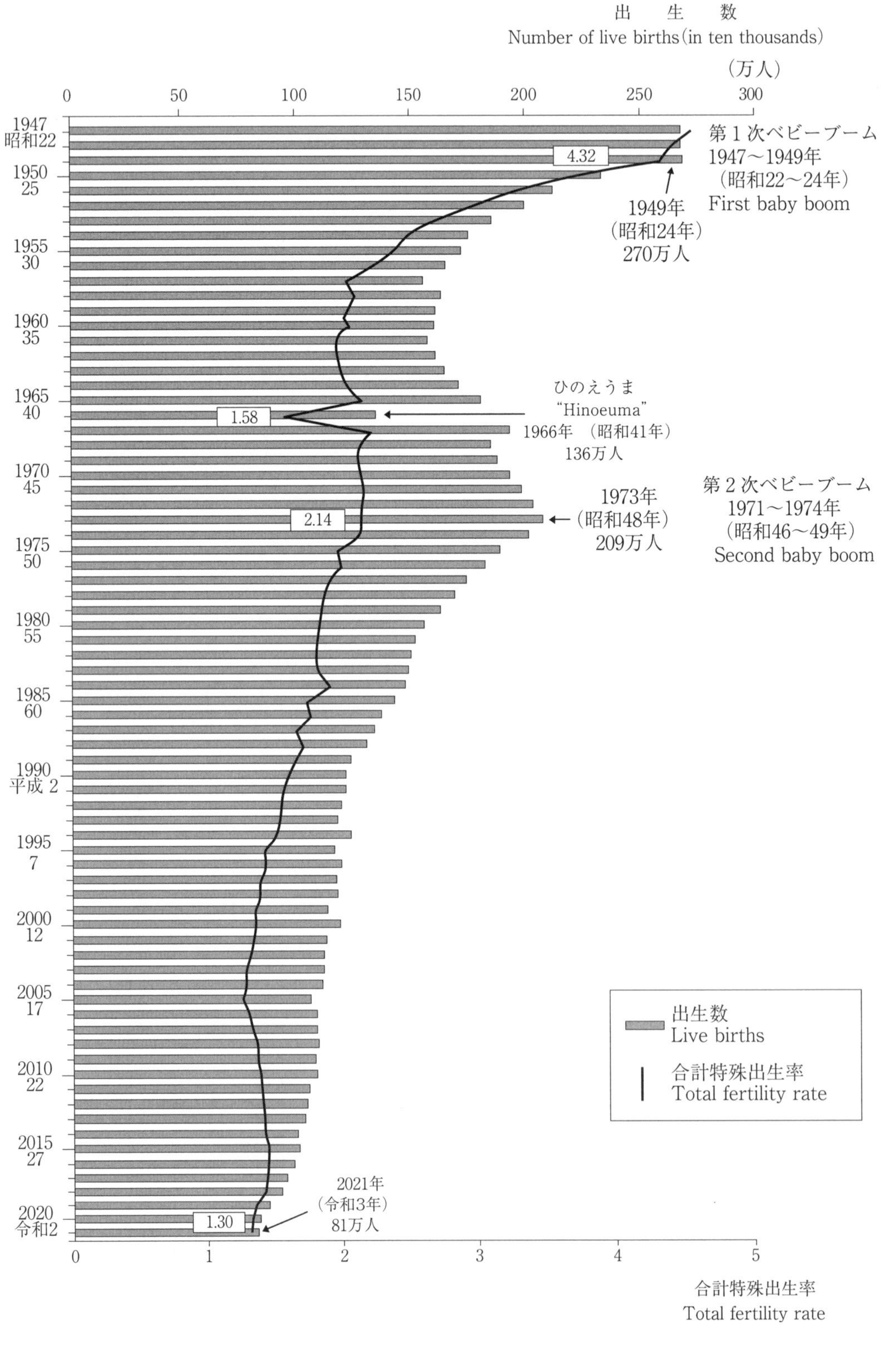

第3表　都道府県別，人口動態統計順位（令和3年）

Prefectural Rank in Some Indices of Vital Statistics, 2021

出生率（人口千対）Crude birth rate (per 1 000 population)		乳児死亡率（出生千対）Infant mortality rate (per 1 000 live births)		新生児死亡率（出生千対）Neonatal mortality rate (per 1 000 live births)		周産期死亡率*（出産千対）Perinatal mortality rate (per 1 000 total births)		死産率*（出産千対）Foetal death rate (per 1 000 total births)		妊産婦死亡率*（出産10万対）平成29年～令和3年 (2017-2021) Maternal mortality rate (per 100 000 total births)	
都道府県 Prefecture	率 Rate	都道府県 Prefecture	率 Rate	都道府県 Prefecture	率 Rate	都道府県 Prefecture	率 Rate	都道府県 Prefecture	率 Rate	都道府県 Prefecture	率 Rate
全国	**6.6**	**全国**	**1.7**	**全国**	**0.8**	**全国**	**3.4**	**全国**	**19.7**	**全国**	**3.1**
秋田	4.6	島根	0.9	島根	0.2	滋賀	1.7	山梨	13.5	山形	–
青森	5.4	長野	1.0	青森	0.5	香川	2.1	長野	15.3	群馬	–
岩手	5.4	山梨	1.0	埼玉	0.5	和歌山	2.2	和歌山	16.2	福井	–
北海道	5.6	山形	1.0	京都	0.5	山梨	2.6	山形	16.3	山梨	–
山形	5.6	京都	1.1	山形	0.5	埼玉	2.8	岐阜	16.5	和歌山	–
新潟	5.8	福井	1.1	長野	0.6	三重	2.8	滋賀	16.8	香川	–
福島	5.9	秋田	1.2	広島	0.6	山形	2.9	奈良	17.0	高知	–
茨城	5.9	埼玉	1.4	滋賀	0.6	岡山	2.9	兵庫	17.5	大分	–
奈良	6.0	神奈川	1.4	山梨	0.6	岩手	2.9	石川	17.6	福岡	0.5
高知	6.0	岐阜	1.4	群馬	0.6	島根	2.9	山口	17.7	東京	0.8
群馬	6.0	兵庫	1.5	愛媛	0.6	東京	2.9	島根	17.8	広島	1.0
富山	6.0	愛媛	1.5	兵庫	0.6	鳥取	3.0	愛知	18.1	栃木	1.5
宮城	6.1	石川	1.5	宮崎	0.7	宮崎	3.0	佐賀	18.1	静岡	1.6
和歌山	6.1	岡山	1.5	大阪	0.7	岐阜	3.1	静岡	18.6	兵庫	2.0
山口	6.1	宮城	1.5	岡山	0.7	沖縄	3.2	長崎	18.6	大阪	2.2
栃木	6.1	大阪	1.5	鹿児島	0.7	石川	3.2	広島	18.7	愛媛	2.2
愛媛	6.1	岩手	1.5	石川	0.7	広島	3.2	岡山	18.8	山口	2.3
静岡	6.1	広島	1.6	徳島	0.7	秋田	3.2	大分	18.9	京都	2.3
徳島	6.1	滋賀	1.6	秋田	0.7	愛媛	3.2	千葉	19.0	奈良	2.3
岐阜	6.2	沖縄	1.6	東京	0.7	福井	3.2	富山	19.1	愛知	2.4
長野	6.3	徳島	1.6	和歌山	0.7	大阪	3.3	宮崎	19.1	宮崎	2.4
千葉	6.3	鹿児島	1.6	千葉	0.8	宮城	3.3	三重	19.3	石川	2.5
山梨	6.3	三重	1.6	神奈川	0.8	千葉	3.3	大阪	19.3	青森	2.7
京都	6.3	新潟	1.7	福井	0.8	神奈川	3.3	福井	19.3	岩手	2.7
埼玉	6.4	東京	1.7	宮城	0.8	奈良	3.3	岩手	19.5	神奈川	3.1
三重	6.4	青森	1.7	香川	0.8	群馬	3.4	京都	19.6	佐賀	3.1
神奈川	6.5	香川	1.8	鳥取	0.8	兵庫	3.4	徳島	19.7	鹿児島	3.2
石川	6.5	大分	1.8	沖縄	0.8	長野	3.4	高知	19.9	徳島	4.2
大分	6.6	佐賀	1.9	岐阜	0.9	徳島	3.4	埼玉	20.0	茨城	4.3
兵庫	6.7	山口	1.9	奈良	0.9	愛知	3.5	鳥取	20.1	新潟	4.3
香川	6.7	鳥取	1.9	三重	0.9	京都	3.5	香川	20.2	埼玉	4.4
島根	6.7	愛知	1.9	岩手	0.9	高知	3.7	東京	20.3	鳥取	4.9
鳥取	6.8	高知	2.0	北海道	0.9	福岡	3.7	新潟	20.4	三重	5.0
広島	6.8	栃木	2.0	新潟	1.0	熊本	3.8	神奈川	20.6	北海道	5.0
長崎	6.9	福岡	2.0	愛知	1.0	大分	3.8	福岡	20.8	沖縄	5.1
大阪	7.0	千葉	2.1	熊本	1.0	青森	3.8	福島	20.9	千葉	5.2
福井	7.0	北海道	2.1	福岡	1.0	栃木	3.9	茨城	21.1	滋賀	5.4
東京	7.1	富山	2.1	栃木	1.0	北海道	3.9	宮城	21.3	熊本	5.8
岡山	7.1	奈良	2.2	大分	1.1	長崎	3.9	群馬	21.5	長野	5.8
宮崎	7.2	熊本	2.2	富山	1.2	静岡	4.0	栃木	21.6	富山	6.0
佐賀	7.3	群馬	2.2	佐賀	1.2	鹿児島	4.0	愛媛	21.6	長崎	6.1
滋賀	7.4	茨城	2.2	福島	1.2	福島	4.1	北海道	22.0	岐阜	6.1
熊本	7.4	福島	2.3	高知	1.2	山口	4.4	鹿児島	22.1	岡山	7.0
鹿児島	7.4	宮崎	2.4	静岡	1.3	富山	4.4	青森	22.5	宮城	7.7
愛知	7.4	静岡	2.5	茨城	1.3	茨城	4.6	秋田	22.5	秋田	8.2
福岡	7.4	長崎	2.5	山口	1.4	新潟	4.7	熊本	22.7	島根	8.3
沖縄	10.0	和歌山	2.7	長崎	1.8	佐賀	4.8	沖縄	24.6	福島	11.6

（注）＊11頁の8.参照。
人口動態統計（確定数）「参考表（都道府県別順位）」による。ただし，妊産婦死亡率については母子衛生研究会で算出した。
都道府県別順位については，同率であった場合，表示桁数以下の数値により順位を付している。

NOTE：＊See note 8 on page 13.

SOURCE：Reference table（Prefectural rank）in Vital Statistics of Japan（Final data）. Maternal mortality rate was calculated by Mothers' and Children's Health and Welfare Association.
In the case of the rate, prefectural rank is attached by the numerical value below a display digit.

第２図　出生率，乳児死亡率，新生児死亡率，周産期死亡率，

Crude Birth Rate, Infant Mortality Rate, Neonatal Mortality Rate, Perinatal Mortality

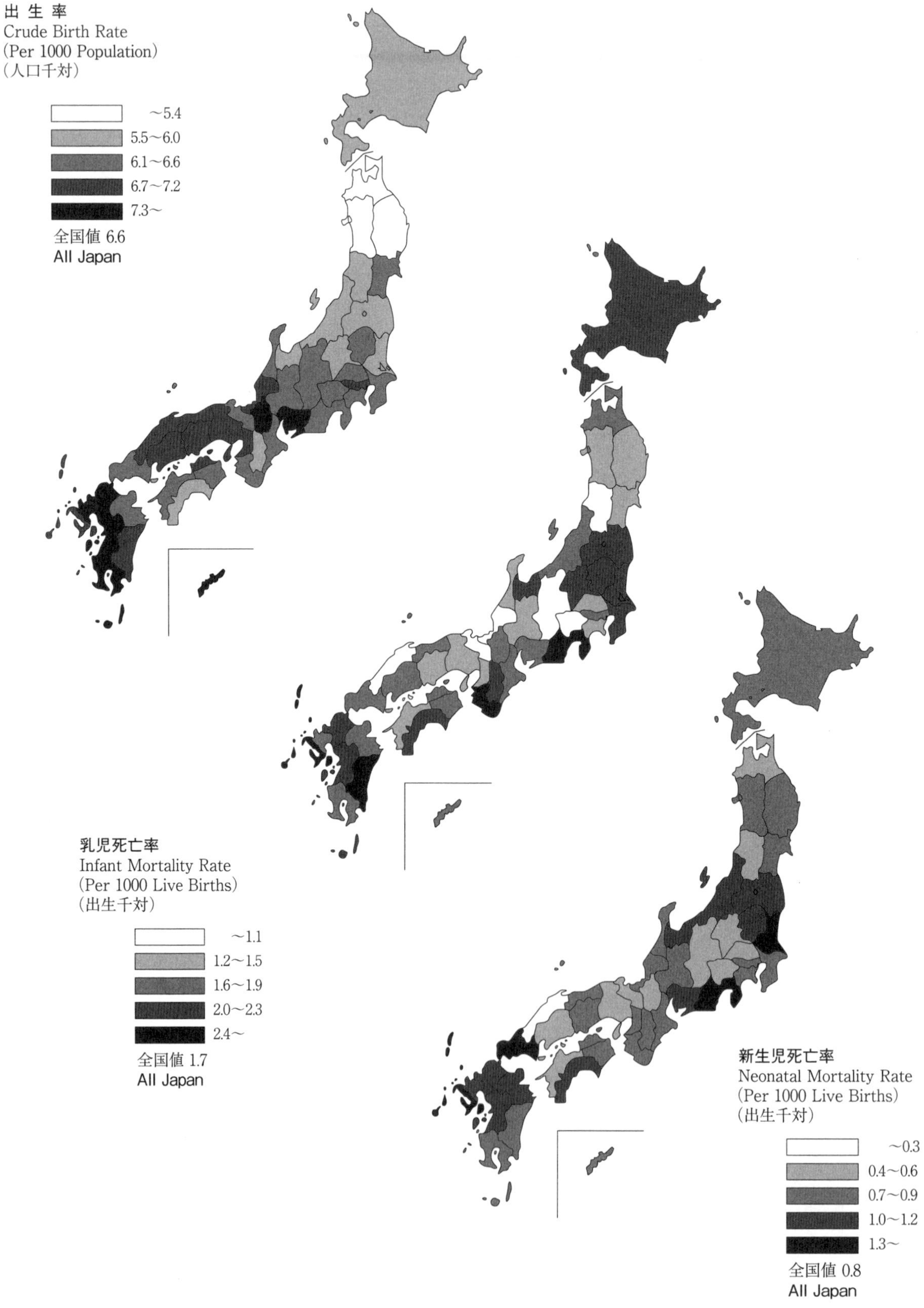

死産率，妊産婦死亡率の都道府県別分布（令和３年）

Rate, Foetal Death Rate and Maternal Mortality Rate by Prefecture, 2021

周産期死亡率＊
Perinatal Mortality Rate
(Per 1000 Total Births)
（出産千対）

~2.5
2.6~3.1
3.2~3.7
3.8~4.3
4.4~

全国値 3.4
All Japan

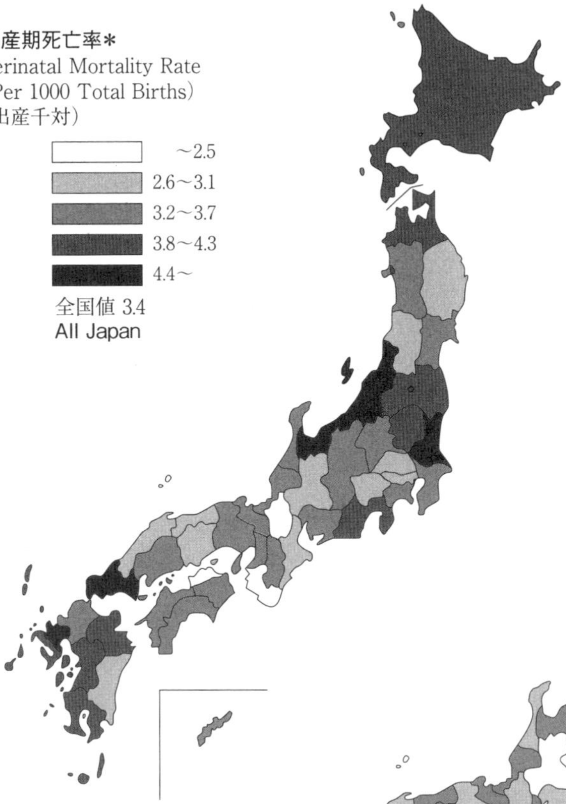

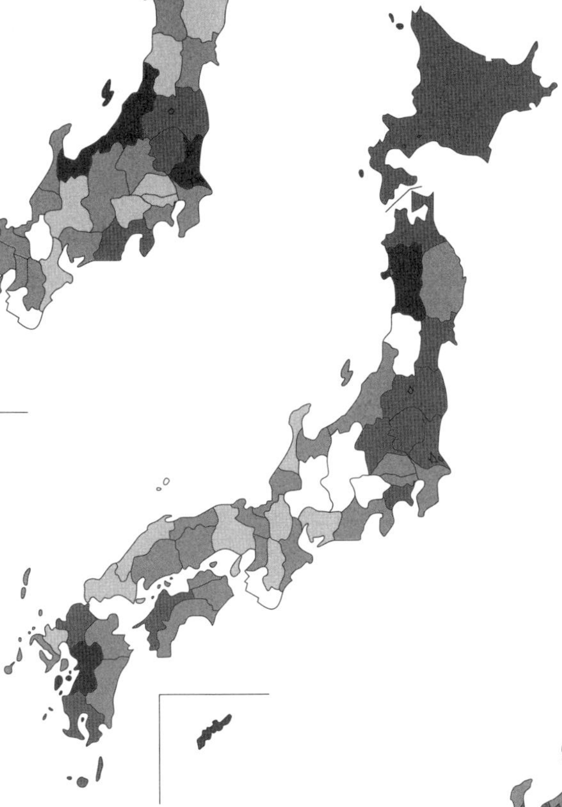

死 産 率＊
Fetal Death Rate
(Per 1000 Total Births)
（出産千対）

~16.5
16.6~18.5
18.6~20.5
20.6~22.5
22.6~

全国値 19.7
All Japan

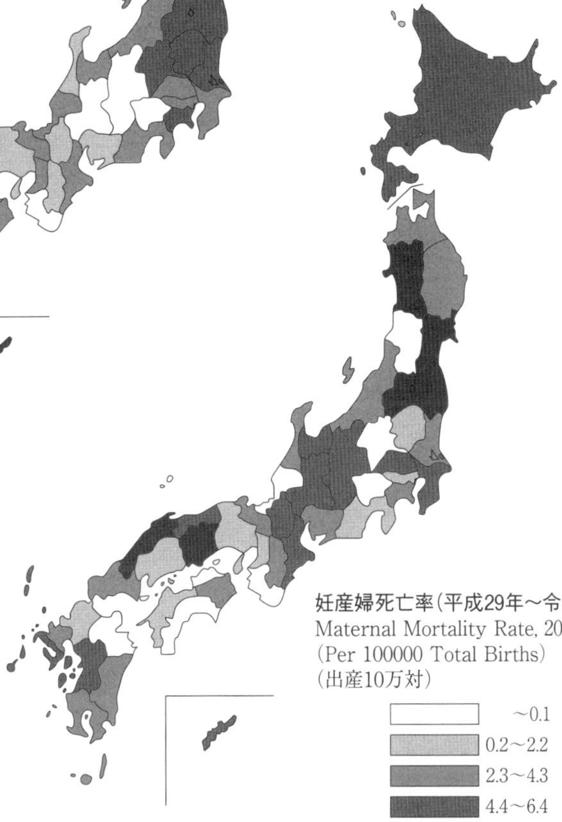

妊産婦死亡率（平成29年～令和3年）
Maternal Mortality Rate, 2017~2021
(Per 100000 Total Births)
（出産10万対）

~0.1
0.2~2.2
2.3~4.3
4.4~6.4
6.5~

全国値 3.1
All Japan

（注）　＊11頁の８.参照。
NOTE：＊See note 8 on page 13.

第4表　年齢別人口

Population by

年　齢 Age	1950* 昭和25	1955* 昭和30	1960* 昭和35	1965* 昭和40	1970* 昭和45	1975* 昭和50	1980* 昭和55	1985* 昭和60
総　数 Total	**83 199 637**	**89 275 529**	**93 418 501**	**98 274 961**	**103 119 447**	**111 251 507**	**116 320 358**	**120 265 700**
0 歳	2 315 990	1 709 339	1 576 913	1 742 531	1 865 005	1 901 354	1 575 479	1 440 749
1 years	2 522 681	1 710 091	1 594 841	1 658 677	1 850 084	2 015 702	1 625 202	1 487 509
2	2 479 988	1 817 775	1 549 114	1 613 816	1 805 949	2 050 225	1 694 611	1 502 212
3	2 346 977	1 939 180	1 513 111	1 567 441	1 810 654	2 007 135	1 737 550	1 504 975
4	1 539 821	2 071 356	1 610 454	1 551 018	1 414 397	1 960 329	1 825 238	1 520 961
0 ～ 4	11 205 457	9 247 741	7 844 433	8 133 483	8 746 089	9 934 745	8 458 080	7 456 400
5 ～ 9	9 522 665	11 042 592	9 204 635	7 849 292	8 100 003	8 877 006	9 966 787	8 492 500
10 ～ 14	8 699 917	9 507 817	11 017 538	9 183 407	7 799 284	8 223 394	8 900 365	9 972 000
15 ～ 19	8 567 668	8 625 519	9 308 538	10 851 888	8 998 395	7 891 996	8 215 420	8 917 600
20 ～ 24	7 725 542	8 403 243	8 318 450	9 068 689	10 594 925	9 007 448	7 783 812	8 177 400
25 ～ 29	6 185 120	7 604 328	8 209 360	8 363 829	9 037 118	10 730 221	8 976 957	7 753 200
30 ～ 34	5 202 237	6 116 932	7 517 805	8 257 330	8 327 691	9 193 706	10 708 629	9 034 200
35 ～ 39	5 048 073	5 115 126	6 038 030	7 498 539	8 170 903	8 378 792	9 151 151	10 676 700
40 ～ 44	4 482 980	4 945 330	5 019 130	5 961 402	7 305 820	8 189 237	8 296 039	9 047 700
45 ～ 49	4 004 549	4 367 173	4 816 559	4 921 811	5 839 717	7 329 028	8 057 805	8 193 300
50 ～ 54	3 388 668	3 849 490	4 201 390	4 657 998	4 776 975	5 747 161	7 170 337	7 869 200
55 ～ 59	2 749 029	3 205 514	3 641 207	4 002 009	4 401 704	4 648 187	5 582 330	6 965 100
60 ～ 64	2 303 895	2 496 593	2 931 617	3 344 459	3 709 919	4 263 359	4 442 551	5 359 200
65 ～ 69	1 770 715	1 967 019	2 160 402	2 562 311	2 973 692	3 435 492	3 947 606	4 165 300
70 ～ 74	1 281 608	1 392 662	1 563 804	1 744 561	2 127 751	2 567 573	3 012 121	3 532 300
75 ～ 79	685 653	875 701	954 678	1 095 914	1 265 890	1 636 768	2 030 820	2 434 500
80 ～ 84	275 783	377 787	482 925	528 116	648 477	807 299	1 091 136	1 446 900
85 ～	95 408	134 122	188 000	249 923	295 094	390 095	528 412	772 000
〔再掲〕(Listed again) ～17	34 609 021	34 867 492	33 518 719	7 849 292	8 100 003	31 801 290	32 405 542	31 557 300

年　齢 Age	1990* 平成2	1995* 平成7	2000* 平成12	2005* 平成17	2010* 平成22	2015* 平成27	2020* 令和2	2021 令和3
総　数 Total	**122 721 397**	**124 298 947**	**125 612 633**	**126 204 902**	**126 381 728**	**125 319 299**	**123 398 962**	**122 780 487**
0 歳	1 209 432	1 182 029	1 162 866	1 050 771	1 037 633	948 227	820 767	812 032
1 years	1 255 866	1 191 561	1 157 204	1 085 168	1 036 647	960 519	854 691	819 917
2	1 296 804	1 176 303	1 182 975	1 109 516	1 065 299	997 448	898 601	854 262
3	1 338 803	1 199 265	1 180 526	1 143 356	1 061 005	1 003 781	922 359	898 341
4	1 368 885	1 200 465	1 176 402	1 158 584	1 053 877	1 033 014	961 834	922 153
0 ～ 4	6 469 790	5 949 623	5 859 973	5 547 395	5 254 461	4 942 989	4 458 252	4 306 705
5 ～ 9	7 436 656	6 493 110	5 984 829	5 899 562	5 550 007	5 267 749	5 037 460	4 958 811
10 ～ 14	8 495 909	7 424 703	6 507 152	5 990 607	5 884 275	5 573 821	5 314 777	5 293 924
15 ～ 19	9 967 712	8 491 929	7 433 115	6 523 659	6 028 600	5 977 783	5 618 948	5 507 326
20 ～ 24	8 721 441	9 765 295	8 300 297	7 192 988	6 304 880	5 883 485	5 915 893	5 889 685
25 ～ 29	7 976 511	8 614 403	9 626 221	8 097 834	7 154 666	6 292 857	5 951 370	5 950 058
30 ～ 34	7 713 009	7 968 686	8 608 881	9 592 355	8 213 960	7 184 240	6 363 470	6 204 880
35 ～ 39	8 945 897	7 709 028	7 978 061	8 592 843	9 688 045	8 238 135	7 228 540	7 084 813
40 ～ 44	10 617 643	8 916 937	7 706 162	7 968 660	8 650 602	9 686 096	8 260 105	7 953 106
45 ～ 49	8 989 654	10 544 944	8 845 461	7 650 199	7 966 133	8 619 451	9 679 218	9 545 851
50 ～ 54	8 068 623	8 867 530	10 391 001	8 743 818	7 608 317	7 908 558	8 569 317	9 078 679
55 ～ 59	7 713 773	7 912 482	8 698 453	10 223 859	8 656 055	7 520 250	7 809 254	7 688 412
60 ～ 64	6 735 670	7 445 934	7 711 606	8 526 772	10 054 575	8 489 534	7 352 566	7 298 775
65 ～ 69	5 090 871	6 373 007	7 091 585	7 422 967	8 230 222	9 710 272	8 170 011	7 799 913
70 ～ 74	3 809 840	4 674 557	5 889 998	6 634 850	6 987 391	7 751 648	9 139 735	9 620 147
75 ～ 79	3 014 473	3 276 736	4 139 567	5 261 100	5 972 225	6 329 432	7 031 238	6 678 728
80 ～ 84	1 831 720	2 293 864	2 609 499	3 409 137	4 363 274	5 012 035	5 382 047	5 540 046
85 ～	1 122 205	1 576 179	2 230 772	2 926 297	3 814 040	4 930 964	6 116 761	6 380 628
〔再掲〕(Listed again) ～17	28 396 913	24 783 238	22 770 632	21 225 541	20 313 780	19 374 079	18 100 771	17 793 458

(注) 1．各年次の人口は10月1日現在推計人口。＊印は国勢調査人口。
2．昭和40年までは総人口，45年以降は日本人人口である。
3．昭和25年は4 670(男2 280，女2 390)，昭和30年は840(男420，女420）の年齢不詳を含む。
4．昭和60年の0～4歳の各歳については，人口問題研究所「昭和60年10月1日現在男女年齢別推定値（日本人人口)」を用いた。

（昭和25年～令和３年）

Age, 1950−2021

男 Male

年齢 Age	1950* 昭和25	1960* 昭和35	1970* 昭和45	1980* 昭和55	1990* 平成２	1995* 平成７	2000* 平成12	2005* 平成17	2010* 平成22	2015* 平成27	2020* 令和２	2021 令和３
総数 Total	**40 811 760**	**45 877 602**	**50 600 539**	**57 201 287**	**60 248 969**	**60 919 153**	**61 488 005**	**61 617 893**	**61 571 727**	**61 022 756**	**60 002 838**	**59 686 643**
0 歳	1 182 171	807 846	957 461	808 148	619 479	604 314	596 408	537 066	531 090	484 110	419 610	415 400
1 years	1 286 543	816 090	948 418	834 136	643 662	610 178	592 634	555 088	530 331	491 838	437 350	419 170
2	1 264 541	791 599	925 700	867 993	665 455	602 272	605 988	568 711	545 162	509 603	459 892	437 135
3	1 198 969	773 432	927 176	890 554	686 158	614 948	603 757	586 089	543 062	513 261	471 578	459 708
4	786 266	823 596	723 750	936 007	702 613	614 947	602 842	594 211	539 517	529 268	493 300	471 510
0～4	5 718 490	4 012 563	4 482 505	4 336 838	3 317 367	3 046 659	3 001 629	2 841 165	2 689 162	2 528 080	2 281 730	2 202 923
5～9	4 825 426	4 702 331	4 140 644	5 109 227	3 810 008	3 325 548	3 066 297	3 024 316	2 841 813	2 698 523	2 580 146	2 539 951
10～14	4 400 387	5 620 477	3 976 006	4 564 462	4 358 230	3 799 992	3 334 963	3 071 059	3 013 782	2 855 328	2 724 077	2 713 867
15～19	4 317 567	4 677 763	4 538 341	4 194 921	5 107 977	4 352 058	3 808 608	3 354 802	3 096 387	3 073 597	2 883 030	2 826 550
20～24	3 835 815	4 125 266	5 279 558	3 932 017	4 437 613	4 979 898	4 254 807	3 688 907	3 228 469	3 014 733	3 015 955	3 006 075
25～29	2 821 898	4 094 656	4 490 569	4 513 252	4 035 709	4 369 726	4 894 452	4 118 834	3 642 952	3 210 180	3 037 520	3 036 053
30～34	2 360 240	3 746 898	4 158 837	5 388 380	3 891 907	4 034 652	4 365 637	4 866 021	4 180 032	3 652 706	3 244 513	3 163 414
35～39	2 376 105	2 763 208	4 102 995	4 568 728	4 499 773	3 889 083	4 035 168	4 346 968	4 926 663	4 191 265	3 676 249	3 604 034
40～44	2 198 955	2 274 344	3 647 406	4 137 879	5 333 198	4 482 072	3 882 767	4 020 793	4 381 848	4 922 423	4 203 382	4 046 350
45～49	2 018 848	2 256 804	2 656 868	4 016 696	4 471 972	5 289 590	4 436 003	3 837 649	4 015 388	4 365 334	4 915 362	4 849 043
50～54	1 719 275	2 040 674	2 139 891	3 531 231	3 990 975	4 393 729	5 186 499	4 361 543	3 807 362	3 982 000	4 328 140	4 590 216
55～59	1 378 661	1 802 182	2 028 700	2 494 018	3 781 532	3 885 871	4 274 659	5 064 582	4 296 539	3 749 854	3 913 473	3 853 288
60～64	1 109 567	1 437 574	1 746 039	1 932 902	3 234 444	3 597 767	3 739 992	4 148 525	4 936 772	4 181 397	3 638 915	3 615 697
65～69	795 919	1 026 993	1 393 260	1 734 457	2 189 318	2 987 287	3 352 690	3 543 105	3 933 785	4 699 236	3 969 678	3 793 799
70～74	540 291	693 566	958 330	1 312 106	1 556 586	1 931 305	2 666 691	3 040 918	3 235 341	3 608 735	4 313 957	4 540 999
75～79	267 690	376 706	530 763	845 842	1 196 534	1 254 390	1 621 115	2 256 826	2 593 169	2 806 665	3 131 812	2 976 156
80～84	95 589	169 144	240 917	416 672	678 463	821 596	913 181	1 221 288	1 700 191	2 009 820	2 223 391	2 301 492
85～	28 757	56 453	88 910	171 659	357 363	477 930	652 847	810 592	1 052 072	1 472 880	1 921 508	2 026 736
〔再掲〕～17 (Listed again)	17 558 711	17 081 473	4 140 644	16 609 706	14 560 621	12 693 953	11 666 864	10 880 551	10 406 931	9 928 465	9 275 799	9 115 660

女 Female

年齢 Age	1950* 昭和25	1960* 昭和35	1970* 昭和45	1980* 昭和55	1990* 平成２	1995* 平成７	2000* 平成12	2005* 平成17	2010* 平成22	2015* 平成27	2020* 令和２	2021 令和３
総数 Total	**42 387 877**	**47 540 899**	**52 518 908**	**59 119 071**	**62 472 428**	**63 379 794**	**64 124 628**	**64 587 009**	**64 810 001**	**64 296 543**	**63 396 124**	**63 093 844**
0 歳	1 133 819	769 067	907 544	767 331	589 953	577 715	566 458	513 705	506 543	464 117	401 157	396 632
1 years	1 236 138	778 751	901 666	791 066	612 204	581 383	564 570	530 080	506 316	468 681	417 341	400 747
2	1 215 447	757 515	880 249	826 618	631 349	574 031	576 987	540 805	520 137	487 845	438 709	417 127
3	1 148 008	739 679	883 478	846 996	652 645	584 317	576 769	557 267	517 943	490 520	450 781	438 633
4	753 555	786 858	690 647	889 231	666 272	585 518	573 560	564 373	514 360	503 746	468 534	450 643
0～4	5 486 967	3 831 870	4 263 584	4 121 242	3 152 423	2 902 964	2 858 344	2 706 230	2 565 299	2 414 909	2 176 522	2 103 782
5～9	4 697 239	4 502 304	3 959 359	4 857 560	3 626 648	3 167 562	2 918 532	2 875 246	2 708 194	2 569 226	2 457 314	2 418 860
10～14	4 299 530	5 397 061	3 823 278	4 335 903	4 137 679	3 624 711	3 172 189	2 919 548	2 870 493	2 718 493	2 590 700	2 580 057
15～19	4 250 101	4 630 775	4 460 054	4 020 499	4 859 735	4 139 871	3 624 507	3 168 857	2 932 213	2 904 186	2 735 918	2 680 776
20～24	3 889 727	4 193 184	5 315 367	3 851 795	4 283 828	4 785 397	4 045 490	3 504 081	3 076 411	2 868 752	2 899 938	2 883 610
25～29	3 363 222	4 114 704	4 546 549	4 463 705	3 940 802	4 244 677	4 731 769	3 979 000	3 511 714	3 082 677	2 913 850	2 914 005
30～34	2 841 997	3 770 907	4 168 854	5 320 249	3 821 102	3 934 034	4 243 244	4 726 334	4 033 928	3 531 534	3 118 957	3 041 466
35～39	2 671 968	3 274 822	4 067 908	4 582 423	4 446 124	3 819 945	3 942 893	4 245 875	4 761 382	4 046 870	3 552 291	3 480 779
40～44	2 284 025	2 744 786	3 658 414	4 158 160	5 284 445	4 434 865	3 823 395	3 947 867	4 268 754	4 763 673	4 056 723	3 906 756
45～49	1 985 701	2 559 755	3 182 849	4 041 109	4 517 682	5 255 354	4 409 458	3 812 550	3 950 745	4 254 117	4 763 856	4 696 808
50～54	1 669 393	2 160 716	2 637 084	3 639 106	4 077 648	4 473 801	5 204 502	4 382 275	3 800 955	3 926 558	4 241 177	4 488 463
55～59	1 370 368	1 839 025	2 373 004	3 088 312	3 932 241	4 026 611	4 423 794	5 159 277	4 359 516	3 770 396	3 895 781	3 835 124
60～64	1 194 328	1 494 043	1 963 880	2 509 649	3 501 226	3 848 167	3 971 614	4 378 247	5 117 803	4 308 137	3 713 651	3 683 078
65～69	974 796	1 133 409	1 580 432	2 213 149	2 901 553	3 385 720	3 738 895	3 879 862	4 296 437	5 011 036	4 200 333	4 006 114
70～74	741 317	870 238	1 169 421	1 700 015	2 253 254	2 743 252	3 223 307	3 593 932	3 752 050	4 142 913	4 825 778	5 079 148
75～79	417 963	577 972	735 127	1 184 978	1 817 939	2 022 346	2 518 452	3 004 274	3 379 056	3 522 767	3 899 426	3 702 572
80～84	180 194	313 781	407 560	674 464	1 153 257	1 472 268	1 696 318	2 187 849	2 663 083	3 002 215	3 158 656	3 238 554
85～	66 651	131 547	206 184	356 753	764 842	1 098 249	1 577 925	2 115 705	2 761 968	3 458 084	4 195 253	4 353 892
〔再掲〕～17 (Listed again)	17 050 310	16 437 246	3 959 359	15 795 836	13 836 292	12 089 285	11 103 768	10 344 990	9 906 849	9 445 614	8 824 972	8 677 798

NOTES：1. Population is estimated as of October 1 in each year.
∗The source of data is the Population Census.
2. Up to 1965, the total population (Japanese citizens and registered foreigners) is shown. For 1970 and after, population of Japanese citizens is shown.
3. Including 4 670 persons (Male 2 280, Female 2 390) in 1950 and 840 persons (Male 420, Female 420) in 1955, whose ages are not reported.
4. For 1985, population breakdown of age 0 to 4 is quoted from “Estimated population of Japanese citizens by sex and age as of October 1” reported by Institute of Population Problems.

第5表　都道府県別人口

Population by

都道府県 Prefecture	1950* 昭和25	1955* 昭和30	1960* 昭和35	1965* 昭和40	1970* 昭和45	1975* 昭和50	1980* 昭和55	1985* 昭和60	1990* 平成2	1995* 平成7	2000* 平成12
全国 Total (All Japan)	**83 199 637**	**89 275 529**	**93 418 501**	**98 274 961**	**103 119 447**	**111 251 507**	**116 320 358**	**120 265 700**	**122 721 397**	**124 298 947**	**125 612 633**
01 北海道	4 295 567	4 773 087	5 039 206	5 171 800	5 177 286	5 330 284	5 566 372	5 688 500	5 635 049	5 675 838	5 670 558
02 青森	1 282 867	1 382 523	1 426 606	1 416 591	1 425 702	1 466 742	1 521 778	1 521 200	1 480 947	1 478 123	1 472 690
03 岩手	1 346 728	1 427 097	1 448 517	1 411 118	1 369 948	1 383 931	1 420 078	1 454 600	1 415 036	1 416 864	1 412 338
04 宮城	1 663 442	1 727 065	1 743 195	1 753 126	1 815 282	1 950 790	2 076 657	2 167 900	2 243 117	2 319 433	2 354 916
05 秋田	1 309 031	1 348 871	1 335 580	1 279 835	1 240 345	1 231 389	1 255 499	1 252 900	1 226 062	1 211 616	1 186 209
06 山形	1 357 347	1 353 649	1 320 664	1 263 103	1 224 918	1 219 429	1 250 989	1 251 200	1 256 930	1 253 941	1 239 132
07 福島	2 062 394	2 095 237	2 051 137	1 983 754	1 943 989	1 968 270	2 032 547	2 054 200	2 100 255	2 127 214	2 118 100
08 茨城	2 039 418	2 064 037	2 047 024	2 056 154	2 140 122	2 338 151	2 552 775	2 717 500	2 834 279	2 929 220	2 954 817
09 栃木	1 550 462	1 547 580	1 513 624	1 521 656	1 578 146	1 695 848	1 789 218	1 883 800	1 925 886	1 965 431	1 983 723
10 群馬	1 601 380	1 613 549	1 578 476	1 605 584	1 656 209	1 753 436	1 845 138	1 913 200	1 955 819	1 981 799	1 996 251
11 埼玉	2 146 445	2 262 623	2 430 871	3 014 983	3 858 607	4 809 517	5 405 466	5 854 900	6 374 361	6 696 390	6 875 484
12 千葉	2 139 037	2 205 060	2 306 010	2 701 770	3 358 440	4 136 216	4 719 383	5 168 100	5 527 777	5 744 010	5 868 599
13 東京	6 277 500	8 037 084	9 683 802	10 869 244	11 324 994	11 568 852	11 506 944	11 780 500	11 695 218	11 543 005	11 850 305
14 神奈川	2 487 665	2 919 497	3 443 176	4 430 743	5 439 126	6 359 334	6 883 647	7 380 200	7 918 632	8 152 458	8 390 552
15 新潟	2 460 997	2 473 492	2 442 037	2 398 931	2 358 323	2 388 992	2 448 056	2 448 900	2 470 352	2 480 287	2 466 374
16 富山	1 008 790	1 021 121	1 032 614	1 025 465	1 027 956	1 068 930	1 101 485	1 125 400	1 117 550	1 117 592	1 113 787
17 石川	957 279	966 187	973 418	980 499	999 535	1 066 669	1 115 559	1 157 700	1 160 786	1 175 042	1 174 630
18 福井	752 374	754 055	752 696	750 557	740 024	768 867	789 497	822 000	818 325	819 320	819 080
19 山梨	811 369	807 044	782 062	763 194	760 492	781 360	802 490	823 100	850 075	873 970	877 168
20 長野	2 060 831	2 021 292	1 981 433	1 958 007	1 952 346	2 012 816	2 078 832	2 170 400	2 148 242	2 173 400	2 181 873
21 岐阜	1 544 538	1 583 605	1 638 399	1 700 365	1 749 524	1 858 066	1 949 993	2 038 300	2 055 219	2 081 104	2 081 092
22 静岡	2 471 472	2 650 435	2 756 271	2 912 521	3 082 792	3 300 856	3 438 445	3 582 000	3 650 475	3 699 146	3 714 992
23 愛知	3 390 585	3 769 209	4 206 313	4 798 653	5 340 594	5 873 395	6 167 929	6 477 200	6 625 160	6 769 815	6 932 577
24 三重	1 461 197	1 485 582	1 485 054	1 514 467	1 535 937	1 618 449	1 678 831	1 738 300	1 782 332	1 824 717	1 833 408
25 滋賀	861 180	853 734	842 695	853 385	883 837	978 639	1 072 440	1 165 900	1 213 357	1 272 620	1 324 040
26 京都	1 832 934	1 935 161	1 993 403	2 102 808	2 210 609	2 381 360	2 483 007	2 565 400	2 556 321	2 572 600	2 599 052
27 大阪	3 857 047	4 618 308	5 504 746	6 657 189	7 464 961	8 108 360	8 295 801	8 653 300	8 557 249	8 603 130	8 633 901
28 兵庫	3 309 935	3 620 947	3 906 487	4 309 944	4 599 673	4 918 041	5 063 478	5 275 600	5 326 121	5 318 913	5 467 653
29 奈良	763 883	776 861	781 058	825 965	925 403	1 071 894	1 202 655	1 303 900	1 368 434	1 421 770	1 434 340
30 和歌山	982 113	1 006 819	1 002 191	1 026 975	1 038 348	1 067 419	1 081 999	1 086 600	1 069 930	1 075 666	1 065 104
31 鳥取	600 177	614 259	599 135	579 853	567 405	579 779	602 335	620 200	613 792	612 602	610 224
32 島根	912 551	929 066	888 886	821 620	772 000	767 357	783 143	797 500	779 317	768 865	757 072
33 岡山	1 661 099	1 689 800	1 670 454	1 645 135	1 700 064	1 806 484	1 862 741	1 914 100	1 917 173	1 937 865	1 938 268
34 広島	2 081 967	2 149 044	2 184 043	2 281 146	2 422 069	2 630 578	2 722 521	2 820 200	2 832 764	2 858 462	2 855 782
35 山口	1 540 882	1 609 839	1 602 207	1 543 573	1 497 703	1 541 072	1 572 752	1 588 500	1 559 181	1 542 204	1 515 291
36 徳島	878 511	878 109	847 274	815 115	790 845	804 784	824 433	831 400	830 753	830 479	821 369
37 香川	946 022	943 823	918 867	900 845	906 951	960 233	998 442	1 034 000	1 021 571	1 023 865	1 017 973
38 愛媛	1 521 878	1 540 628	1 500 687	1 446 384	1 416 299	1 463 158	1 504 298	1 533 600	1 512 674	1 503 411	1 488 550
39 高知	873 874	882 683	854 595	812 714	786 058	807 035	829 609	843 400	823 853	814 302	811 516
40 福岡	3 530 169	3 859 764	4 006 679	3 964 611	4 004 275	4 266 394	4 523 770	4 753 200	4 784 331	4 896 451	4 984 938
41 佐賀	945 082	973 749	942 874	871 885	837 063	836 326	864 052	890 700	876 300	882 320	874 068
42 長崎	1 645 492	1 747 596	1 760 421	1 641 245	1 566 634	1 568 429	1 586 916	1 599 500	1 558 502	1 540 498	1 511 864
43 熊本	1 827 582	1 895 663	1 856 192	1 770 736	1 697 991	1 713 300	1 788 076	1 836 200	1 837 612	1 855 087	1 854 933
44 大分	1 252 999	1 277 199	1 239 655	1 187 480	1 152 520	1 187 299	1 225 548	1 246 300	1 233 612	1 227 269	1 216 436
45 宮崎	1 091 427	1 139 384	1 134 590	1 080 692	1 050 027	1 083 957	1 150 321	1 183 500	1 167 286	1 173 631	1 167 555
46 鹿児島	1 804 118	2 044 112	1 963 104	1 853 541	1 728 075	1 722 732	1 783 351	1 833 600	1 795 908	1 791 419	1 782 567
47 沖縄	…	…	…	…	…	1 036 288	1 101 062	1 177 000	1 217 472	1 265 783	1 311 482

（注）1．各年次の人口は10月1日現在推計人口。＊印は国勢調査人口。
2．昭和40年までは総人口，45年以降は日本人人口である。
3．地域的に配分されない調査もれを除く。
4．昭和35年の長野県西筑摩郡山口村と岐阜県中津川市の境界紛争地域の人口73人は全国総数に含まれているが，長野県，岐阜県のいずれにも含まれていない。
5．昭和60年については，全国は日本人人口，都道府県は総人口であり，「昭和60年国勢調査抽出速報集計結果」による。

（昭和25年～令和３年）

Prefecture, 1950−2021

2005* 平成17	2010* 平成22	2015* 平成27	2019 令和元			2020* 令和2			2021 令和3		
			総数 Total	男 Male	女 Female	総数 Total	男 Male	女 Female	総数 Total	男 Male	女 Female
126 204 902	**126 381 728**	**125 319 299**	**123 731 176**	**60 208 034**	**63 523 142**	**123 398 962**	**60 002 838**	**63 396 124**	**122 780 487**	**59 686 643**	**63 093 844**
5 612 068	5 488 092	5 360 032	5 211 000	2 455 000	2 756 000	5 188 441	2 448 759	2 739 682	5 147 000	2 429 000	2 717 000
1 432 727	1 369 629	1 304 813	1 240 000	583 000	657 000	1 232 227	581 132	651 095	1 216 000	573 000	642 000
1 379 659	1 324 924	1 274 574	1 219 000	589 000	631 000	1 203 203	580 264	622 939	1 189 000	574 000	615 000
2 348 339	2 335 682	2 319 616	2 283 000	1 116 000	1 167 000	2 280 203	1 112 335	1 167 868	2 269 000	1 107 000	1 162 000
1 141 865	1 082 603	1 020 199	963 000	453 000	509 000	955 659	451 082	504 577	941 000	444 000	497 000
1 209 795	1 162 744	1 118 381	1 070 000	517 000	552 000	1 060 586	513 878	546 708	1 048 000	508 000	540 000
2 081 248	2 019 618	1 905 278	1 831 000	908 000	923 000	1 819 085	897 843	921 242	1 799 000	888 000	911 000
2 937 843	2 929 085	2 875 434	2 810 000	1 401 000	1 408 000	2 801 640	1 397 039	1 404 601	2 785 000	1 389 000	1 396 000
1 990 257	1 980 746	1 947 505	1 906 000	951 000	955 000	1 891 396	943 800	947 596	1 880 000	938 000	942 000
1 989 184	1 972 287	1 935 898	1 886 000	932 000	955 000	1 879 820	928 834	950 986	1 866 000	922 000	944 000
6 974 003	7 104 590	7 160 471	7 174 000	3 575 000	3 599 000	7 159 087	3 559 650	3 599 437	7 152 000	3 552 000	3 599 000
5 983 085	6 135 236	6 130 930	6 141 000	3 051 000	3 090 000	6 122 205	3 039 216	3 082 989	6 114 000	3 033 000	3 081 000
12 325 038	12 833 956	13 131 172	13 405 000	6 589 000	6 817 000	13 484 028	6 623 630	6 860 398	13 459 000	6 606 000	6 853 000
8 675 683	8 921 252	8 979 438	8 997 000	4 483 000	4 514 000	9 006 608	4 474 645	4 531 963	9 007 000	4 471 000	4 536 000
2 420 575	2 362 420	2 292 676	2 206 000	1 071 000	1 135 000	2 185 171	1 062 137	1 123 034	2 161 000	1 051 000	1 110 000
1 101 133	1 082 108	1 055 528	1 026 000	498 000	528 000	1 017 321	494 151	523 170	1 008 000	490 000	518 000
1 166 366	1 159 897	1 144 626	1 123 000	545 000	579 000	1 117 364	541 717	575 647	1 111 000	538 000	572 000
810 772	795 496	777 192	756 000	368 000	388 000	752 018	367 290	384 728	746 000	364 000	381 000
870 939	850 546	823 723	798 000	391 000	407 000	794 358	390 141	404 217	789 000	388 000	402 000
2 161 328	2 122 509	2 072 135	2 016 000	985 000	1 030 000	2 013 539	985 058	1 028 481	1 999 000	978 000	1 021 000
2 070 404	2 043 467	1 996 303	1 940 000	941 000	998 000	1 924 681	934 429	990 252	1 907 000	926 000	981 000
3 721 561	3 702 776	3 640 343	3 557 000	1 754 000	1 803 000	3 540 934	1 745 786	1 795 148	3 515 000	1 733 000	1 782 000
7 103 849	7 247 125	7 315 314	7 316 000	3 661 000	3 655 000	7 283 260	3 632 555	3 650 705	7 261 000	3 619 000	3 642 000
1 832 672	1 821 502	1 784 379	1 736 000	847 000	890 000	1 718 708	837 934	880 774	1 705 000	831 000	873 000
1 357 591	1 388 741	1 392 890	1 385 000	683 000	702 000	1 380 486	679 646	700 840	1 377 000	678 000	699 000
2 601 322	2 593 340	2 565 573	2 527 000	1 206 000	1 320 000	2 520 012	1 202 697	1 317 315	2 505 000	1 195 000	1 310 000
8 640 236	8 697 550	8 683 865	8 623 000	4 136 000	4 486 000	8 595 483	4 116 865	4 478 618	8 565 000	4 097 000	4 468 000
5 504 338	5 507 961	5 456 154	5 369 000	2 557 000	2 812 000	5 356 648	2 546 706	2 809 942	5 324 000	2 529 000	2 795 000
1 412 450	1 391 395	1 355 570	1 319 000	621 000	698 000	1 311 730	617 815	693 915	1 302 000	613 000	689 000
1 030 942	997 305	958 901	918 000	432 000	486 000	916 179	432 415	483 764	907 000	428 000	479 000
603 156	585 005	570 037	551 000	264 000	287 000	548 766	262 748	286 018	544 000	261 000	283 000
737 753	712 516	688 953	665 000	321 000	344 000	662 115	319 954	342 161	655 000	317 000	338 000
1 942 414	1 926 378	1 903 981	1 866 000	897 000	968 000	1 859 012	893 546	965 466	1 847 000	888 000	959 000
2 849 333	2 827 820	2 808 773	2 761 000	1 339 000	1 422 000	2 746 811	1 330 215	1 416 596	2 729 000	1 322 000	1 407 000
1 480 129	1 439 011	1 393 199	1 340 000	637 000	704 000	1 326 043	629 146	696 897	1 312 000	623 000	689 000
805 743	781 300	751 830	723 000	346 000	378 000	713 716	341 145	372 571	706 000	338 000	368 000
1 006 383	988 786	969 270	945 000	458 000	487 000	937 342	452 469	484 873	930 000	449 000	481 000
1 461 038	1 423 425	1 377 071	1 328 000	628 000	700 000	1 322 257	626 655	695 602	1 309 000	621 000	688 000
793 365	761 239	725 032	693 000	327 000	367 000	686 982	324 153	362 829	680 000	321 000	359 000
5 011 273	5 030 961	5 053 500	5 039 000	2 381 000	2 658 000	5 055 456	2 389 133	2 666 323	5 045 000	2 384 000	2 661 000
863 046	846 146	828 944	808 000	383 000	425 000	804 878	381 635	423 243	800 000	379 000	420 000
1 472 955	1 420 166	1 369 432	1 318 000	620 000	698 000	1 303 067	612 353	690 714	1 288 000	606 000	682 000
1 835 575	1 809 626	1 777 726	1 731 000	819 000	913 000	1 722 005	815 405	906 600	1 712 000	811 000	901 000
1 202 682	1 187 599	1 157 581	1 123 000	533 000	590 000	1 111 592	527 592	584 000	1 102 000	523 000	579 000
1 149 818	1 131 381	1 100 364	1 065 000	502 000	563 000	1 062 573	501 859	560 714	1 054 000	498 000	556 000
1 748 272	1 700 683	1 642 281	1 589 000	749 000	840 000	1 577 022	744 313	832 709	1 565 000	739 000	826 000
1 354 695	1 385 104	1 422 412	1 434 000	704 000	730 000	1 447 245	711 068	736 177	1 449 000	712 000	737 000

NOTES : 1. Population is estimated as of October 1 in each year.
*The source of data is the Population Census.
2. Up to 1965, the total population (Japanese citizens and registered foreigners) is shown. For 1970 and after, the population of Japanese citizens is shown.
3. Excluding persons whose prefectures are not identified.
4. For 1970, although 73 people in the disputed border area of Yamaguchi Village (Nishi-chikuma-gun, Nagano Prefecture) and Nakatsugawa City (Gifu Prefecture) are included in the total figure for Japan, they are not included in the figures for Nagano or Gifu Prefectures.
5. For 1985 "all Japan" population represents the population of Japanese citizens, while the prefectural breakdown represents the total population of the prefectures. The source of these data is "A Quick Report of Population Census on a Sampling Basis, 1985".

第6表 都道府県別，年齢

Population by Age Group

男女計 Both sexes

都道府県 Prefectures	総数 Total	0～4歳 Years old	5～9	10～14	15～19	20～24	25～29	30～34
全国 Total (All Japan)	**125 502**	**4 389**	**5 038**	**5 357**	**5 580**	**6 263**	**6 379**	**6 556**
01 北海道	5 183	156	186	202	218	227	228	245
02 青森	1 221	36	43	48	52	45	46	52
03 岩手	1 196	36	44	49	52	45	47	53
04 宮城	2 290	76	91	97	105	122	114	121
05 秋田	945	24	30	35	37	29	32	37
06 山形	1 055	33	40	44	47	41	41	47
07 福島	1 812	58	69	75	81	71	78	87
08 茨城	2 852	93	112	123	131	134	132	143
09 栃木	1 921	64	76	83	88	84	90	99
10 群馬	1 927	63	74	84	91	90	89	93
11 埼玉	7 340	256	293	312	326	388	391	397
12 千葉	6 275	216	247	264	277	330	330	336
13 東京	14 010	499	533	520	532	848	994	940
14 神奈川	9 236	321	365	385	404	515	520	506
15 新潟	2 177	68	83	91	96	88	89	100
16 富山	1 025	33	38	42	46	43	45	46
17 石川	1 125	40	46	49	54	59	53	54
18 福井	760	27	31	35	36	32	34	37
19 山梨	805	27	31	34	39	38	35	37
20 長野	2 033	68	81	90	94	79	86	92
21 岐阜	1 961	66	81	90	95	91	85	91
22 静岡	3 608	121	147	161	164	151	163	178
23 愛知	7 517	292	328	345	352	412	424	427
24 三重	1 756	60	71	78	82	79	82	86
25 滋賀	1 411	55	65	69	71	76	70	74
26 京都	2 561	85	98	106	119	156	134	125
27 大阪	8 806	311	342	365	390	493	490	477
28 兵庫	5 432	192	223	240	249	262	249	264
29 奈良	1 315	43	52	57	63	63	53	58
30 和歌山	914	30	35	38	40	35	36	41
31 鳥取	549	20	23	24	25	23	22	25
32 島根	665	24	28	29	30	25	27	30
33 岡山	1 876	69	78	83	88	98	91	93
34 広島	2 780	102	119	127	128	134	133	140
35 山口	1 328	43	51	57	58	56	53	57
36 徳島	712	22	26	28	30	31	28	31
37 香川	942	33	39	41	43	39	40	44
38 愛媛	1 321	43	52	57	58	52	53	60
39 高知	684	21	25	27	29	26	25	28
40 福岡	5 124	201	227	234	234	278	264	270
41 佐賀	806	32	36	40	40	35	34	38
42 長崎	1 297	47	55	58	59	48	50	57
43 熊本	1 728	68	78	81	80	73	74	82
44 大分	1 114	39	46	49	50	46	45	50
45 宮崎	1 061	40	47	51	48	39	42	47
46 鹿児島	1 576	60	70	74	71	60	61	72
47 沖縄	1 468	76	83	83	78	72	76	83

(注) 「令和3年10月1日現在推計人口（総人口）」（総務省統計局）。
SOURCE：Current Population Estimates as of October 1, 2021 (total population) (Statistics Bureau, Ministry of Internal Affairs and Communications).

階級別人口（令和３年）

and Prefectures, 2021

単位　千人　Thousand persons

35～39	40～44	45～49	50～54	55～59	60～64	65～69	70～74	75～79	80歳以上 And over
7 354	**8 173**	**9 732**	**9 252**	**7 824**	**7 391**	**7 869**	**9 672**	**6 712**	**11 961**
284	326	390	367	333	335	378	443	304	560
64	74	86	86	82	89	98	110	72	140
64	73	84	80	77	84	94	101	68	145
139	155	172	158	139	145	159	174	110	212
47	56	63	61	61	72	81	91	58	130
57	65	71	67	66	74	83	91	58	130
101	112	127	121	117	131	143	152	94	195
164	184	219	207	175	176	202	234	161	263
114	128	149	137	118	122	138	157	101	172
106	122	150	142	118	116	131	159	111	189
440	493	605	577	459	405	434	553	409	603
376	417	508	489	388	348	376	480	352	540
989	1 037	1 164	1 122	904	724	670	832	612	1 088
562	631	767	766	613	505	496	633	472	775
118	137	158	149	135	143	162	190	121	251
54	63	81	74	61	62	68	93	62	113
61	70	88	80	67	67	71	95	62	110
42	47	56	52	47	48	51	64	40	81
42	48	58	59	54	52	56	65	45	86
106	126	153	146	127	126	135	167	120	235
105	121	149	141	122	119	129	164	113	199
204	229	276	266	226	223	239	293	206	362
463	503	609	575	464	402	406	521	383	609
96	109	135	128	112	107	113	141	99	177
84	95	111	101	85	80	84	104	70	118
139	159	198	186	156	141	149	209	147	253
508	561	709	694	556	467	484	662	493	803
301	341	426	411	346	320	339	435	306	528
68	78	99	96	83	80	88	115	82	137
47	52	67	65	59	59	64	82	56	107
31	34	39	34	32	36	41	47	29	63
35	40	46	41	38	43	48	60	37	84
104	114	141	126	107	109	118	152	107	198
157	175	216	198	163	160	173	223	157	273
68	78	96	89	76	82	96	124	84	161
38	43	51	47	43	47	55	67	41	84
52	60	72	64	54	57	64	84	53	103
70	80	97	89	81	86	96	118	77	153
35	41	50	45	41	45	50	64	43	88
311	340	381	346	294	299	330	394	253	468
45	50	54	50	48	53	60	65	41	85
68	75	87	84	81	91	103	113	70	149
97	106	115	107	104	114	128	140	89	194
60	68	78	71	64	72	83	99	64	130
58	65	72	65	63	72	82	92	56	122
86	94	101	96	96	112	127	130	81	184
95	98	108	98	87	91	95	88	47	109

第7表　都道府県別，年齢

Population by Age Group

都道府県 Prefectures	総数 Total	0～4歳 Years old	5～9	10～14	15～19	20～24	25～29	30～34
全国 Total (All Japan)	**61 019**	**2 246**	**2 581**	**2 746**	**2 864**	**3 205**	**3 276**	**3 352**
01 北海道	2 446	80	95	103	112	117	116	123
02 青森	575	18	22	24	27	24	24	27
03 岩手	577	18	23	25	27	24	25	27
04 宮城	1 117	39	47	50	54	63	58	62
05 秋田	446	12	16	18	19	16	17	19
06 山形	511	17	20	23	24	22	22	24
07 福島	894	30	35	38	42	39	42	46
08 茨城	1 423	48	57	63	68	71	72	77
09 栃木	958	33	39	43	45	44	49	53
10 群馬	953	32	38	43	47	48	48	50
11 埼玉	3 646	131	150	160	167	198	201	206
12 千葉	3 111	110	127	136	142	170	170	175
13 東京	6 875	255	272	267	271	422	501	475
14 神奈川	4 584	165	187	197	207	264	271	263
15 新潟	1 057	35	42	47	49	47	47	52
16 富山	498	17	20	22	24	23	24	25
17 石川	546	20	24	25	28	32	28	28
18 福井	371	14	16	18	19	17	18	19
19 山梨	395	14	16	17	20	20	19	19
20 長野	994	35	42	46	48	42	45	48
21 岐阜	952	34	41	46	48	46	44	47
22 静岡	1 778	62	76	82	85	79	87	94
23 愛知	3 746	150	168	177	181	214	224	226
24 三重	857	31	36	40	42	41	44	45
25 滋賀	696	29	33	35	37	40	37	39
26 京都	1 223	43	50	54	61	79	68	63
27 大阪	4 216	159	175	187	198	245	243	237
28 兵庫	2 582	98	114	123	127	129	123	131
29 奈良	619	22	27	29	32	31	26	29
30 和歌山	431	15	18	20	21	18	19	20
31 鳥取	262	10	12	12	13	12	11	13
32 島根	322	12	14	15	16	13	14	15
33 岡山	902	35	40	43	46	50	46	47
34 広島	1 347	52	61	65	66	70	69	73
35 山口	630	22	26	29	30	29	28	30
36 徳島	340	11	14	14	15	16	15	16
37 香川	455	17	20	21	22	20	21	23
38 愛媛	627	22	26	29	30	27	28	30
39 高知	323	11	13	14	15	14	13	14
40 福岡	2 425	102	116	120	119	140	130	132
41 佐賀	382	16	19	20	20	18	17	19
42 長崎	610	24	28	30	30	25	25	28
43 熊本	818	34	40	42	41	37	37	40
44 大分	529	20	23	25	26	24	23	26
45 宮崎	501	21	24	26	25	20	21	23
46 鹿児島	743	31	36	38	36	30	30	34
47 沖縄	723	39	43	42	40	37	38	42

(注）「令和3年10月1日現在推計人口（総人口)」(総務省統計局)。
SOURCE：Current Population Estimates as of October 1, 2021 (total population) (Statistics Bureau, Ministry of Internal Affairs and Communications).

階級別人口（男）（令和３年）
and Prefectures (Male), 2021

単位　千人　Thousand persons

35～39	40～44	45～49	50～54	55～59	60～64	65～69	70～74	75～79	80歳以上 And over
3 736	**4 144**	**4 927**	**4 658**	**3 908**	**3 654**	**3 824**	**4 565**	**2 991**	**4 342**
141	162	193	178	159	161	178	201	128	197
32	38	43	42	40	43	46	51	30	46
33	37	43	41	39	42	46	49	29	50
70	78	88	80	69	71	77	83	50	76
24	29	32	30	30	35	39	43	25	43
29	33	36	34	33	37	41	45	26	45
53	59	66	62	60	66	72	75	43	68
86	96	114	107	89	88	99	112	75	101
60	67	78	71	60	61	68	77	47	63
55	64	77	73	60	58	65	76	51	70
227	255	314	298	235	205	214	261	187	238
194	215	262	252	199	176	184	227	160	211
504	529	590	571	466	369	331	395	268	389
290	324	392	395	319	258	244	300	212	295
61	70	80	76	68	71	80	92	54	87
28	33	42	37	31	30	33	44	28	39
31	36	45	40	33	32	34	45	28	38
21	24	29	26	23	24	25	31	18	28
22	24	30	30	27	26	28	31	21	31
54	65	78	74	64	63	67	81	55	88
54	62	76	71	60	58	62	78	51	75
106	118	142	136	115	111	117	140	94	135
242	261	315	297	238	202	199	246	175	232
50	56	69	65	55	52	55	67	45	66
43	48	56	51	42	39	41	50	32	45
69	79	97	92	76	68	70	96	65	92
252	277	350	344	275	229	232	305	215	295
149	167	209	200	166	154	162	202	135	192
33	37	48	46	39	37	41	53	37	53
23	26	33	31	28	28	31	38	24	37
16	17	20	17	16	18	20	22	13	21
18	21	24	21	19	21	24	29	17	28
52	57	71	63	53	53	57	72	48	71
80	88	109	99	80	78	84	105	70	98
34	39	49	43	37	39	46	57	37	55
19	22	25	23	21	23	27	32	18	30
26	30	37	32	27	28	31	40	24	37
35	40	49	43	39	41	45	56	33	53
17	21	25	22	20	22	24	30	19	29
153	167	188	168	141	144	157	182	109	158
22	25	27	24	23	26	29	31	17	28
34	37	43	40	39	44	49	53	30	50
48	52	57	51	50	55	62	67	39	68
30	34	39	35	31	34	40	46	28	46
28	32	35	31	30	34	39	43	25	43
42	46	49	46	46	55	62	63	36	63
47	49	55	49	43	46	47	43	22	40

第8表 都道府県別，年齢

Population by Age Group

都道府県 Prefectures	総数 Total	0～4歳 Years old	5～9	10～14	15～19	20～24	25～29	30～34
全国 Total (All Japan)	**64 483**	**2 144**	**2 457**	**2 611**	**2 716**	**3 058**	**3 103**	**3 204**
01 北海道	2 737	76	91	99	106	110	112	121
02 青森	646	18	21	23	25	21	22	25
03 岩手	620	18	21	24	25	21	22	25
04 宮城	1 174	37	44	47	51	59	56	60
05 秋田	499	12	15	17	18	13	15	18
06 山形	544	16	19	22	23	19	19	23
07 福島	918	29	34	36	39	32	36	41
08 茨城	1 428	45	54	60	63	63	60	66
09 栃木	963	31	37	40	43	40	41	46
10 群馬	974	31	36	41	44	42	41	44
11 埼玉	3 694	125	143	152	159	190	190	191
12 千葉	3 164	106	120	129	135	160	160	162
13 東京	7 135	244	261	253	262	425	493	465
14 神奈川	4 652	157	178	188	197	251	249	243
15 新潟	1 120	33	40	44	46	42	43	49
16 富山	527	16	19	21	22	20	21	22
17 石川	579	19	22	24	26	27	25	27
18 福井	389	13	15	17	17	15	16	18
19 山梨	410	13	15	16	19	18	16	18
20 長野	1 040	33	40	44	45	37	40	44
21 岐阜	1 009	32	39	44	46	45	41	44
22 静岡	1 829	59	71	79	79	72	76	85
23 愛知	3 771	143	160	168	171	199	200	202
24 三重	898	29	35	38	40	39	38	41
25 滋賀	715	27	32	34	34	36	32	36
26 京都	1 339	41	48	51	58	77	67	63
27 大阪	4 590	152	167	178	191	248	248	240
28 兵庫	2 850	94	109	117	122	133	125	132
29 奈良	696	21	25	28	31	32	28	30
30 和歌山	483	14	17	19	20	17	18	20
31 鳥取	286	10	11	12	12	11	11	13
32 島根	343	11	13	14	14	12	13	15
33 岡山	974	34	38	40	43	49	44	46
34 広島	1 432	50	58	62	62	64	64	68
35 山口	697	21	25	28	28	26	25	27
36 徳島	372	11	13	14	15	15	13	15
37 香川	487	16	19	20	21	19	19	22
38 愛媛	694	21	25	28	28	25	26	29
39 高知	361	11	12	13	14	12	12	14
40 福岡	2 698	99	110	115	115	138	134	137
41 佐賀	424	15	18	19	19	18	17	19
42 長崎	687	23	27	28	28	24	25	29
43 熊本	910	33	38	40	39	36	37	41
44 大分	585	19	22	24	24	22	22	25
45 宮崎	560	20	23	25	24	19	21	24
46 鹿児島	833	29	34	36	35	30	31	37
47 沖縄	745	37	41	41	38	35	38	42

(注) 「令和3年10月1日現在推計人口（総人口）」（総務省統計局）。
SOURCE：Current Population Estimates as of October 1, 2021 (total population) (Statistics Bureau, Ministry of Internal Affairs and Communications).

階級別人口（女）（令和３年）
and Prefectures (Female), 2021

単位　千人　Thousand persons

35～39	40～44	45～49	50～54	55～59	60～64	65～69	70～74	75～79	80歳以上 And over
3 618	**4 029**	**4 804**	**4 594**	**3 916**	**3 737**	**4 045**	**5 106**	**3 722**	**7 619**
143	164	197	189	174	174	200	242	175	363
32	37	43	44	42	47	52	59	42	94
31	36	41	39	38	42	48	53	39	96
69	77	85	78	70	73	81	91	60	137
23	27	31	31	31	37	42	48	33	87
28	32	35	33	33	38	42	46	32	85
48	54	60	58	57	65	72	77	51	128
78	88	105	99	86	88	102	122	85	163
54	61	71	66	58	61	69	81	54	108
50	59	73	69	58	58	66	82	60	118
213	238	291	278	224	200	220	292	222	366
182	202	245	236	189	173	192	253	192	328
485	509	574	551	438	355	338	437	345	700
272	307	374	371	295	247	251	334	260	480
58	66	77	73	67	71	82	98	66	162
26	31	39	36	31	31	36	49	34	74
30	35	43	40	34	34	37	50	34	71
20	23	27	26	23	25	26	33	22	52
20	23	29	29	27	26	29	34	24	54
52	62	75	72	63	64	69	87	65	147
52	59	73	71	62	62	67	86	61	125
98	111	134	130	111	111	122	153	112	227
221	243	294	278	226	200	207	275	208	377
47	53	66	63	56	55	59	75	54	111
41	47	55	50	43	41	43	54	37	74
71	81	101	95	80	73	79	113	82	161
256	284	359	351	282	238	252	357	278	509
153	174	217	211	179	166	177	233	171	336
35	40	51	51	44	42	47	62	45	85
23	26	34	34	32	31	34	44	32	69
15	17	19	17	17	18	21	24	16	43
17	19	22	20	19	22	24	31	21	56
52	57	70	64	55	56	61	81	59	127
77	87	107	99	83	82	89	118	87	176
34	39	47	45	39	43	50	66	48	106
19	21	26	24	23	24	28	35	22	55
26	30	36	32	28	29	33	44	29	66
35	40	48	46	42	45	50	63	43	100
17	20	25	23	21	23	26	34	24	58
158	173	193	178	154	155	173	212	144	310
23	25	27	26	25	28	31	34	23	56
34	38	44	44	43	47	53	60	40	99
49	53	58	55	54	59	66	73	50	128
30	34	39	37	33	38	43	52	36	85
30	33	37	34	33	38	42	49	31	79
45	49	51	50	50	58	65	67	45	120
48	49	53	49	43	45	47	45	25	68

第３図　人口ピラミッド（昭和45年）

Population Pyramid, 1970

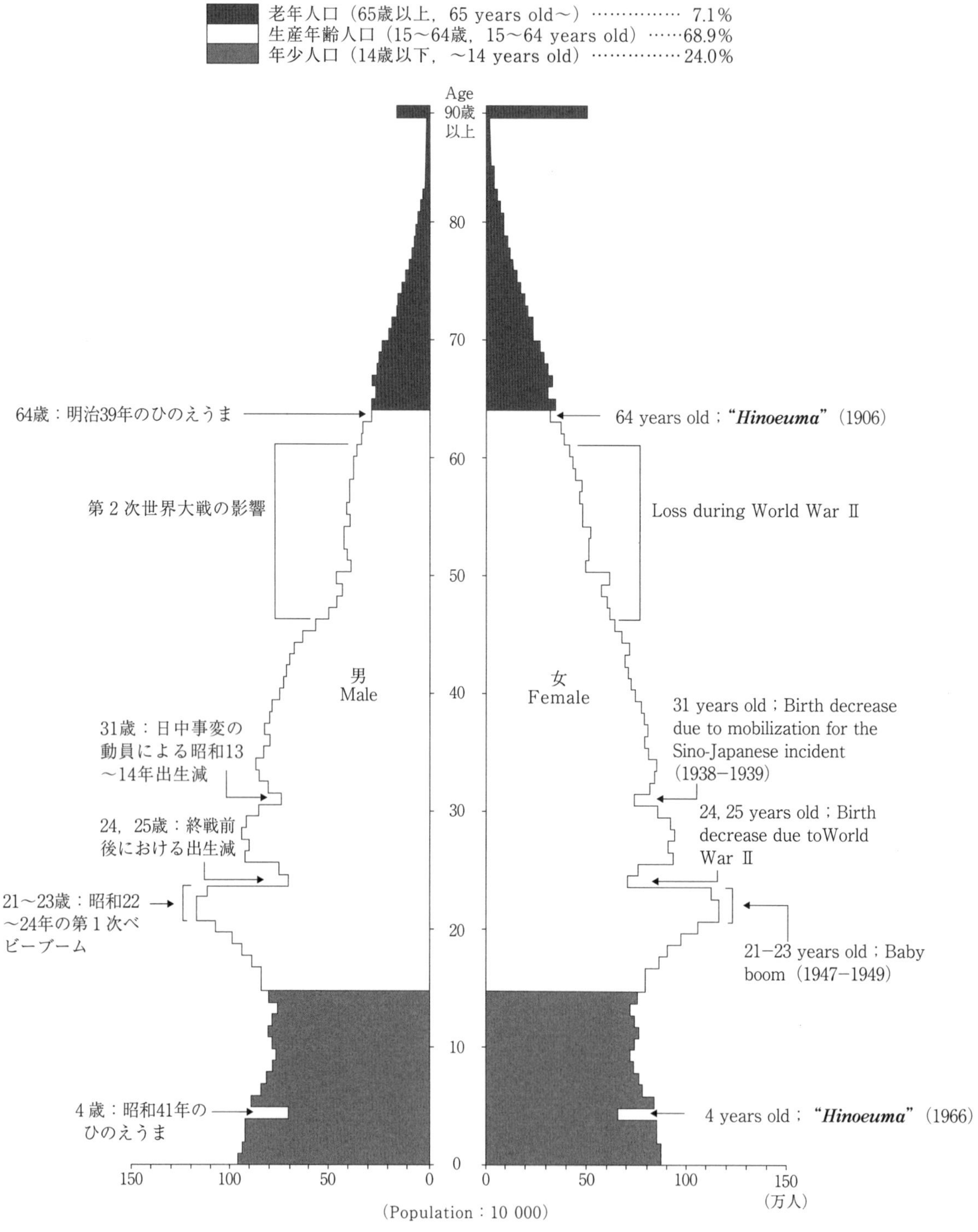

（注）「昭和45年国勢調査人口（総人口）」（総理府統計局）
SOURCE：The 1970 Population Census（total population）
（Statistics Bureau, Prime Minister's Office）

第４図　人口ピラミッド（令和３年）
Population Pyramid, 2021

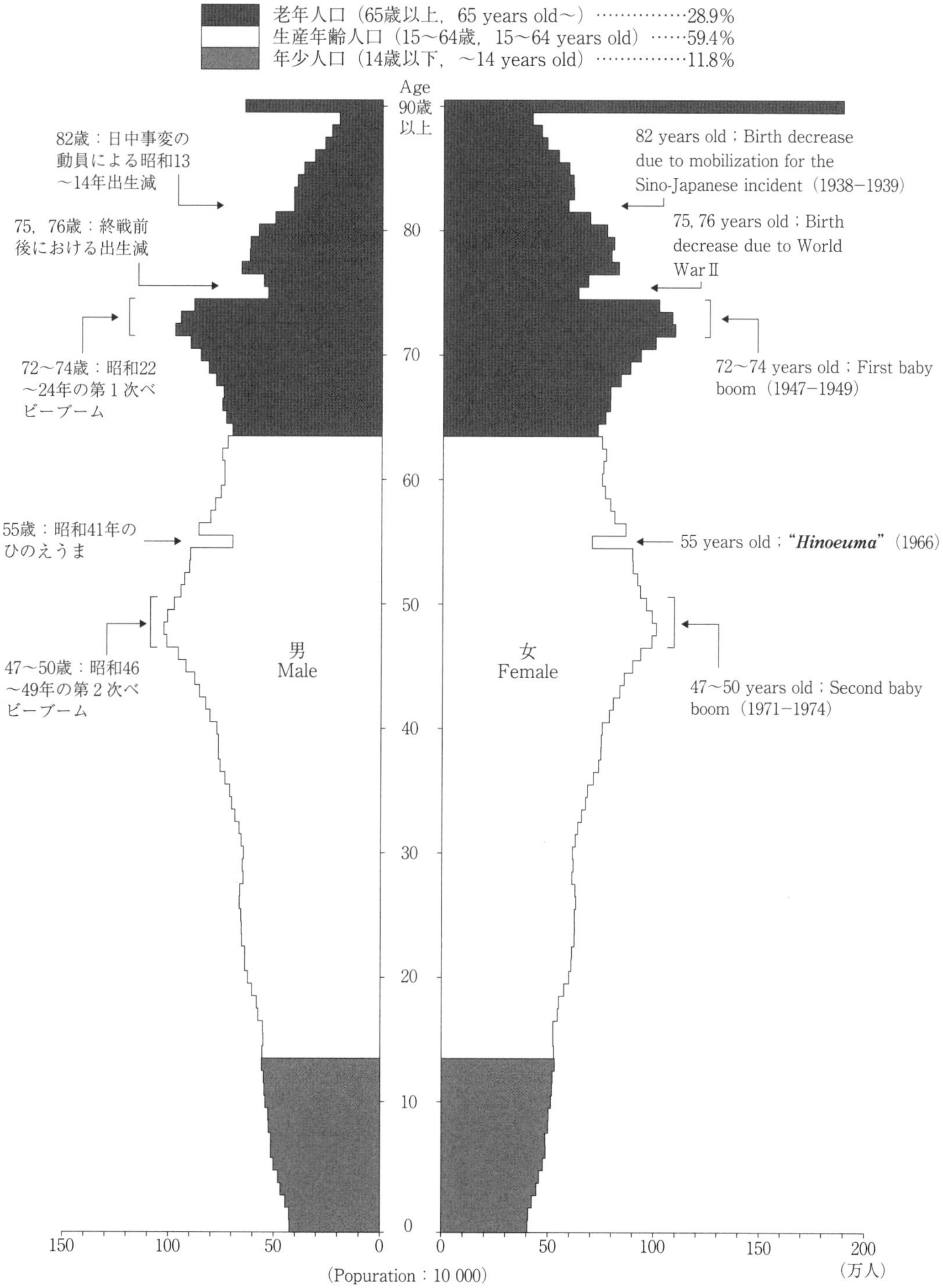

（注）「令和3年10月1日現在推計人口（総人口）」（総務省統計局）
SOURCE : Current Population Estimates as of October 1, 2021 (total population)
(Statistics Bureau, Ministry of Internal Affairs and Communications)

Ⅱ 出　　　生

第 9 表　都道府県（特別区－指定都市再掲）別，

Live Births by Birthweight, Sex and

都道府県 Prefecture	総　数 Total			～499g			500～999g			1 000～1 499g			1 500～1 999g		
	総　数 Total	男 Male	女 Female	総　数 Total	男 Male	女 Female	総　数 Total	男 Male	女 Female	総　数 Total	男 Male	女 Female	総　数 Total	男 Male	女 Female
全　国 Total	**811 622**	**415 903**	**395 719**	**293**	**140**	**153**	**2 150**	**1 118**	**1 032**	**3 647**	**1 916**	**1 731**	**9 975**	**4 925**	**5 050**
01 北海道	28 762	14 724	14 038	6	4	2	53	24	29	146	81	65	329	162	167
02 青　森	6 513	3 386	3 127	6	4	2	11	7	4	31	14	17	70	28	42
03 岩　手	6 472	3 290	3 182	4	2	2	17	13	4	21	10	11	96	48	48
04 宮　城	13 761	7 023	6 738	12	4	8	39	16	23	67	32	35	185	81	104
05 秋　田	4 335	2 251	2 084	3	1	2	6	4	2	14	7	7	55	25	30
06 山　形	5 898	3 004	2 894	－	－	－	19	11	8	24	16	8	74	37	37
07 福　島	10 649	5 391	5 258	7	－	7	26	19	7	49	18	31	101	44	57
08 茨　城	16 502	8 512	7 990	5	4	1	35	17	18	67	32	35	191	86	105
09 栃　木	11 475	5 951	5 524	7	3	4	21	10	11	63	36	27	179	102	77
10 群　馬	11 236	5 781	5 455	1	1	－	40	19	21	42	22	20	122	59	63
11 埼　玉	45 424	23 535	21 889	15	8	7	110	56	54	188	100	88	585	291	294
12 千　葉	38 426	19 614	18 812	14	6	8	110	58	52	167	86	81	427	221	206
13 東　京	95 404	48 916	46 488	24	6	18	246	125	121	398	214	184	1 180	564	616
14 神奈川	58 836	30 238	28 598	21	12	9	173	84	89	288	150	138	676	351	325
15 新　潟	12 608	6 448	6 160	3	－	3	34	18	16	59	31	28	136	67	69
16 富　山	6 076	3 129	2 947	1	1	－	8	3	5	33	18	15	64	29	35
17 石　川	7 258	3 700	3 558	4	2	2	17	5	12	27	16	11	82	47	35
18 福　井	5 223	2 712	2 511	1	－	1	17	8	9	21	9	12	61	24	37
19 山　梨	4 966	2 493	2 473	－	－	－	11	5	6	23	12	11	64	29	35
20 長　野	12 514	6 479	6 035	6	－	6	38	19	19	53	21	32	145	77	68
21 岐　阜	11 730	5 921	5 809	4	2	2	30	16	14	63	38	25	154	81	73
22 静　岡	21 571	11 044	10 527	10	3	7	64	28	36	78	38	40	288	139	149
23 愛　知	53 918	27 667	26 251	24	11	13	147	83	64	243	116	127	743	346	397
24 三　重	10 980	5 684	5 296	3	1	2	28	16	12	45	24	21	139	62	77
25 滋　賀	10 130	5 258	4 872	3	3	－	31	20	11	54	31	23	108	48	60
26 京　都	15 818	8 119	7 699	4	3	1	37	20	17	62	37	25	177	83	94
27 大　阪	59 780	30 585	29 195	23	12	11	146	85	61	275	144	131	700	374	326
28 兵　庫	35 581	18 200	17 381	9	5	4	89	47	42	164	94	70	401	213	188
29 奈　良	7 751	4 005	3 746	1	1	－	13	9	4	15	6	9	103	61	42
30 和歌山	5 514	2 854	2 660	1	－	1	8	2	6	15	9	6	64	34	30
31 鳥　取	3 708	1 926	1 782	1	1	－	11	6	5	18	9	9	56	22	34
32 島　根	4 415	2 262	2 153	－	－	－	10	5	5	15	7	8	77	34	43
33 岡　山	13 107	6 743	6 364	2	1	1	41	22	19	50	30	20	162	83	79
34 広　島	18 636	9 540	9 096	4	4	－	48	24	24	98	49	49	248	119	129
35 山　口	7 978	4 095	3 883	3	2	1	22	13	9	33	15	18	77	38	39
36 徳　島	4 337	2 196	2 141	2	2	－	3	2	1	14	11	3	58	31	27
37 香　川	6 223	3 152	3 071	1	－	1	14	7	7	32	20	12	70	32	38
38 愛　媛	8 011	4 093	3 918	－	－	－	19	11	8	42	21	21	112	59	53
39 高　知	4 090	2 111	1 979	1	－	1	13	6	7	21	13	8	56	32	24
40 福　岡	37 540	19 035	18 505	20	14	6	101	46	55	145	78	67	420	207	213
41 佐　賀	5 853	2 957	2 896	2	2	－	15	9	6	33	11	22	87	37	50
42 長　崎	8 862	4 534	4 328	8	5	3	21	7	14	44	18	26	117	52	65
43 熊　本	12 670	6 343	6 327	5	2	3	46	30	16	79	48	31	186	90	96
44 大　分	7 327	3 729	3 598	3	2	1	18	7	11	38	18	20	64	37	27
45 宮　崎	7 590	3 878	3 712	3	1	2	28	16	12	32	19	13	108	47	61
46 鹿児島	11 618	5 881	5 737	8	2	6	44	25	19	63	33	30	165	84	81
47 沖　縄	14 535	7 507	7 028	8	3	5	72	35	37	95	54	41	213	108	105
外　国 Foreign countries	11	7	4	－	－	－	－	－	－	－	－	－	－	－	－
特別区－指定都市（再掲）Special ward-Designated city (Regrouped)															
50 東京都区部	69 345	35 615	33 730	19	4	15	194	98	96	307	165	142	857	416	441
51 札幌市	11 988	6 177	5 811	2	2	－	26	13	13	52	27	25	125	63	62
52 仙台市	7 310	3 742	3 568	6	3	3	21	10	11	36	21	15	95	44	51
53 さいたま市	9 720	4 970	4 750	6	4	2	20	11	9	40	19	21	134	61	73
54 千葉市	5 940	3 078	2 862	1	－	1	12	7	5	27	16	11	82	40	42
55 横浜市	24 133	12 406	11 727	7	4	3	64	32	32	116	61	55	267	140	127
56 川崎市	11 942	6 150	5 792	2	1	1	34	15	19	58	31	27	136	71	65
57 相模原市	4 440	2 277	2 163	3	－	3	13	5	8	18	8	10	44	27	17
58 新潟市	5 132	2 673	2 459	1	－	1	12	6	6	18	7	11	55	29	26
59 静岡市	4 158	2 075	2 083	1	－	1	12	2	10	10	5	5	57	24	33
60 浜松市	5 122	2 665	2 457	3	－	3	19	9	10	26	13	13	64	34	30
61 名古屋市	17 121	8 802	8 319	7	4	3	46	25	21	80	47	33	240	116	124
62 京都市	8 767	4 480	4 287	3	2	1	23	11	12	41	22	19	89	43	46
63 大阪市	19 306	9 912	9 394	12	7	5	50	27	23	83	45	38	230	116	114
64 堺　市	5 483	2 769	2 714	1	－	1	13	7	6	28	15	13	69	38	31
65 神戸市	9 275	4 747	4 528	4	3	1	26	17	9	33	21	12	115	61	54
66 岡山市	5 360	2 764	2 596	1	1	－	16	10	6	23	12	11	64	29	35
67 広島市	8 799	4 529	4 270	3	3	－	21	15	6	41	18	23	120	57	63
68 北九州市	6 304	3 234	3 070	5	5	－	14	7	7	20	14	6	71	40	31
69 福岡市	12 526	6 302	6 224	4	3	1	39	16	23	44	20	24	134	67	67
70 熊本市	6 093	3 069	3 024	2	1	1	25	17	8	47	25	22	91	43	48

LIVE BIRTHS

出生時の体重別，出生数（令和３年）

Prefecture（Special ward-Designated city（Regrouped）），2021

2 000～2 499g			2 500～2 999g			3 000～3 499g			3 500～3 999g			4 000g～			不詳 Not stated		
総数 Total	男 Male	女 Female	総数 Total	男 Male	女 Female	総数 Total	男 Male	女 Female	総数 Total	男 Male	女 Female	総数 Total	男 Male	女 Female	総数 Total	男 Male	女 Female
59 995	**26 467**	**33 528**	**312 767**	**144 930**	**167 837**	**336 431**	**182 802**	**153 629**	**79 917**	**49 342**	**30 575**	**6 348**	**4 196**	**2 152**	**99**	**67**	**32**
2 185	925	1 260	11 056	5 108	5 948	11 872	6 461	5 411	2 877	1 803	1 074	226	145	81	12	11	1
477	198	279	2 425	1 140	1 285	2 755	1 539	1 216	685	421	264	52	34	18	1	1	-
471	202	269	2 485	1 154	1 331	2 702	1 445	1 257	619	373	246	57	43	14	-	-	-
990	443	547	5 010	2 279	2 731	5 840	3 167	2 673	1 513	936	577	103	64	39	2	1	1
336	160	176	1 720	803	917	1 728	966	762	434	258	176	38	27	11	1	-	1
452	187	265	2 182	996	1 186	2 447	1 339	1 108	641	390	251	59	28	31	-	-	-
770	337	433	4 030	1 867	2 163	4 493	2 366	2 127	1 084	684	400	88	55	33	1	1	-
1 290	578	712	6 518	3 058	3 460	6 737	3 686	3 051	1 517	953	564	139	96	43	3	2	1
993	434	559	4 590	2 227	2 363	4 512	2 458	2 054	1 015	619	396	95	62	33	-	-	-
844	366	478	4 311	1 992	2 319	4 740	2 635	2 105	1 051	629	422	84	57	27	1	1	-
3 267	1 498	1 769	17 494	8 205	9 289	18 965	10 387	8 578	4 467	2 786	1 681	326	200	126	7	4	3
2 703	1 184	1 519	14 845	6 915	7 930	16 079	8 611	7 468	3 787	2 338	1 449	287	190	97	7	5	2
7 072	3 024	4 048	37 756	17 443	20 313	39 389	21 678	17 711	8 728	5 436	3 292	602	419	183	9	7	2
4 208	1 895	2 313	23 220	10 766	12 454	24 359	13 282	11 077	5 436	3 393	2 043	447	301	146	8	4	4
882	392	490	4 491	2 083	2 408	5 409	2 882	2 527	1 455	883	572	138	92	46	1	-	1
458	194	264	2 335	1 088	1 247	2 511	1 371	1 140	616	395	221	50	30	20	-	-	-
484	216	268	2 742	1 266	1 476	3 092	1 631	1 461	761	481	280	48	36	12	1	-	1
326	142	184	1 874	869	1 005	2 224	1 222	1 002	629	389	240	70	49	21	-	-	-
387	183	204	1 996	889	1 107	2 026	1 083	943	427	269	158	32	23	9	-	-	-
937	407	530	4 959	2 293	2 666	5 078	2 872	2 206	1 210	735	475	87	54	33	1	1	-
853	371	482	4 486	2 053	2 433	4 824	2 568	2 256	1 221	737	484	94	54	40	1	1	-
1 692	752	940	8 706	4 018	4 688	8 649	4 806	3 843	1 934	1 164	770	146	93	53	4	3	1
4 109	1 837	2 272	20 930	9 799	11 131	22 078	11 979	10 099	5 259	3 226	2 033	384	269	115	1	1	-
822	370	452	4 213	1 979	2 234	4 588	2 538	2 050	1 047	631	416	94	62	32	1	1	-
723	333	390	3 854	1 768	2 086	4 171	2 289	1 882	1 098	703	395	87	62	25	1	1	-
1 120	501	619	6 014	2 825	3 189	6 639	3 563	3 076	1 610	982	628	155	105	50	-	-	-
4 160	1 854	2 306	22 473	10 273	12 200	25 148	13 588	11 560	6 308	3 877	2 431	541	373	168	6	5	1
2 667	1 181	1 486	13 601	6 283	7 318	14 803	8 000	6 803	3 567	2 201	1 366	273	172	101	7	4	3
552	246	306	2 907	1 332	1 575	3 242	1 774	1 468	839	531	308	78	44	34	1	1	-
385	145	240	2 138	1 031	1 107	2 342	1 301	1 041	510	302	208	51	30	21	-	-	-
311	132	179	1 421	697	724	1 482	808	674	373	223	150	35	28	7	-	-	-
347	151	196	1 731	812	919	1 801	968	833	399	259	140	35	26	9	-	-	-
936	438	498	4 977	2 323	2 654	5 531	2 946	2 585	1 298	835	463	109	64	45	1	1	-
1 457	678	779	7 245	3 366	3 879	7 644	4 153	3 491	1 753	1 054	699	139	93	46	-	-	-
591	279	312	3 055	1 406	1 649	3 357	1 826	1 531	772	472	300	65	42	23	3	2	1
280	112	168	1 588	746	842	1 883	989	894	484	290	194	24	13	11	1	-	1
475	209	266	2 435	1 095	1 340	2 563	1 377	1 186	574	374	200	59	38	21	-	-	-
543	231	312	3 104	1 448	1 656	3 321	1 782	1 539	792	493	299	74	45	29	4	3	1
319	138	181	1 646	778	868	1 608	877	731	384	239	145	42	28	14	-	-	-
2 789	1 194	1 595	14 403	6 528	7 875	15 641	8 465	7 176	3 734	2 318	1 416	284	184	100	3	1	2
402	170	232	2 189	1 025	1 164	2 439	1 276	1 163	637	390	247	49	37	12	-	-	-
620	283	337	3 208	1 484	1 724	3 795	2 050	1 745	979	590	389	70	45	25	-	-	-
955	403	552	4 650	2 100	2 550	5 251	2 763	2 488	1 378	827	551	119	79	40	1	1	-
597	265	332	2 798	1 261	1 537	2 953	1 605	1 348	789	486	303	67	48	19	-	-	-
549	233	316	2 796	1 262	1 534	3 192	1 747	1 445	820	510	310	61	42	19	1	1	-
982	420	562	4 576	2 107	2 469	4 679	2 521	2 158	1 025	642	383	73	46	27	3	1	2
1 227	576	651	5 578	2 686	2 892	5 846	3 160	2 686	1 381	815	566	112	69	43	3	1	2
-	-	-	6	4	2	3	2	1	-	-	-	0	0	0	2	1	1
5 159	2 201	2 958	27 288	12 630	14 658	28 660	15 823	12 837	6 409	3 971	2 438	447	304	143	5	3	2
917	395	522	4 633	2 176	2 457	4 958	2 693	2 265	1 176	741	435	95	63	32	4	4	-
540	245	295	2 693	1 203	1 490	3 097	1 706	1 391	775	480	295	45	29	16	2	1	1
733	334	399	3 847	1 752	2 095	3 950	2 187	1 763	919	556	363	70	45	25	1	1	-
454	199	255	2 315	1 111	1 204	2 478	1 342	1 136	531	337	194	40	26	14	-	-	-
1 698	797	901	9 524	4 463	5 061	10 043	5 398	4 645	2 221	1 375	846	189	134	55	4	2	2
855	377	478	4 652	2 107	2 545	5 019	2 799	2 220	1 102	696	406	81	51	30	3	2	1
335	152	183	1 869	874	995	1 767	957	810	360	232	128	30	22	8	1	-	1
386	166	220	1 865	880	985	2 138	1 179	959	608	369	239	49	37	12	-	-	-
318	137	181	1 698	763	935	1 663	894	769	371	229	142	27	20	7	1	1	-
403	186	217	2 063	991	1 072	2 070	1 141	929	447	277	170	27	14	13	-	-	-
1 355	635	720	6 734	3 174	3 560	6 958	3 760	3 198	1 575	959	616	126	82	44	-	-	-
604	272	332	3 324	1 553	1 771	3 691	1 980	1 711	903	537	366	89	60	29	-	-	-
1 308	610	698	7 301	3 372	3 929	8 100	4 365	3 735	2 040	1 244	796	178	122	56	4	4	-
397	171	226	2 075	937	1 138	2 275	1 219	1 056	579	350	229	45	31	14	1	1	-
733	343	390	3 575	1 650	1 925	3 855	2 091	1 764	867	518	349	67	43	24	-	-	-
376	170	206	2 080	970	1 110	2 231	1 211	1 020	513	330	183	56	31	25	-	-	-
687	332	355	3 382	1 562	1 820	3 623	1 979	1 644	842	509	333	80	54	26	-	-	-
475	203	272	2 387	1 118	1 269	2 684	1 440	1 244	592	370	222	56	37	19	-	-	-
890	374	516	4 845	2 178	2 667	5 177	2 792	2 385	1 295	792	503	98	60	38	-	-	-
442	185	257	2 278	1 011	1 267	2 501	1 342	1 159	661	412	249	46	33	13	-	-	-

第10表　出生時の体重別，出生数

Live Births and Percentages by Birthweight

実　数　Number

	年　次 Year	1951 昭和26	1960 昭和35	1970 昭和45	1980 昭和55	1990 平成 2	2000 平成12	2010 平成22	2019 令和元	2020 令和 2	2021 令和 3
総数 Total	**総数 Total**	**2 137 689**	**1 606 041**	**1 934 239**	**1 576 889**	**1 221 585**	**1 190 547**	**1 071 305**	**865 239**	**840 835**	**811 622**
	2 500g未満(再掲) Under 2 500g (Listed again)	157 048	113 641	109 726	81 659	77 332	102 888	103 049	81 462	77 539	76 060
	1 500g未満(再掲) Under 1 500g (Listed again)	4 335	5 233	7 324	5 972	6 518	7 900	8 086	6 467	6 228	6 090
男 Male	**総数 Total**	**1 094 641**	**824 761**	**1 000 403**	**811 418**	**626 971**	**612 148**	**550 743**	**443 430**	**430 713**	**415 903**
	～ 999g	53	207	721	678	1 151	1 452	1 673	1 287	1 313	1 258
	1 000～1 499g	1 908	2 211	2 839	2 269	2 200	2 593	2 525	1 963	1 803	1 916
	1 500～1 999g	11 498	9 474	9 504	6 338	5 463	6 698	6 384	5 112	4 871	4 925
	2 000～2 499g	56 691	41 665	39 328	29 438	27 181	36 994	36 414	28 466	27 256	26 467
	2 500～2 999g	273 757	217 187	228 666	184 080	172 242	202 033	194 231	154 664	148 626	144 930
	3 000～3 499g	524 671	387 494	462 500	380 149	293 246	272 538	239 005	194 674	190 370	182 802
	3 500～3 999g	185 219	140 205	217 891	178 570	110 920	81 352	64 615	52 739	51 882	49 342
	4 000～4 499g	31 729	20 938	34 925	27 348	13 451	7 863	5 466	4 259	4 327	4 012
	4 500g～	3 512	1 806	2 967	2 452	1 009	553	305	196	206	184
	不詳 Not stated	5 603	3 574	1 062	96	108	72	125	70	59	67
	2 500g未満(再掲) Under 2 500g (Listed again)	70 150	53 557	52 392	38 723	35 995	47 737	46 996	36 828	35 243	34 566
	1 500g未満(再掲) Under 1 500g (Listed again)	1 961	2 418	3 560	2 947	3 351	4 045	4 198	3 250	3 116	3 174
	平均体重 (kg) Mean birthweight	**3.14**	**3.14**	**3.22**	**3.23**	**3.16**	**3.07**	**3.04**	**3.05**	**3.05**	**3.05**
女 Female	**総数 Total**	**1 043 048**	**781 280**	**933 836**	**765 471**	**594 614**	**578 399**	**520 562**	**421 809**	**410 122**	**395 719**
	～ 999g	61	259	725	812	1 140	1 414	1 559	1 359	1 242	1 185
	1 000～1 499g	2 313	2 556	3 039	2 213	2 027	2 441	2 329	1 858	1 870	1 731
	1 500～1 999g	12 581	10 104	9 239	6 227	5 337	6 601	6 610	5 256	5 054	5 050
	2 000～2 499g	71 943	47 165	44 331	33 684	32 833	44 695	45 555	36 161	34 130	33 528
	2 500～2 999g	325 317	253 896	269 576	222 066	204 417	232 699	221 062	178 473	173 166	167 837
	3 000～3 499g	465 282	353 629	431 912	356 197	265 100	233 908	200 325	163 760	160 106	153 629
	3 500～3 999g	139 177	97 049	153 222	126 932	75 265	52 093	40 065	32 574	32 102	30 575
	4 000～4 499g	18 953	12 087	19 346	15 972	7 802	4 215	2 776	2 220	2 290	2 048
	4 500g～	1 961	977	1 490	1 278	605	246	166	95	107	104
	不詳 Not stated	5 460	3 558	956	90	88	87	115	53	55	32
	2 500g未満(再掲) Under 2 500g (Listed again)	86 898	60 084	57 334	42 936	41 337	55 151	56 053	44 634	42 296	41 494
	1 500g未満(再掲) Under 1 500g (Listed again)	2 374	2 815	3 764	3 025	3 167	3 855	3 888	3 217	3 112	2 916
	平均体重 (kg) Mean birthweight	**3.06**	**3.06**	**3.13**	**3.14**	**3.08**	**2.99**	**2.96**	**2.96**	**2.96**	**2.96**

及び割合（昭和26年～令和３年）
and Sex, 1951−2021

百分率　Percentage

	年　次 Year	1951 昭和26	1960 昭和35	1970 昭和45	1980 昭和55	1990 平成 2	2000 平成12	2010 平成22	2019 令和元	2020 令和 2	2021 令和 3
総数 Total	**総　数 Total**	**100.0**	**100.0**	**100.0**	**100.0**	**100.0**	**100.0**	**100.0**	**100.0**	**100.0**	**100.0**
	2 500g未満（再掲）Under 2 500g (Listed again)	7.4	7.1	5.7	5.2	6.3	8.6	9.6	9.4	9.2	9.4
	1 500g未満（再掲）Under 1 500g (Listed again)	0.2	0.3	0.4	0.4	0.5	0.7	0.8	0.7	0.7	0.8
男 Male	**総　数 Total**	**100.0**	**100.0**	**100.0**	**100.0**	**100.0**	**100.0**	**100.0**	**100.0**	**100.0**	**100.0**
	～ 999g	0.0	0.0	0.1	0.1	0.2	0.2	0.3	0.3	0.3	0.3
	1 000～1 499g	0.2	0.3	0.3	0.3	0.4	0.4	0.5	0.4	0.4	0.5
	1 500～1 999g	1.1	1.2	1.0	0.8	0.9	1.1	1.2	1.2	1.1	1.2
	2 000～2 499g	5.2	5.1	3.9	3.6	4.3	6.0	6.6	6.4	6.3	6.4
	2 500～2 999g	25.1	26.4	22.9	22.7	27.5	33.0	35.3	34.9	34.5	34.9
	3 000～3 499g	48.2	47.2	46.3	46.9	46.8	44.5	43.4	43.9	44.2	44.0
	3 500～3 999g	17.0	17.1	21.8	22.0	17.7	13.3	11.7	11.9	12.0	11.9
	4 000～4 499g	2.9	2.5	3.5	3.4	2.1	1.3	1.0	1.0	1.0	1.0
	4 500g～	0.3	0.2	0.3	0.3	0.2	0.1	0.1	0.0	0.0	0.0
	2 500g未満（再掲）Under 2 500g (Listed again)	6.4	6.5	5.2	4.8	5.7	7.8	8.5	8.3	8.2	8.3
	1 500g未満（再掲）Under 1 500g (Listed again)	0.2	0.3	0.4	0.4	0.5	0.7	0.8	0.7	0.7	0.8
女 Female	**総　数 Total**	**100.0**	**100.0**	**100.0**	**100.0**	**100.0**	**100.0**	**100.0**	**100.0**	**100.0**	**100.0**
	～ 999g	0.0	0.0	0.1	0.1	0.2	0.2	0.3	0.3	0.3	0.3
	1 000～1 499g	0.2	0.3	0.3	0.3	0.3	0.4	0.4	0.4	0.5	0.4
	1 500～1 999g	1.2	1.3	1.0	0.8	0.9	1.1	1.3	1.2	1.2	1.3
	2 000～2 499g	6.9	6.1	4.8	4.4	5.5	7.7	8.8	8.6	8.3	8.5
	2 500～2 999g	31.4	32.6	28.9	29.0	34.4	40.2	42.5	42.3	42.2	42.4
	3 000～3 499g	44.8	45.5	46.3	46.5	44.6	40.4	38.5	38.8	39.0	38.8
	3 500～3 999g	13.4	12.5	16.4	16.6	12.7	9.0	7.7	7.7	7.8	7.7
	4 000～4 499g	1.8	1.6	2.1	2.1	1.3	0.7	0.5	0.5	0.6	0.5
	4 500g～	0.2	0.1	0.2	0.2	0.1	0.0	0.0	0.0	0.0	0.0
	2 500g未満（再掲）Under 2 500g (Listed again)	8.3	7.7	6.1	5.6	7 0	9.5	10.8	10.6	10.3	10.5
	1 500g未満（再掲）Under 1 500g (Listed again)	0.2	0.4	0.4	0.4	0.5	0.7	0.7	0.8	0.8	0.7

（注）出生時の体重不詳を除いた百分率である。
NOTE：Percentage excludes the number where birthweight was not stated.

第５図　出生数及び出生時体重2 500g未満（1 500g未満）の出生割合（昭和35年～令和３年）
Live Births and Percentages by Birthweight of Under 2 500g（Under 1 500g）, 1960－2021

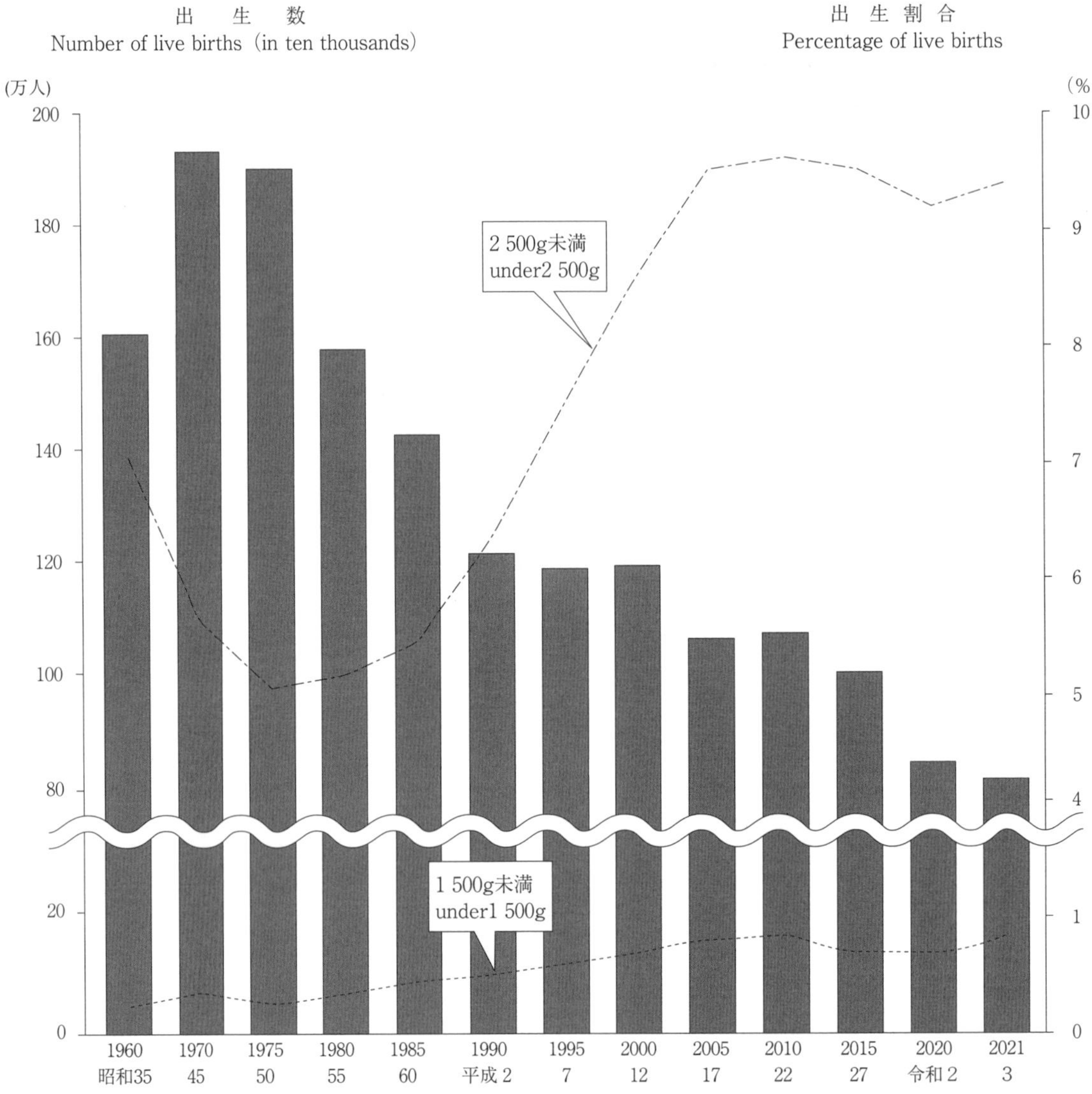

第11表　市郡別，出生の場所別，出生数及び割合（昭和25年～令和３年）

Live Births and Percentages by Place of Birth, Urban and Rural, 1950-2021

実　数　Number

	年　次 Year	1950 昭和25	1960 昭和35	1970 昭和45	1980 昭和55	1990 平成２	2000 平成12	2010 平成22	2019 令和元	2020 令和２	2021 令和３
＊全国 Total	**総　数 Total**	**2 337 507**	**1 606 041**	**1 934 239**	**1 576 889**	**1 221 585**	**1 190 547**	**1 071 305**	**865 239**	**840 835**	**811 622**
	施設内 Hospitalized										
	計 Total	106 826	804 557	1 858 738	1 569 643	1 220 138	1 188 400	1 069 068	863 950	839 607	810 361
	病院 Hospital	68 638	386 973	838 078	815 611	681 873	639 067	555 277	476 240	452 735	429 744
	診療所 Clinic	25 770	280 292	814 695	694 107	525 744	537 980	504 258	383 472	382 769	376 340
	助産所 Maternity home	12 418	137 292	205 965	59 925	12 521	11 353	9 533	4 238	4 103	4 277
	自宅・その他 Nonhosp.	2 230 681	801 484	75 501	7 246	1 447	2 147	2 237	1 289	1 228	1 261
市部 Urban area	**総　数 Total**	**794 279**	**1 013 741**	**1 476 173**	**1 216 194**	**960 690**	**962 392**	**980 669**	**802 228**	**780 553**	**753 075**
	施設内 Hospitalized										
	計 Total	89 490	644 524	1 440 835	1 212 117	959 678	960 613	978 666	801 084	779 485	751 952
	病院 Hospital	59 865	313 050	666 122	640 957	541 787	522 451	508 736	441 531	419 776	398 136
	診療所 Clinic	19 055	222 491	641 585	533 397	408 024	428 322	460 927	355 663	355 949	349 909
	助産所 Maternity home	10 570	108 983	133 128	37 763	9 867	9 840	9 003	3 890	3 760	3 907
	自宅・その他 Nonhosp.	704 789	369 217	35 338	4 077	1 012	1 779	2 003	1 144	1 068	1 123
郡部 Rural area	**総　数 Total**	**1 543 228**	**592 300**	**458 066**	**360 695**	**260 895**	**227 945**	**90 511**	**62 984**	**60 255**	**58 536**
	施設内 Hospitalized										
	計 Total	17 336	160 033	417 903	357 526	260 460	227 581	90 291	62 839	60 096	58 400
	病院 Hospital	8 773	73 923	171 956	174 654	140 086	116 476	46 463	34 690	32 944	31 604
	診療所 Clinic	6 715	57 801	173 110	160 710	117 720	109 597	43 298	27 801	26 810	26 427
	助産所 Maternity home	1 848	28 309	72 837	22 162	2 654	1 508	530	348	342	369
	自宅・その他 Nonhosp.	1 525 892	432 267	40 163	3 169	435	364	220	145	159	136

百分率　Percentage

	年　次 Year	1950 昭和25	1960 昭和35	1970 昭和45	1980 昭和55	1990 平成２	2000 平成12	2010 平成22	2019 令和元	2020 令和２	2021 令和３
＊全国 Total	**総　数 Total**	**100.0**	**100.0**	**100.0**	**100.0**	**100.0**	**100.0**	**100.0**	**100.0**	**100.0**	**100.0**
	施設内 Hospitalized										
	計 Total	4.6	50.1	96.1	99.5	99.9	99.8	99.8	99.9	99.9	99.8
	病院 Hospital	2.9	24.1	43.3	51.7	55.8	53.7	51.8	55.0	53.8	52.9
	診療所 Clinic	1.1	17.5	42.1	44.0	43.0	45.2	47.1	44.3	45.5	46.4
	助産所 Maternity home	0.5	8.5	10.6	3.8	1.0	1.0	0.9	0.5	0.5	0.5
	自宅・その他 Nonhosp.	95.4	49.9	3.9	0.5	0.1	0.2	0.2	0.1	0.1	0.2
市部 Urban area	**総　数 Total**	**100.0**	**100.0**	**100.0**	**100.0**	**100.0**	**100.0**	**100.0**	**100.0**	**100.0**	**100.0**
	施設内 Hospitalized										
	計 Total	11.3	63.6	97.6	99.7	99.9	99.8	99.8	99.9	99.9	99.9
	病院 Hospital	7.5	30.9	45.1	56.4	54.3	52.7	51.9	55.0	53.8	52.9
	診療所 Clinic	2.4	21.9	43.5	43.9	42.5	44.5	47.0	44.3	45.6	46.5
	助産所 Maternity home	1.3	10.8	9.0	3.1	1.0	1.0	0.9	0.5	0.5	0.5
	自宅・その他 Nonhosp.	88.7	36.4	2.4	0.3	0.1	0.2	0.2	0.1	0.1	0.1
郡部 Rural area	**総　数 Total**	**100.0**	**100.0**	**100.0**	**100.0**	**100.0**	**100.0**	**100.0**	**100.0**	**100.0**	**100.0**
	施設内 Hospitalized										
	計 Total	1.1	27.0	91.2	99.1	99.8	99.8	99.8	99.8	99.7	99.8
	病院 Hospital	0.6	12.5	37.5	48.4	53.7	51.1	51.3	55.1	54.7	54.0
	診療所 Clinic	0.4	9.8	37.8	44.6	45.1	48.1	47.8	44.1	44.5	45.1
	助産所 Maternity home	0.1	4.8	15.9	6.1	1.0	0.7	0.6	0.6	0.6	0.6
	自宅・その他 Nonhosp.	98.9	73.0	8.8	0.9	0.2	0.2	0.2	0.2	0.3	0.2

(注)　＊平成12年から住所地外国を含む。市部・郡部は平成12年から住所地外国を含まない。

NOTE：＊From 2000, the data include cases in which Japanese women gave birth in foreign countries. The data for urban and rural areas do not reflect such cases after 2000.

第６図　出生の場所別，出生割合（昭和25年～令和３年）
Live Births and Percentages by Place of Birth, 1950－2021

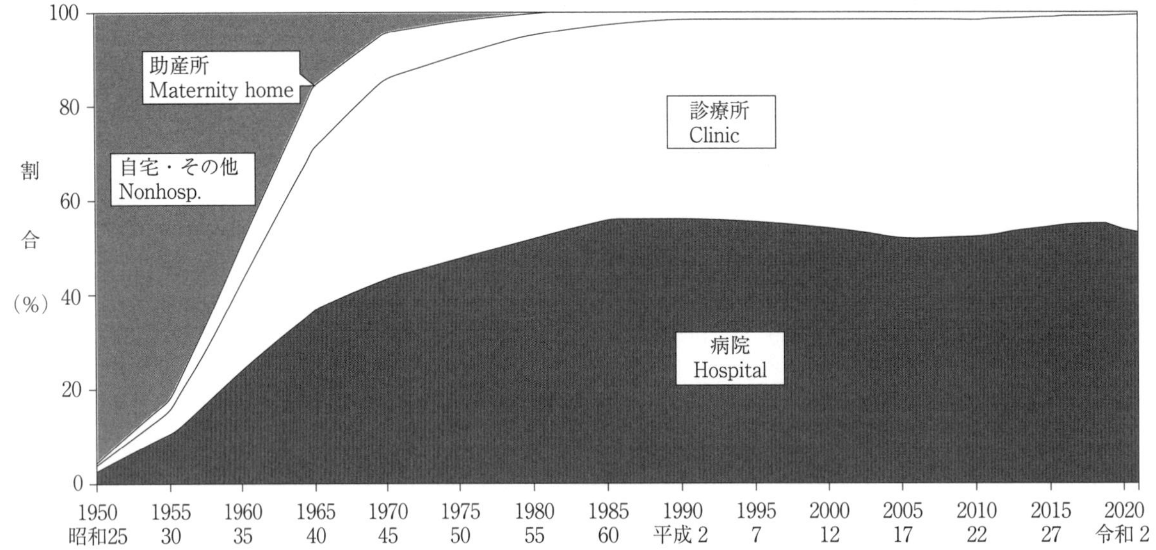

第12表　結婚期間別，第１子出生割合（昭和49年～令和３年）
Percentage Distribution of First Live Births by Duration of Marriage, 1974－2021

期間 Duration ＼ 年次 Year	1974 昭和49	1975 昭和50	1980 昭和55	1985 昭和60	1990 平成２	1995 平成７	2000 平成12	2005 平成17	2010 平成22	2015 平成27	2020 令和２	2021 令和３
総数 Total	100.0	100.0	100.0	100.0	100.0	100.0	100.0	100.0	100.0	100.0	100.0	100.0
１年未満 Under 1 year	40.5	39.4	41.1	41.5	41.2	38.5	39.0	37.0	34.1	28.9	25.2	23.4
１年以上２年未満 1 year and over, under 2 years	40.0	39.9	36.8	35.5	33.8	32.0	28.3	26.5	27.0	27.4	27.0	25.8
2 ～ 3	10.7	11.2	10.8	11.6	12.2	14.0	13.9	14.1	14.9	16.8	19.1	20.1
3 ～ 4	4.1	4.5	4.7	5.0	5.4	6.7	7.5	8.1	8.3	9.4	11.1	11.9
4 ～ 5	1.9	2.1	2.5	2.4	2.8	3.5	4.4	5.0	5.0	5.9	6.7	7.1
5 ～ 6	1.0	1.1	1.5	1.4	1.6	2.0	2.6	3.2	3.4	3.7	3.9	4.3
6 ～ 7	0.6	0.6	0.9	0.8	1.0	1.2	1.6	2.0	2.2	2.4	2.4	2.6
7 ～ 8	0.4	0.4	0.6	0.5	0.6	0.7	1.0	1.3	1.5	1.7	1.5	1.6
8 ～ 9	0.3	0.3	0.4	0.4	0.4	0.5	0.6	0.9	1.1	1.1	1.0	1.0
9 ～ 10	0.2	0.2	0.3	0.3	0.3	0.3	0.4	0.6	0.8	0.8	0.7	0.7
10 ～ 15	0.4	0.4	0.4	0.6	0.6	0.6	0.7	1.1	1.5	1.6	1.3	1.3
15 ～ 20	0.0	0.0	0.1	0.1	0.1	0.1	0.1	0.1	0.2	0.2	0.2	0.2
20年以上 20 years and over	0.0	0.0	0.0	0.0	0.0	0.0	0.0	0.0	0.0	0.0	0.0	0.0
平均期間（年） Mean duration of marriage (year)	1.52	1.55	1.61	1.61	1.66	1.78	1.89	2.09	2.24	2.41	2.47	2.56

（注）１．嫡出子のみ
　　　２．結婚期間不詳を除いた割合である。

NOTES : 1. Legitimate births only
　　　　2. Percentage excludes figures where duration of marriage was not stated.

第13表　妊娠期間別，出生数及び割合（昭和55年～令和３年）
Live Births and Percentages by Period of Gestation, 1980−2021

実　数　Number

年次 Year		総数 Total	早期 Pre-term 総数 Total	満22週未満 Under22weeks	満22～23週 22to23weeks	満24～27週 24to27weeks	満28～31週 28to31weeks	満32～36週 32to36weeks	正期 Term 満37～41週 37to41weeks	過期 Post-term 満42週以上 42weeks and over	不詳 Not stated
1980	昭和55	**1 576 889**	64 889	33	106	1 818	5 980	56 952	1 441 700	69 873	427
1990	平成２	**1 221 585**	55 231	26	194	2 092	4 710	48 209	1 145 520	20 475	359
2000	12	**1 190 547**	64 006	5	308	2 227	5 837	55 629	1 116 195	9 838	508
2010	22	**1 071 305**	61 315	4	442	2 336	5 025	53 508	1 006 034	3 582	374
2019	令和元	**865 239**	48 538	4	426	1 733	3 945	42 430	815 227	1 282	192
2020	2	**840 835**	46 102	3	457	1 714	3 728	40 200	793 472	1 067	194
2021	3	**811 622**	46 347	3	417	1 645	3 655	40 627	764 212	906	157

百分率　Percentage

年次 Year		総数 Total	早期 Pre-term 総数 Total	満22週未満 Under22weeks	満22～23週 22to23weeks	満24～27週 24to27weeks	満28～31週 28to31weeks	満32～36週 32to36weeks	正期 Term 満37～41週 37to41weeks	過期 Post-term 満42週以上 42weeks and over
1980	昭和55	**100.0**	4.1	0.0	0.0	0.1	0.4	3.6	91.5	4.4
1990	平成２	**100.0**	4.5	0.0	0.0	0.2	0.4	3.9	93.8	1.7
2000	12	**100.0**	5.4	0.0	0.0	0.2	0.5	4.7	93.8	0.8
2010	22	**100.0**	5.7	0.0	0.0	0.2	0.5	5.0	93.9	0.3
2019	令和元	**100.0**	5.6	0.0	0.0	0.2	0.5	4.9	94.2	0.1
2020	2	**100.0**	5.5	0.0	0.1	0.2	0.4	4.8	94.4	0.1
2021	3	**100.0**	5.7	0.0	0.1	0.2	0.5	5.0	94.2	0.1

（注）期間不詳を除いた百分率である。
NOTE：Percentage excludes figures where duration of marriage was not stated.

第14表　母の年齢別，出生数及び率（昭和25年～令和３年）
Live Births and Crude Birth Rates by Age of Mother, 1950−2021

実　数　Number

年次 Year		全年齢 Total	15歳未満 Under 15y.	15～19	20～24	25～29	30～34	35～39	40～44	45～49	50歳以上 50y. and over	不詳 Not stated
1950	昭和25	**2 337 507**	49	56 316	624 797	794 241	496 240	278 781	81 953	4 213	311	606
1960	35	**1 606 041**	5	19 734	447 097	745 253	300 684	78 104	14 217	864	78	5
1970	45	**1 934 239**	12	20 165	513 172	951 246	358 375	80 581	9 860	523	25	280
1980	55	**1 576 889**	14	14 576	296 854	810 204	388 935	59 127	6 911	257	1	10
1990	平成２	**1 221 585**	18	17 478	191 859	550 994	356 026	92 377	12 587	224	−	22
2000	12	**1 190 547**	43	19 729	161 361	470 833	396 901	126 409	14 848	396	6	21
2010	22	**1 071 305**	51	13 495	110 956	306 910	384 386	220 101	34 609	773	19	5
2019	令和元	**865 239**	40	7 742	72 092	220 933	312 582	201 010	49 191	1 593	56	−
2020	2	**840 835**	37	6 911	66 751	217 804	303 436	196 321	47 899	1 624	52	−
2021	3	**811 622**	32	5 510	59 896	210 433	292 439	193 177	48 517	1 597	20	1

率（日本人女性人口　千対）　**Rate**（per 1 000 Japanese females）

年次 Year		全年齢 Total	15～19	20～24	25～29	30～34	35～39	40～44	45～49
1950	昭和25	**110.4**	13.3	161.4	237.7	175.6	104.9	36.1	2.1
1960	35	**63.8**	4.3	107.2	181.9	80.1	24.0	5.2	0.3
1970	45	**65.8**	4.5	96.5	209.2	86.0	19.8	2.7	0.2
1980	55	**51.8**	3.6	77.1	181.5	73.1	12.9	1.7	0.1
1990	平成２	**39.2**	3.6	44.8	139.8	93.2	20.8	2.4	0.0
2000	12	**41.3**	5.4	39.9	99.5	93.5	32.1	3.9	0.1
2010	22	**40.4**	4.6	36.1	87.4	95.3	46.2	8.1	0.2
2019	令和元	**35.7**	2.8	24.9	77.2	98.5	55.8	11.7	0.3
2020	2	**35.0**	2.5	23.0	74.7	97.3	55.3	11.8	0.3
2021	3	**34.4**	2.1	20.8	72.2	96.2	55.5	12.4	0.3

（注）全年齢出生率は15歳から49歳までの日本人女性人口千対の率であり，母子衛生研究会で算出した。
NOTE：Birth rate in the column labeled “Total” is calculated per 1 000 Japanese female population from 15 to 49 years of age.
It was calculated by Mothers’ & Children’s Health and Welfare Association.

第７図　母の年齢別，出生割合（昭和25年～令和３年）
Live Births and Percentages by Age of Mother, 1950−2021

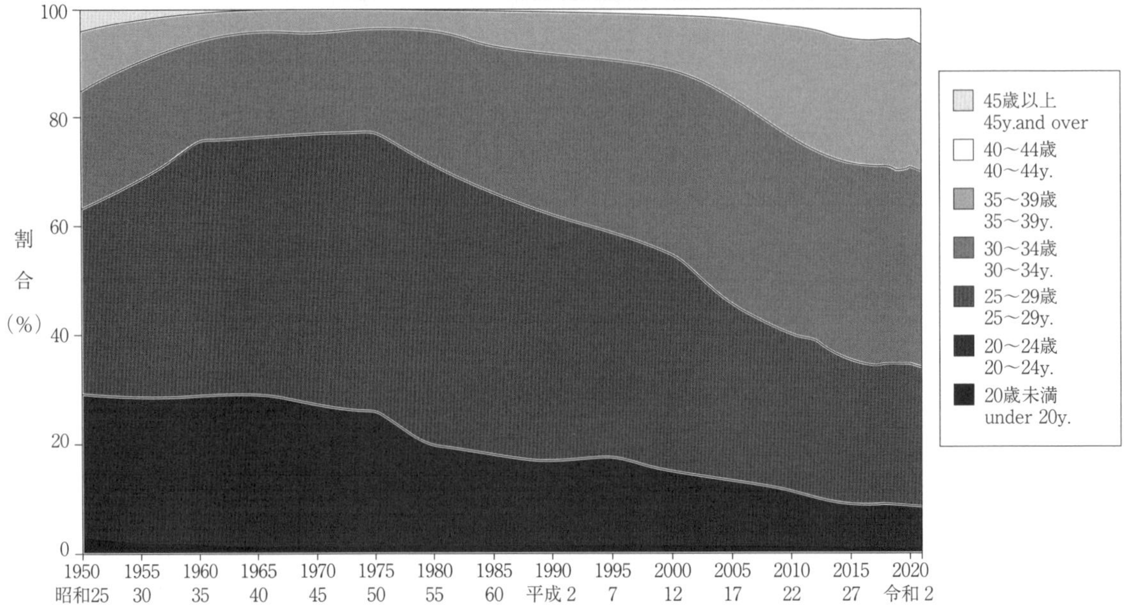

第15表　母の年齢別，出産順位別，出生数（令和３年）
Live Births by Age of Mother and Birth Order, 2021

出産順位 Birth order ＼ 母の年齢 Age of mother	全年齢 Total	15歳未満 Under 15y.	15～19	20～24	25～29	30～34	35～39	40～44	45～49	50歳以上 50y. and over	不詳 Not stated
総数 Total	**811 622**	**32**	**5 510**	**59 896**	**210 433**	**292 439**	**193 177**	**48 517**	**1 597**	**20**	**1**
第１児　1st	371 499	32	4 872	39 918	124 963	122 421	62 262	16 426	593	11	1
第２児　2nd	294 029	-	603	16 317	63 425	116 813	77 505	18 829	531	6	-
第３児　3rd	110 557	-	35	3 180	17 653	41 845	38 787	8 782	272	3	-
第４児　4th	26 018	-	-	423	3 495	8 621	10 415	2 935	129	-	-
第５児　5th	6 483	-	-	51	706	1 918	2 800	975	33	-	-
第６児　6th	1 947	-	-	5	152	566	884	320	20	-	-
第７児　7th	669	-	-	2	26	180	309	142	10	-	-
第８児　8th	242	-	-	-	8	51	129	48	6	-	-
第９児　9th	103	-	-	-	4	17	47	33	2	-	-
第10児以上 10th and over	75	-	-	-	1	7	39	27	1	-	-

（注）出産順位の児数は同じ母の出産した児の数であって，妊娠満22週以後の死産児を含む。
NOTE：In counting birth order, the number of previous births experienced by a mother, including foetal deaths occurred after 22 weeks of gestation is counted.

第16表－1 母の年齢別，出産順位別，出生数の年次推移（昭和26年～平成12年）
Live Births by Age of Mother and Birth Order, 1951−2000

母の年齢 Age of mother ＼ 出産順位 Birth order	1951 昭和26年 総数 Total	第1児 1st	第2児 2nd	第3児 3rd	第4児以上 4th and over	1960 昭和35年 総数 Total	第1児 1st	第2児 2nd	第3児 3rd	第4児以上 4th and over
全年齢 Total	**2 137 689**	**531 739**	**594 541**	**410 941**	**599 964**	**1 606 041**	**699 840**	**523 126**	**227 263**	**155 795**
～19 ～19y.	45 894	39 821	5 656	400	10	19 739	18 117	1 553	65	1
20～24	558 590	305 641	196 242	50 019	6 572	447 097	328 886	102 135	14 183	1 885
25～29	753 049	146 023	293 464	213 086	100 308	745 253	291 042	306 157	114 066	33 987
30～34	465 318	30 862	79 854	117 455	237 028	300 684	52 049	97 968	82 305	68 361
35～39	242 350	7 980	16 822	26 458	191 021	78 104	8 714	13 997	15 047	40 345
40～44	68 957	1 235	2 303	3 331	62 068	14 217	957	1 251	1 522	10 486
45～	3 209	97	114	128	2 867	942	74	63	75	730
不詳 Not stated	322	80	86	64	90	5	1	2	-	-

母の年齢 Age of mother ＼ 出産順位 Birth order	1970 昭和45年 総数 Total	第1児 1st	第2児 2nd	第3児 3rd	第4児以上 4th and over	1980 昭和55年 総数 Total	第1児 1st	第2児 2nd	第3児 3rd	第4児以上 4th and over
全年齢 Total	**1 934 239**	**866 014**	**751 665**	**253 369**	**63 191**	**1 576 889**	**660 681**	**639 491**	**232 710**	**44 007**
～19 ～19y.	20 177	18 499	1 596	79	3	14 590	13 485	1 062	42	1
20～24	513 172	397 582	104 510	10 039	1 041	296 854	224 255	65 370	6 599	630
25～29	951 246	373 922	453 286	109 256	14 782	810 204	333 315	373 432	93 309	10 148
30～34	358 375	58 857	162 065	108 483	28 970	388 935	75 579	177 116	114 470	21 770
35～39	80 581	14 705	27 457	23 541	14 878	59 127	12 385	20 634	16 787	9 321
40～44	9 860	2 182	2 546	1 881	3 251	6 911	1 594	1 820	1 451	2 046
45～	548	119	92	77	260	258	60	57	51	90
不詳 Not stated	280	148	113	13	6	10	8	-	1	1

母の年齢 Age of mother ＼ 出産順位 Birth order	1990 平成2年 総数 Total	第1児 1st	第2児 2nd	第3児 3rd	第4児以上 4th and over	2000 平成12年 総数 Total	第1児 1st	第2児 2nd	第3児 3rd	第4児以上 4th and over
全年齢 Total	**1 221 585**	**528 140**	**457 890**	**195 032**	**40 523**	**1 190 547**	**580 932**	**433 935**	**142 656**	**33 024**
～19 ～19y.	17 496	16 017	1 420	56	3	19 772	18 138	1 568	61	5
20～24	191 859	139 580	46 343	5 502	434	161 361	117 739	38 611	4 567	444
25～29	550 994	269 610	220 555	55 031	5 798	470 833	268 109	162 379	35 360	4 985
30～34	356 026	82 021	154 606	101 032	18 367	396 901	139 909	176 871	67 219	12 902
35～39	92 377	17 953	31 152	30 243	13 029	126 409	32 849	49 819	31 993	11 748
40～44	12 587	2 887	3 764	3 127	2 809	14 848	4 053	4 586	3 375	2 834
45～	224	52	48	41	83	402	115	100	81	106
不詳 Not stated	22	20	2	-	-	21	20	1	-	-

（注）1．出産順位の児数については第15表の注参照。
　　2．昭和26年，35年の総数には出産順位不詳が含まれている。

NOTES : 1. For the definition of birth order, see the footnote of Table 15.
　　2. The total number of 1951 and 1960 include the cases which the birth order is unknown.

第16表－2　母の年齢別，出産順位別，出生数の年次推移（平成17年～令和2年）
Live Births by Age of Mother and Birth Order, 2005−2020

母の年齢 Age of mother ＼ 出産順位 Birth order	2005 平成17年 総　数 Total	第1児 1st	第2児 2nd	第3児 3rd	第4児以上 4th and over	2010 平成22年 総　数 Total	第1児 1st	第2児 2nd	第3児 3rd	第4児以上 4th and over
全年齢 Total	**1 062 530**	**510 576**	**398 588**	**123 836**	**29 530**	**1 071 305**	**508 216**	**389 487**	**137 309**	**36 293**
～19 ～19y.	16 573	14 775	1 711	84	3	13 546	12 085	1 398	62	1
20～24	128 135	87 064	35 560	4 981	530	110 956	74 520	30 817	4 990	629
25～29	339 328	192 137	117 203	26 032	3 956	306 910	173 866	99 898	27 634	5 512
30～34	404 700	161 669	174 333	57 268	11 430	384 386	161 012	155 728	55 108	12 538
35～39	153 440	48 270	62 908	31 541	10 721	220 101	74 198	89 128	42 964	13 811
40～44	19 750	6 424	6 712	3 832	2 782	34 609	12 215	12 300	6 421	3 673
45～	598	231	161	98	108	792	316	217	130	129
不詳 Not stated	6	6	-	-	-	5	4	1	-	-

母の年齢 Age of mother ＼ 出産順位 Birth order	2015 平成27年 総　数 Total	第1児 1st	第2児 2nd	第3児 3rd	第4児以上 4th and over	2018 平成30年 総　数 Total	第1児 1st	第2児 2nd	第3児 3rd	第4児以上 4th and over
全年齢 Total	**1 005 721**	**476 781**	**362 688**	**130 536**	**35 716**	**918 400**	**425 234**	**337 705**	**120 401**	**35 060**
～19 ～19y.	11 930	10 536	1 324	65	5	8 778	7 777	946	52	3
20～24	84 465	56 902	22 827	4 190	546	77 023	51 638	20 812	3 985	588
25～29	262 266	152 724	81 218	23 272	5 052	233 754	138 103	71 690	19 462	4 499
30～34	364 887	154 770	144 362	52 663	13 092	334 906	137 990	135 763	48 529	12 624
35～39	228 302	80 878	93 029	41 629	12 766	211 021	70 400	87 698	39 800	13 123
40～44	52 561	20 350	19 578	8 537	4 096	51 258	18 566	20 286	8 338	4 068
45～	1 308	620	349	180	159	1 659	759	510	235	155
不詳 Not stated	2	1	1	-	-	1	1	-	-	-

母の年齢 Age of mother ＼ 出産順位 Birth order	2019 令和元年 総　数 Total	第1児 1st	第2児 2nd	第3児 3rd	第4児以上 4th and over	2020 令和2年 総　数 Total	第1児 1st	第2児 2nd	第3児 3rd	第4児以上 4th and over
全年齢 Total	**865 239**	**399 890**	**315 217**	**115 386**	**34 746**	**840 835**	**391 518**	**303 642**	**111 428**	**34 247**
～19 ～19y.	7 782	6 889	835	54	4	6 948	6 171	736	40	1
20～24	72 092	48 434	19 223	3 878	557	66 751	45 358	17 392	3 486	515
25～29	220 933	131 146	67 005	18 458	4 324	217 804	131 276	64 841	17 497	4 190
30～34	312 582	129 199	126 272	45 155	11 956	303 436	127 166	121 755	43 085	11 430
35～39	201 010	65 957	82 203	39 319	13 531	196 321	64 138	79 789	38 690	13 704
40～44	49 191	17 546	19 165	8 288	4 192	47 899	16 679	18 596	8 403	4 221
45～	1 649	719	514	234	182	1 676	730	533	227	186
不詳 Not stated	-	-	-	-	-	-	-	-	-	-

（注）出産順位の児数については第15表の注参照。
NOTE：For the definition of birth order, see the footnote of Table 15.

第17表　母の年齢・単産－複産・性別にみた2 500g未満の出生数，割合*及び平均体重（令和３年）

Live Births and Percent* Distribution under 2 500g by Sex, Age of Mother and Plurality of Birth and Mean Birthweight, 2021

母の年齢階級 Age of mother	総数 Total				男 Male				女 Female			
	出生数 Live births	2 500g未満出生数 Birth weight under 2 500g	2 500g未満出生数割合 Percentage of under 2 500g	平均体重(kg) Mean weight	出生数 Live births	2 500g未満出生数 Birth weight under 2 500g	2 500g未満出生数割合 Percentage of under 2 500g	平均体重(kg) Mean weight	出生数 Live births	2 500g未満出生数 Birth weight under 2 500g	2 500g未満出生数割合 Percentage of under 2 500g	平均体重(kg) Mean weight
	総数 Total											
総数 Total	**811 622**	**76 060**	**9.4**	**3.00**	**415 903**	**34 566**	**8.3**	**3.05**	**395 719**	**41 494**	**10.5**	**2.96**
歳Years												
～14	32	4	12.5	3.04	18	2	11.1	3.08	14	2	14.3	2.98
15～19	5 510	544	9.9	2.98	2 859	280	9.8	3.00	2 651	264	10.0	2.96
20～24	59 896	5 157	8.6	3.02	30 747	2 337	7.6	3.05	29 149	2 820	9.7	2.97
25～29	210 433	18 264	8.7	3.01	108 028	8 340	7.7	3.05	102 405	9 924	9.7	2.97
30～34	292 439	26 432	9.0	3.01	149 536	11 977	8.0	3.05	142 903	14 455	10.1	2.96
35～39	193 177	19 688	10.2	3.00	99 179	8 919	9.0	3.04	93 998	10 769	11.5	2.95
40～44	48 517	5 721	11.8	2.98	24 711	2 605	10.5	3.02	23 806	3 116	13.1	2.93
45～49	1 597	248	15.5	2.93	816	105	12.9	2.99	781	143	18.3	2.88
50～	20	2	10.0	2.84	8	1	12.5	2.82	12	1	8.3	2.86
不詳 Not stated	1	-	·	-	1	-	·	-	-	-	·	-
	単産 Single delivery											
総数 Total	**794 304**	**63 739**	**8.0**	**3.02**	**407 143**	**28 658**	**7.0**	**3.06**	**387 161**	**35 081**	**9.1**	**2.98**
歳Years												
～14	32	4	12.5	3.04	18	2	11.1	3.08	14	2	14.3	2.98
15～19	5 457	498	9.1	2.99	2 831	259	9.1	3.01	2 626	239	9.1	2.97
20～24	59 120	4 566	7.7	3.03	30 356	2 060	6.8	3.07	28 764	2 506	8.7	2.99
25～29	206 553	15 344	7.4	3.02	106 061	6 942	6.5	3.06	100 492	8 402	8.4	2.98
30～34	285 888	21 803	7.6	3.02	146 234	9 733	6.7	3.07	139 654	12 070	8.6	2.98
35～39	188 387	16 430	8.7	3.02	96 764	7 372	7.6	3.06	91 623	9 058	9.9	2.97
40～44	47 286	4 871	10.3	3.00	24 072	2 195	9.1	3.04	23 214	2 676	11.5	2.95
45～49	1 562	222	14.2	2.95	798	94	11.8	3.00	764	128	16.8	2.90
50～	18	1	5.6	2.89	8	1	12.5	2.82	10	-	·	2.94
不詳 Not stated	1	-	·	-	1	-	·	-	-	-	·	-
	複産 Plural delivery											
総数 Total	**17 318**	**12 321**	**71.1**	**2.23**	**8 760**	**5 908**	**67.4**	**2.25**	**8 558**	**6 413**	**74.9**	**2.20**
歳Years												
～14	-	-	·	-	-	-	·	-	-	-	·	-
15～19	53	46	86.8	1.96	28	21	75.0	2.13	25	25	100.0	1.78
20～24	776	591	76.2	2.15	391	277	70.8	2.20	385	314	81.6	2.11
25～29	3 880	2 920	75.3	2.18	1 967	1 398	71.1	2.21	1 913	1 522	79.6	2.16
30～34	6 551	4 629	70.7	2.23	3 302	2 244	68.0	2.25	3 249	2 385	73.4	2.22
35～39	4 790	3 258	68.0	2.26	2 415	1 547	64.1	2.29	2 375	1 711	72.0	2.22
40～44	1 231	850	69.0	2.25	639	410	64.2	2.29	592	440	74.3	2.20
45～49	35	26	74.3	2.15	18	11	61.1	2.36	17	15	88.2	1.93
50～	2	1	50.0	2.45	-	-	·	-	2	1	50.0	2.45
不詳 Not stated	-	-	·	-	-	-	·	-	-	-	·	-

（注）＊出生時の体重不詳を含んだ出生数に対する割合である。
NOTE：＊Percentage; The percentage of under 2 500g to the total number of live births includhing live birthweight not stated.

第18表　母の年齢・単産－複産別にみた2 500g未満の
Live Births and Percent* Distribution under 2 500g by

母の年齢階級 Age of mother	1970 昭和45 出生数 Live births	1970 昭和45 2 500g未満出生数 Birth weight under 2 500g	1970 昭和45 2 500g未満出生数割合 Percentage of under 2 500g	1970 昭和45 平均体重(kg) Mean weight	1980 昭和55 出生数 Live births	1980 昭和55 2 500g未満出生数 Birth weight under 2 500g	1980 昭和55 2 500g未満出生数割合 Percentage of under 2 500g	1980 昭和55 平均体重(kg) Mean weight	1990 平成2 出生数 Live births	1990 平成2 2 500g未満出生数 Birth weight under 2 500g	1990 平成2 2 500g未満出生数割合 Percentage of under 2 500g	1990 平成2 平均体重(kg) Mean weight
総数 Total												
総数 Total	**1 934 239**	**109 726**	**5.7**	**3.18**	**1 576 889**	**81 659**	**5.2**	**3.19**	**1 221 585**	**77 332**	**6.3**	**3.12**
歳Years ～14 / 15～19	20 177	1 621	8.0	3.08	14 590	1 266	8.7	3.07	17 496	1 559	8.9	3.04
20～24	513 172	30 669	6.0	3.14	296 854	16 911	5.7	3.14	191 859	13 928	6.9	3.08
25～29	951 246	49 084	5.2	3.19	810 204	38 664	4.8	3.19	550 994	33 409	6.1	3.11
30～34	358 375	20 412	5.7	3.21	388 935	19 443	5.0	3.22	356 026	20 727	5.8	3.15
35～39	80 581	6 690	8.3	3.16	59 127	4 558	7.7	3.17	92 377	6 968	7.5	3.14
40～44	9 860	1 139	11.6	3.08	6 911	769	11.1	3.11	12 587	1 334	10.6	3.08
45～	548	79	14.4	3.08	258	44	17.1	3.00	224	33	14.7	3.01
不詳 Not stated	280	32	·	2.93	10	4	·	2.68	22	4	·	2.96
単産 Single delivery												
総数 Total	**1 913 990**	**98 709**	**5.2**	**3.19**	**1 557 694**	**71 830**	**4.6**	**3.20**	**1 204 855**	**67 654**	**5.6**	**3.13**
歳Years ～14 / 15～19	20 000	1 494	7.5	3.09	14 455	1 177	8.1	3.08	17 335	1 452	8.4	3.04
20～24	508 391	27 826	5.5	3.15	293 649	15 044	5.1	3.15	189 681	11 984	6.3	3.09
25～29	941 211	43 764	4.6	3.20	800 277	33 669	4.2	3.20	543 583	29 004	5.3	3.12
30～34	354 181	18 286	5.2	3.22	383 910	17 057	4.4	3.23	350 684	17 783	5.1	3.16
35～39	79 629	6 163	7.7	3.17	58 303	4 109	7.0	3.18	90 912	6 157	6.8	3.15
40～44	9 755	1 067	10.9	3.09	6 832	726	10.6	3.12	12 414	1 237	10.0	3.09
45～	546	78	14.3	2.94	258	44	17.1	3.00	224	33	14.7	3.01
不詳 Not stated	277	31	·	2.93	10	4	·	2.68	22	4	·	2.96
複産 Plural delivery												
総数 Total	**20 249**	**11 017**	**54.4**	**2.41**	**19 195**	**9 829**	**51.2**	**2.45**	**16 730**	**9 678**	**57.8**	**2.34**
歳Years ～14 / 15～19	177	127	71.8	2.20	135	89	65.9	2.29	161	107	66.5	2.25
20～24	4 781	2 843	59.5	2.36	3 205	1 867	58.3	2.37	2 178	1 314	60.3	2.31
25～29	10 035	5 320	53.0	2.43	9 927	4 995	50.3	2.45	7 411	4 405	59.4	2.33
30～34	4 194	2 126	50.7	2.46	5 025	2 386	47.5	2.49	5 342	2 944	55.1	2.37
35～39	952	527	55.4	2.39	824	449	54.5	2.40	1 465	811	55.4	2.36
40～44	105	72	68.6	2.27	79	43	54.4	2.31	173	97	56.1	2.43
45～	2	1	50.0	2.35	-	-	-	-	-	-	-	-
不詳 Not stated	3	1	·	2.62	-	-	·	-	-	-	·	-

(注)　＊出生時の体重不詳を含んだ出生数に対する割合である。
＊＊出生時の平均体重については，平成12年から母の年齢階級区分の"20歳未満"が"15歳未満"及び"15歳～19歳"に分けられた。

NOTES : ＊Percentage; The percentage of under 2 500g to the total number of live births including live birthweight not stated.
＊＊Range of mothers' age in "under 20 years old" has been divided between "under 15 y. " and "15-19 y. " in the column labeled "Mean weight" since 2000.

出生数，割合*及び平均体重**の年次推移（昭和45年～令和２年）
Age of Mother and Plurality of Birth and Mean Birthweight**, 1970−2020

母の年齢階級 Age of mother	2000 平成12 出生数 Live births	2000 平成12 2 500g未満出生数 Birth weight under 2 500g	2000 平成12 2 500g未満出生数割合 Percentage of under 2 500g	2000 平成12 平均体重(kg) Mean weight	2010 平成22 出生数 Live births	2010 平成22 2 500g未満出生数 Birth weight under 2 500g	2010 平成22 2 500g未満出生数割合 Percentage of under 2 500g	2010 平成22 平均体重(kg) Mean weight	2020 令和２ 出生数 Live births	2020 令和２ 2 500g未満出生数 Birth weight under 2 500g	2020 令和２ 2 500g未満出生数割合 Percentage of under 2 500g	2020 令和２ 平均体重(kg) Mean weight
総数 Total												
総数 Total	**1 190 547**	**102 888**	**8.6**	**3.03**	**1 071 305**	**103 049**	**9.6**	**3.00**	**840 835**	**77 539**	**9.2**	**3.01**
歳Years ～14	43	2	4.7	2.98	51	9	17.6	2.89	37	5	13.5	2.81
15～19	19 729	1 888	9.6	3.00	13 495	1 438	10.7	2.97	6 911	669	9.7	2.99
20～24	161 361	13 677	8.5	3.02	110 956	9 936	9.0	3.00	66 751	5 707	8.5	3.01
25～29	470 833	39 085	8.3	3.03	306 910	27 236	8.9	3.01	217 804	18 443	8.5	3.01
30～34	396 901	33 821	8.5	3.04	384 386	36 142	9.4	3.01	303 436	27 290	9.0	3.01
35～39	126 409	12 493	9.9	3.04	220 101	23 596	10.7	2.99	196 321	19 617	10.0	3.00
40～44	14 848	1 863	12.5	3.00	34 609	4 536	13.1	2.96	47 899	5 538	11.6	2.98
45～49	396	56	14.1	2.98	773	150	19.4	2.84	1 624	252	15.5	2.92
50～	6	3	50.0	2.48	19	5	26.3	2.52	52	18	34.6	2.64
不詳 Not stated	21	−	·	3.19	5	−	·	2.68	−	−	·	−
単産 Single delivery												
総数 Total	**1 166 926**	**86 522**	**7.4**	**3.05**	**1 051 104**	**88 151**	**8.4**	**3.02**	**823 687**	**65 341**	**7.9**	**3.02**
歳Years ～14	43	2	4.7	2.98	51	9	17.6	2.89	35	3	8.6	2.91
15～19	19 505	1 715	8.8	3.01	13 372	1 334	10.0	2.98	6 853	620	9.0	3.00
20～24	159 290	12 148	7.6	3.03	109 548	8 840	8.1	3.01	65 882	5 043	7.7	3.02
25～29	462 488	33 270	7.2	3.04	302 029	23 518	7.8	3.02	213 917	15 597	7.3	3.03
30～34	387 733	27 603	7.1	3.06	376 840	30 639	8.1	3.02	297 061	22 720	7.6	3.03
35～39	122 955	10 093	8.2	3.06	214 837	19 818	9.2	3.01	191 567	16 378	8.5	3.02
40～44	14 495	1 638	11.3	3.02	33 685	3 877	11.5	2.98	46 762	4 766	10.2	3.00
45～49	390	50	12.8	3.01	724	113	15.6	2.89	1 564	201	12.9	2.95
50～	6	3	50.0	2.48	13	2	15.4	2.74	46	13	28.3	2.70
不詳 Not stated	21	−	·	3.19	5	−	·	2.68	−	−	·	−
複産 Plural delivery												
総数 Total	**23 621**	**16 366**	**69.3**	**2.23**	**20 201**	**14 898**	**73.7**	**2.20**	**17 148**	**12 198**	**71.1**	**2.22**
歳Years ～14	−	−	−	−	−	−	·	−	2	2	100.0	1.17
15～19	224	173	77.2	2.16	123	104	84.6	2.06	58	49	84.5	1.95
20～24	2 071	1 529	73.8	2.19	1 408	1 096	77.8	2.14	869	664	76.4	2.14
25～29	8 345	5 815	69.7	2.24	4 881	3 718	76.2	2.18	3 887	2 846	73.2	2.20
30～34	9 168	6 218	67.8	2.24	7 546	5 503	72.9	2.21	6 375	4 570	71.7	2.22
35～39	3 454	2 400	69.5	2.22	5 264	3 778	71.8	2.22	4 754	3 239	68.1	2.26
40～44	353	225	63.7	2.29	924	659	71.3	2.22	1 137	772	67.9	2.28
45～49	6	6	100.0	1.60	49	37	75.5	2.13	60	51	85.0	2.11
50～	−	−	−	−	6	3	50.0	2.05	6	5	83.3	2.14
不詳 Not stated	−	−	·	−	−	−	·	−	−	−	·	−

第19表　出産順位別，出生数及び割合の年次推移（昭和25年～令和３年）

Live Births and Percentages by Total Birth Order, 1950−2021

実　数　Number

出産順位 Birth order ＼ 年次 Year	1950 昭和25	1960 昭和35	1970 昭和45	1980 昭和55	1990 平成２	2000 平成12	2010 平成22	2019 令和元	2020 令和２	2021 令和３
総　数 Total	**2 337 507**	**1 606 041**	**1 934 239**	**1 576 889**	**1 221 585**	**1 190 547**	**1 071 305**	**865 239**	**840 835**	**811 622**
第１児　1st	634 324	699 840	866 014	660 681	528 140	580 932	508 216	399 890	391 518	371 499
第２児　2nd	654 572	523 126	751 665	639 491	457 890	433 935	389 487	315 217	303 642	294 029
第３児　3rd	384 455	227 263	253 369	232 710	195 032	142 656	137 309	115 386	111 428	110 557
第４児　4th	247 790	84 219	45 456	33 529	32 511	25 766	27 673	25 589	25 285	26 018
第５児　5th	158 108	37 161	10 855	6 640	5 579	5 177	6 165	6 264	6 129	6 483
第６児　6th	102 589	18 468	3 755	2 080	1 510	1 310	1 598	1 820	1 813	1 947
第７児　7th	67 108	8 723	1 588	828	512	462	548	647	629	669
第８児　8th	41 870	4 060	761	449	229	190	185	255	232	242
第９児　9th	24 059	1 761	387	232	97	57	71	104	89	103
第10児以上 10th and over	21 429	1 403	389	249	85	62	53	67	70	75
不　詳 Not stated	1 203	17	·	·	·	·	·	·	·	·

百分率　Percentage

出産順位 Birth order ＼ 年次 Year	1950 昭和25	1960 昭和35	1970 昭和45	1980 昭和55	1990 平成２	2000 平成12	2010 平成22	2019 令和元	2020 令和２	2021 令和３
総　数 Total	**100.0**	**100.0**	**100.0**	**100.0**	**100.0**	**100.0**	**100.0**	**100.0**	**100.0**	**100.0**
第１児　1st	27.2	43.6	44.8	41.9	43.2	48.8	47.4	46.2	46.6	45.8
第２児　2nd	28.0	32.6	38.9	40.6	37.5	36.4	36.4	36.4	36.1	36.2
第３児　3rd	16.5	14.2	13.1	14.8	16.0	12.0	12.8	13.3	13.3	13.6
第４児　4th	10.6	5.2	2.4	2.1	2.7	2.2	2.6	3.0	3.0	3.2
第５児　5th	6.8	2.3	0.6	0.4	0.5	0.4	0.6	0.7	0.7	0.8
第６児　6th	4.4	1.1	0.2	0.1	0.1	0.1	0.1	0.2	0.2	0.2
第７児　7th	2.9	0.3	0.1	0.1	0.0	0.0	0.1	0.1	0.1	0.1
第８児　8th	1.8	0.5	0.0	0.0	0.0	0.0	0.0	0.0	0.0	0.0
第９児　9th	1.0	0.1	0.0	0.0	0.0	0.0	0.0	0.0	0.0	0.0
第10児以上 10th and over	0.9	0.1	0.0	0.0	0.0	0.0	0.0	0.0	0.0	0.0

（注）１．出産順位の児数については第15表の注参照。
２．昭和25年は出生順位であり，死産児は含まない。
３．順位不詳を除いた出生数に対する百分率である。

NOTES：1. For the definition of birth order, see the footnote of Table 15.
2. In counting the birth order for 1950, only the number of previous live births, excluding previous foetal deaths is counted.
3. Percentage excludes figures where birth order was not stated.

第20表　都道府県別，単産－複産（複産の種類）別，分娩件数及び率（令和３年）
Plurality of Deliveries with Breakdown and Percentages by Prefecture, 2021

都道府県 Prefecture	総　数 Total	単産の分娩件数 Single delivery	複産の種類別分娩件数 Breakdown of multiple deliveries					複産の種類別分娩件数百分率 Percentage by Type of Multiple Deliveries				
			総　数 Total	双　子 Twins	三つ児 Triplets	四つ児 Quadruplets	五つ児以上 Quintuplets~	総　数 Total	双　子 Twins	三つ児 Triplets	四つ児 Quadruplets	五つ児以上 Quintuplets~
全　国 Total	**818 724**	**809 697**	**9 023**	**8 858**	**163**	**2**	**-**	**100.0**	**98.2**	**1.8**	**0.0**	**-**
01 北海道	29 082	28 766	316	306	10	-	-	100.0	96.8	3.2	-	-
02 青　森	6 588	6 513	75	75	-	-	-	100.0	100.0	-	-	-
03 岩　手	6 543	6 487	56	54	2	-	-	100.0	96.4	3.6	-	-
04 宮　城	13 922	13 787	135	132	3	-	-	100.0	97.8	2.2	-	-
05 秋　田	4 385	4 335	50	50	-	-	-	100.0	100.0	-	-	-
06 山　形	5 933	5 871	62	61	1	-	-	100.0	98.4	1.6	-	-
07 福　島	10 782	10 691	91	88	3	-	-	100.0	96.7	3.3	-	-
08 茨　城	16 673	16 491	182	179	3	-	-	100.0	98.4	1.6	-	-
09 栃　木	11 549	11 370	179	179	-	-	-	100.0	100.0	-	-	-
10 群　馬	11 340	11 198	142	141	1	-	-	100.0	99.3	0.7	-	-
11 埼　玉	45 832	45 318	514	507	7	-	-	100.0	98.6	1.4	-	-
12 千　葉	38 738	38 313	424	416	8	-	-	100.0	98.1	1.9	-	-
13 東　京	96 241	95 115	1 125	1 112	13	-	-	100.0	98.8	1.2	-	-
14 神奈川	59 440	58 817	623	612	11	-	-	100.0	98.2	1.8	-	-
15 新　潟	12 714	12 556	157	156	1	-	-	100.0	99.4	0.6	-	-
16 富　山	6 132	6 073	59	56	3	-	-	100.0	94.9	5.1	-	-
17 石　川	7 320	7 256	64	61	2	1	-	100.0	95.3	3.1	1.6	-
18 福　井	5 276	5 227	49	48	1	-	-	100.0	98.0	2.0	-	-
19 山　梨	4 968	4 903	65	64	1	-	-	100.0	98.5	1.5	-	-
20 長　野	12 576	12 446	130	127	3	-	-	100.0	97.7	2.3	-	-
21 岐　阜	11 817	11 708	109	108	1	-	-	100.0	99.1	0.9	-	-
22 静　岡	21 767	21 558	209	206	3	-	-	100.0	98.6	1.4	-	-
23 愛　知	54 247	53 588	659	652	7	-	-	100.0	98.9	1.1	-	-
24 三　重	11 090	10 987	103	100	3	-	-	100.0	97.1	2.9	-	-
25 滋　賀	10 148	9 996	152	149	3	-	-	100.0	98.0	2.0	-	-
26 京　都	15 932	15 732	200	198	2	-	-	100.0	99.0	1.0	-	-
27 大　阪	60 321	59 703	617	596	21	-	-	100.0	96.6	3.4	-	-
28 兵　庫	35 836	35 461	375	373	2	-	-	100.0	99.5	0.5	-	-
29 奈　良	7 793	7 703	90	88	2	-	-	100.0	97.8	2.2	-	-
30 和歌山	5 561	5 518	43	42	1	-	-	100.0	97.7	2.3	-	-
31 鳥　取	3 724	3 666	58	56	2	-	-	100.0	96.6	3.4	-	-
32 島　根	4 429	4 365	64	62	2	-	-	100.0	96.9	3.1	-	-
33 岡　山	13 209	13 064	145	140	5	-	-	100.0	96.6	3.4	-	-
34 広　島	18 779	18 572	207	201	6	-	-	100.0	97.1	2.9	-	-
35 山　口	8 037	7 956	81	77	4	-	-	100.0	95.1	4.9	-	-
36 徳　島	4 365	4 307	58	57	1	-	-	100.0	98.3	1.7	-	-
37 香　川	6 281	6 212	69	68	1	-	-	100.0	98.6	1.4	-	-
38 愛　媛	8 108	8 031	77	74	3	-	-	100.0	96.1	3.9	-	-
39 高　知	4 130	4 088	42	41	1	-	-	100.0	97.6	2.4	-	-
40 福　岡	37 941	37 548	393	387	6	-	-	100.0	98.5	1.5	-	-
41 佐　賀	5 900	5 839	61	61	-	-	-	100.0	100.0	-	-	-
42 長　崎	8 931	8 832	99	98	1	-	-	100.0	99.0	1.0	-	-
43 熊　本	12 785	12 609	176	170	6	-	-	100.0	96.6	3.4	-	-
44 大　分	7 401	7 335	66	65	1	-	-	100.0	98.5	1.5	-	-
45 宮　崎	7 663	7 588	75	75	-	-	-	100.0	100.0	-	-	-
46 鹿児島	11 746	11 612	134	133	1	-	-	100.0	99.3	0.7	-	-
47 沖　縄	14 735	14 572	163	157	5	1	-	100.0	96.3	3.1	0.6	-
外　国 Foreign countries	13	13	-	-	-	-	-	-	-	-	-	-
不　詳 Not stated	1	1	-	-	-	-	-	-	-	-	-	-

（注）総数には死産の単産，複産の不詳を含む。
NOTE：Total includes figures where it was not possible to determine if they were single or multiple deliveries.

第21表　単産－複産（複産の種類）別にみた年次別分娩件数及び割合（平成７年～令和３年）
Number and Ratio of Deliveries by Plurality of Deliveries, 1995−2021

実　数　Number

	1995 平成７	2000 平成12	2005 平成17	2010 平成22	2014 平成26	2015 平成27	2016 平成28	2017 平成29	2018 平成30	2019 令和元	2020 令和２	2021 令和３
分娩件数　Deliveries	1 215 174	1 216 168	1 081 393	1 087 149	1 016 778	1 018 018	987 916	956 450	956 369	875 470	849 041	818 724
単産　Single delivery	1 204 082	1 203 627	1 068 633	1 076 563	1 006 526	1 007 788	977 773	946 526	946 445	866 378	840 105	809 697
複産　Multiple delivery	10 900	12 443	12 707	10 558	10 217	10 195	10 131	9 914	9 745	9 083	8 932	9 023
双　子　Twins	10 529	12 107	12 455	10 394	10 074	10 067	10 000	9 769	9 620	8 937	8 790	8 858
三つ児　Triplets	337	328	246	162	141	122	129	142	122	143	137	163
四つ児　Quadruplets	30	8	5	2	2	5	2	3	3	3	5	2
五つ児　Quintuplets	3	−	1	−	−	1	−	−	−	−	−	−
六つ児　Sixtuplets	−	−	−	−	−	−	−	−	−	−	−	−
七つ児　Septuplets	1	−	−	−	−	−	−	−	−	−	−	−

注１．分娩件数とは出産（出生及び死産）をした母の数である。
　２．分娩件数には死産の単産・複産の不詳を含む。
NOTE：1. Number of deliveries shows number of mothers giving birth including live births and foetal deaths.
　　　2. Number of deliveries includes foetal deaths with no information on plurality.

百分率　Percentage

	1995 平成７	2000 平成12	2005 平成17	2010 平成22	2014 平成26	2015 平成27	2016 平成28	2017 平成29	2018 平成30	2019 令和元	2020 令和２	2021 令和３
分娩件数　Deliveries	100.0	100.0	100.0	100.0	100.0	100.0	100.0	100.0	100.0	100.0	100.0	100.0
単産　Single delivery	99.1	99.0	98.8	99.0	99.0	99.0	99.0	99.0	99.0	99.0	98.9	98.9
複産　Multiple delivery	0.9	1.0	1.2	1.0	1.0	1.0	1.0	1.0	1.0	1.0	1.1	1.1
複産の種類別分娩件数 Percentage by type of multiple deliveries 百分率												
双　子　Twins	96.6	97.3	98.0	98.4	98.6	98.7	98.7	98.5	98.7	98.4	98.4	98.2
三つ児　Triplets	3.1	2.6	1.9	1.5	1.4	1.2	1.3	1.4	1.3	1.6	1.5	1.8
四つ児　Quadruplets	0.3	0.1	0.0	0.0	0.0	0.0	0.0	0.0	0.0	0.0	0.1	0.0
五つ児　Quintuplets	0.0	−	0.0	−	−	0.0	−	−	−	−	−	−
六つ児　Sixtuplets	−	−	−	−	−	−	−	−	−	−	−	−
七つ児　Septuplets	0.0	−	−	−	−	−	−	−	−	−	−	−

（注）単産・複産の不詳を除いた百分率である。
NOTE：Percentage excludes figures where single or multiple deliveries was not stated.

第22表　複産（複産の種類・出生－死産の組み合わせ）分娩件数（令和３年）
Number of Deliveries by Plurality of Deliveries (Including Live Births and Foetal Death), 2021

双　子　Twins	8 858	三つ児　Triplets			163	四つ児　Quadruplets	2
2出生　2 live births	8 356	3出生　3 live births	137	3死産　3 foetal deaths	12	4出生　4 live births	1
1出生1死産 1 live birth 1 foetal death	175	2出生1死産 2 live births 1 foetal death	4	2死産1不詳 2 foetal deaths 1 not stated	1	1出生3死産 1 live births 3 foetal deaths	1
1出生1不詳 1 live birth 1 not stated	1	2出生1不詳 2 live births 1 not stated	−	1死産2不詳 1 foetal deaths 2 not stated	3		
2死産　2 foetal deaths	320	1出生2死産 1 live birth 2 foetal deaths	5			五つ児　Quintuplets	−
1死産1不詳 1 foetal death 1 not stated	6	1出生1死産1不詳 1 live births 1 foetal deaths 1 not stated	1			六つ児　Sixtuplets	−

Ⅲ 乳 児 死 亡 INFANT DEATHS

第23表 都道府県別，乳児死亡数及び率（昭和25年～令和３年）

Infant Deaths and Infant Mortality Rates by Prefecture, 1950−2021

都道府県 Prefecture	乳児死亡数 Number of infant deaths								乳児死亡率(出生千対) Infant mortality rate (per 1 000 live births)							
	1950 昭和25	1970 昭和45	1980 昭和55	1990 平成２	2000 平成12	2010 平成22	2020 令和２	2021 令和３	1950 昭和25	1970 昭和45	1980 昭和55	1990 平成２	2000 平成12	2010 平成22	2020 令和２	2021 令和３
全国 Total	**140 515**	**25 412**	**11 841**	**5 616**	**3 830**	**2 450**	**1 512**	**1 399**	**60.1**	**13.1**	**7.5**	**4.6**	**3.2**	**2.3**	**1.8**	**1.7**
01 北海道	8 178	1 201	632	237	115	84	59	61	55.6	13.1	8.4	4.4	2.5	2.1	2.0	2.1
02 青森	4 404	468	180	86	64	21	18	11	95.5	17.7	8.3	5.9	5.0	2.2	2.6	1.7
03 岩手	4 105	406	178	52	29	26	8	10	89.9	18.4	9.1	3.6	2.3	2.7	1.2	1.5
04 宮城	3 170	412	261	107	58	47	27	21	59.6	13.5	8.4	4.6	2.6	2.5	1.9	1.5
05 秋田	3 403	282	129	56	23	15	9	5	79.8	15.9	7.9	5.1	2.6	2.2	2.0	1.2
06 山形	2 773	264	122	46	47	25	14	6	68.1	15.3	7.2	3.7	4.3	2.9	2.3	1.0
07 福島	4 263	445	260	102	88	49	28	25	63.1	14.9	8.8	4.5	4.3	3.0	2.5	2.3
08 茨城	4 147	608	335	137	87	60	45	37	69.4	15.8	9.2	4.8	3.1	2.5	2.6	2.2
09 栃木	2 631	430	227	112	74	34	25	23	56.2	15.6	8.8	5.6	3.9	2.1	2.1	2.0
10 群馬	2 445	418	199	93	61	35	18	25	54.6	14.2	7.9	4.8	3.1	2.2	1.5	2.2
11 埼玉	4 119	1 232	558	280	210	133	75	62	65.8	13.5	7.4	4.4	3.2	2.2	1.6	1.4
12 千葉	3 860	945	472	225	177	117	84	79	67.2	13.0	7.2	4.2	3.2	2.3	2.1	2.1
13 東京	6 363	2 630	934	438	354	212	135	160	42.9	11.5	6.7	4.2	3.5	2.0	1.4	1.7
14 神奈川	2 689	1 362	678	354	279	203	96	81	40.9	11.0	7.2	4.5	3.4	2.6	1.6	1.4
15 新潟	4 237	501	252	83	62	31	20	21	58.8	13.4	7.7	3.4	2.8	1.7	1.5	1.7
16 富山	2 333	274	105	63	42	25	11	13	83.7	15.7	7.7	6.3	4.1	3.1	1.8	2.1
17 石川	2 190	237	125	52	32	30	13	11	83.6	13.1	8.3	4.5	2.8	3.1	1.7	1.5
18 福井	1 640	169	57	42	30	15	24	6	77.3	13.9	5.3	4.8	3.7	2.2	4.5	1.1
19 山梨	1 125	166	78	42	33	7	11	5	52.7	13.5	7.8	4.9	3.9	1.1	2.1	1.0
20 長野	2 464	386	223	95	54	25	26	12	49.3	12.3	8.2	4.4	2.5	1.5	2.0	1.0
21 岐阜	2 684	527	196	79	53	41	22	17	64.7	16.3	7.6	3.9	2.6	2.4	1.8	1.4
22 静岡	4 043	672	305	157	96	68	46	53	57.5	11.6	6.5	4.2	2.7	2.1	2.0	2.5
23 愛知	5 207	1 417	614	304	241	153	95	103	59.3	12.2	7.0	4.3	3.2	2.2	1.7	1.9
24 三重	2 514	347	165	92	57	37	27	18	67.5	13.3	7.7	5.1	3.2	2.4	2.4	1.6
25 滋賀	1 411	231	103	56	51	39	19	16	65.9	14.8	6.5	4.1	3.6	2.9	1.8	1.6
26 京都	2 079	481	209	118	78	52	21	18	50.4	11.7	6.5	4.9	3.3	2.4	1.3	1.1
27 大阪	5 118	1 932	771	417	257	161	112	92	54.5	11.4	6.9	4.8	2.9	2.1	1.8	1.5
28 兵庫	4 534	1 069	481	233	189	105	62	53	55.4	11.7	7.0	4.3	3.5	2.2	1.7	1.5
29 奈良	1 252	214	127	61	30	24	13	17	67.3	12.2	8.0	4.6	2.3	2.2	1.7	2.2
30 和歌山	1 387	280	113	51	26	16	8	15	58.4	15.6	8.4	5.0	2.7	2.1	1.4	2.7
31 鳥取	991	115	62	31	13	24	5	7	61.5	14.4	7.6	4.8	2.3	5.0	1.3	1.9
32 島根	1 651	149	95	50	16	13	12	4	63.9	14.1	9.5	6.7	2.5	2.3	2.7	0.9
33 岡山	2 505	311	136	103	58	29	20	20	62.1	10.8	5.6	5.4	3.0	1.7	1.5	1.5
34 広島	2 781	606	286	148	76	64	30	29	52.7	13.6	7.7	5.1	2.8	2.5	1.5	1.6
35 山口	2 189	353	158	70	44	31	12	15	51.2	14.4	8.0	5.1	3.4	2.7	1.5	1.9
36 徳島	1 949	168	86	38	26	16	16	7	76.5	14.2	8.2	4.8	3.6	2.7	3.5	1.6
37 香川	1 677	229	88	46	31	22	9	11	68.1	15.8	6.8	4.8	3.2	2.6	1.5	1.8
38 愛媛	2 612	332	154	73	38	19	7	12	57.3	14.5	7.8	5.0	2.9	1.7	0.9	1.5
39 高知	1 437	174	75	52	31	15	11	8	62.4	14.7	8.0	7.2	4.6	2.7	2.7	2.0
40 福岡	5 715	869	442	223	162	105	71	76	52.4	12.5	6.9	4.6	3.4	2.2	1.8	2.0
41 佐賀	1 944	200	86	44	25	18	11	11	64.8	15.2	6.9	4.6	2.9	2.4	1.8	1.9
42 長崎	3 274	407	153	57	45	38	22	22	60.0	15.2	6.9	3.5	3.2	3.2	2.4	2.5
43 熊本	3 017	407	224	84	54	42	22	28	54.5	16.2	9.2	4.4	3.1	2.6	1.7	2.2
44 大分	2 467	297	144	52	37	27	13	13	67.2	16.9	8.8	4.5	3.4	2.7	1.7	1.8
45 宮崎	2 156	297	145	65	41	14	17	18	61.0	17.5	8.5	5.4	3.7	1.4	2.2	2.4
46 鹿児島	3 325	446	233	81	53	34	24	19	60.4	18.4	9.5	4.3	3.3	2.2	2.1	1.6
47 沖縄	…	…	159	123	75	46	39	23	…	…	7.8	7.2	4.5	2.7	2.6	1.6
外国 Foreign countries	…	…	…	…	1	1	−	−	…	…	…	…	…	…	…	…
不詳 Not stated	57	46	26	6	7	2	−	−	…	…	…	…	…	…	…	…

第24表　都道府県別，新生児死亡数及び率（昭和26年～令和３年）
Neonatal Deaths and Neonatal Mortality Rates by Prefecture, 1951−2021

都道府県 Prefecture	新生児死亡数 Number of neonatal deaths								新生児死亡率(出生千対) Neonatal mortality rate (per 1 000 live births)							
	1951 昭和26	1970 昭和45	1980 昭和55	1990 平成２	2000 平成12	2010 平成22	2020 令和２	2021 令和３	1951 昭和26	1970 昭和45	1980 昭和55	1990 平成２	2000 平成12	2010 平成22	2020 令和２	2021 令和３
全国 Total	**58 686**	**16 742**	**7 796**	**3 179**	**2 106**	**1 167**	**704**	**658**	**27.5**	**8.7**	**4.9**	**2.6**	**1.8**	**1.1**	**0.8**	**0.8**
01 北海道	2 844	750	422	140	65	41	25	27	20.9	8.2	5.6	2.6	1.4	1.0	0.8	0.9
02 青森	1 449	293	124	48	47	12	15	3	34.7	11.1	5.7	3.3	3.6	1.2	2.2	0.5
03 岩手	1 657	251	127	30	19	16	3	6	39.8	11.4	6.5	2.1	1.5	1.6	0.4	0.9
04 宮城	1 327	286	193	63	31	18	15	11	27.6	9.4	6.2	2.7	1.4	0.9	1.0	0.8
05 秋田	1 424	187	84	37	10	6	4	3	38.0	10.5	5.1	3.4	1.1	0.9	0.9	0.7
06 山形	1 188	190	75	28	28	12	9	3	33.8	11.0	4.4	2.2	2.6	1.4	1.4	0.5
07 福島	1 680	281	166	54	48	19	11	13	27.7	9.4	5.6	2.4	2.4	1.2	1.0	1.2
08 茨城	1 986	399	239	70	40	37	14	22	35.9	10.3	6.6	2.4	1.4	1.5	0.8	1.3
09 栃木	1 112	269	150	64	39	15	13	12	26.5	9.8	5.8	3.2	2.1	0.9	1.1	1.0
10 群馬	1 031	257	141	60	35	18	10	7	26.1	8.7	5.6	3.1	1.8	1.1	0.9	0.6
11 埼玉	1 785	869	369	168	105	62	32	21	31.7	9.5	4.9	2.7	1.6	1.0	0.7	0.5
12 千葉	1 907	629	292	128	101	58	40	29	35.8	8.7	4.5	2.4	1.8	1.1	1.0	0.8
13 東京	2 681	1 768	608	245	200	95	61	68	19.5	7.7	4.3	2.4	2.0	0.9	0.6	0.7
14 神奈川	1 087	909	462	207	177	104	51	45	18.1	7.3	4.9	2.6	2.1	1.3	0.8	0.8
15 新潟	1 639	319	177	45	36	13	11	12	25.1	8.5	5.4	1.9	1.6	0.7	0.8	1.0
16 富山	976	198	68	38	25	11	5	7	41.3	11.3	5.0	3.8	2.5	1.3	0.8	1.2
17 石川	899	166	81	26	17	17	6	5	40.7	9.2	5.4	2.3	1.5	1.8	0.8	0.7
18 福井	719	108	36	30	21	8	14	4	37.8	8.9	3.4	3.5	2.6	1.2	2.6	0.8
19 山梨	452	96	44	21	16	2	7	3	22.8	7.8	4.4	2.4	1.9	0.3	1.4	0.6
20 長野	1 096	257	153	52	32	14	15	7	24.9	8.2	5.6	2.4	1.5	0.8	1.2	0.6
21 岐阜	1 164	351	129	47	31	21	10	10	31.3	10.9	5.0	2.3	1.5	1.2	0.8	0.9
22 静岡	1 605	440	184	86	52	34	22	27	24.2	7.6	3.9	2.3	1.5	1.1	1.0	1.3
23 愛知	2 151	915	378	150	141	79	48	54	27.2	7.9	4.3	2.1	1.9	1.1	0.9	1.0
24 三重	1 022	240	107	61	28	14	14	10	31.0	9.2	5.0	3.4	1.6	0.9	1.3	0.9
25 滋賀	656	167	72	34	23	22	11	6	33.9	10.7	4.5	2.5	1.6	1.6	1.1	0.6
26 京都	930	339	141	81	46	28	6	8	25.5	8.2	4.4	3.3	1.9	1.3	0.4	0.5
27 大阪	2 313	1 197	497	230	134	77	46	40	26.5	7.0	4.4	2.6	1.5	1.0	0.7	0.7
28 兵庫	1 873	660	324	140	112	39	25	23	24.3	7.2	4.7	2.6	2.1	0.8	0.7	0.6
29 奈良	575	145	83	35	19	8	6	7	32.8	8.3	5.2	2.6	1.4	0.7	0.8	0.9
30 和歌山	661	211	93	27	17	10	2	4	29.8	11.7	6.9	2.7	1.8	1.3	0.3	0.7
31 鳥取	449	76	38	14	2	12	2	3	30.0	9.5	4.6	2.2	0.4	2.5	0.5	0.8
32 島根	675	97	71	25	7	7	8	1	29.4	9.2	7.1	3.3	1.1	1.2	1.8	0.2
33 岡山	1 290	172	79	56	21	14	8	9	34.2	6.0	3.2	2.9	1.1	0.8	0.6	0.7
34 広島	1 231	387	174	69	37	28	13	11	25.7	8.7	4.7	2.4	1.4	1.1	0.7	0.6
35 山口	913	263	110	42	23	17	4	11	23.7	10.7	5.6	3.1	1.8	1.5	0.5	1.4
36 徳島	852	103	49	15	14	7	9	3	36.6	8.7	4.6	1.9	1.9	1.2	2.0	0.7
37 香川	898	168	62	28	15	10	5	5	40.2	11.6	4.8	2.9	1.5	1.2	0.8	0.8
38 愛媛	1 233	211	104	42	20	9	3	5	29.8	9.2	5.3	2.9	1.5	0.8	0.4	0.6
39 高知	646	126	51	26	12	6	4	5	32.3	10.6	5.4	3.6	1.8	1.1	1.0	1.2
40 福岡	2 185	604	274	132	82	55	32	39	21.5	8.7	4.3	2.7	1.7	1.2	0.8	1.0
41 佐賀	812	120	48	27	13	8	6	7	29.3	9.1	3.9	2.8	1.5	1.0	1.0	1.2
42 長崎	1 214	261	97	32	30	17	11	16	23.2	9.8	4.4	1.9	2.1	1.4	1.2	1.8
43 熊本	1 253	276	149	42	32	19	8	13	24.1	11.0	6.1	2.2	1.9	1.2	0.6	1.0
44 大分	1 110	209	106	30	20	13	7	8	32.9	11.9	6.5	2.6	1.8	1.3	0.9	1.1
45 宮崎	888	216	98	29	18	4	7	5	26.4	12.7	5.8	2.4	1.6	0.4	0.9	0.7
46 鹿児島	1 135	267	144	45	18	15	7	8	21.3	11.0	5.9	2.4	1.1	1.0	0.6	0.7
47 沖縄	…	…	105	74	41	13	19	12	…	…	5.2	4.3	2.4	0.8	1.3	0.8
外国 Foreign countries	…	…	…	…	1	1	−	−	…	…	…	…	…	…	…	…
不詳 Not stated	13	39	18	6	5	2	−	−	…	…	…	…	…	…	…	…

第８図　生存期間別にみた乳児死亡率の年次推移（昭和25年～令和３年）

Trends in Infant Mortality Rate by Age, 1950−2021

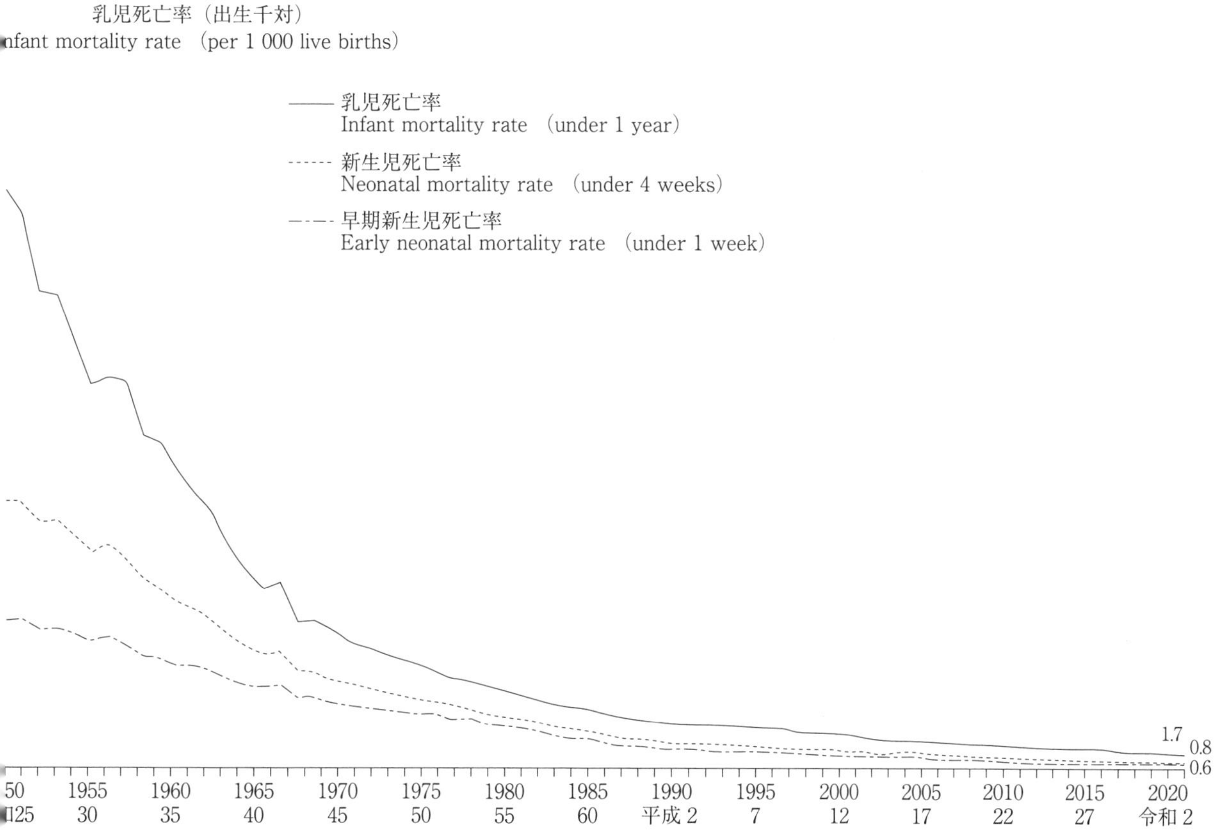

第25表　0歳の死因順位別，死因及び死亡率，割合
Leading Causes and Rates of Death for

率（出生10万対）
百分率

年次 Year	順位 Order	第1位 死因 Cause of death	率 Rate (百分率 Percentage)	第2位 死因 Cause of death	率 Rate (百分率 Percentage)	第3位 死因 Cause of death	率 Rate (百分率 Percentage)	第4位 死因 Cause of death	率 Rate (百分率 Percentage)	第5位 死因 Cause of death	率 Rate (百分率 Percentage)
1960	昭和35	その他の新生児固有の疾患および性質不明の未熟児 Other diseases of newborn and Premature babies of unknown causes	1075.9 (35.1)	肺炎および気管支炎 Pneumonia and bronchitis	856.8 (27.9)	胃炎，十二指腸炎，腸炎および大腸炎 Gastritis, duodenitis enteritis and colitis	234.9 (7.7)	先天奇形 Congenital anomalies	190.3 (6.2)	出生時の損傷，分娩後窒息および肺不全拡張 Birth injury, birth asphyxia and atelectasis	155.3 (5.1)
1970	45	先天異常 Congenital anomalies	202.4 (15.4)	出生時損傷，難産およびその他の無酸素症，低酸素症 Birth injury, difficult labour and other anoxic and hypoxic conditions	194.2 (14.8)	肺炎および気管支炎 Pneumonia and bronchitis	170.4 (13.0)	詳細不明の未熟児 Immaturity, unqualified	131.7 (10.0)	その他の新生児の異常 Other conditions of newborn	109.0 (8.3)
1980	55	出産時外傷，低酸素症，分娩仮死及びその他の呼吸器病態 Birth trauma, hypoxia, birth asphyxia and other respiratory condition	246.4 (32.8)	先天異常 Congenital anomalies	198.6 (26.4)	不慮の事故及び有害作用 Accidents and adverse effects	41.8 (5.6)	詳細不明の未熟児 Premature babies of unknown causes	41.7 (5.6)	肺炎及び気管支炎 Pneumonia and bronchitis	37.3 (5.0)
1990	平成2	先天異常 Congenital anomalies	166.0 (36.1)	出産時外傷，低酸素症，分娩仮死及びその他の呼吸器病態 Birth trauma, hypoxia, birth asphyxia and other respiratory condition	97.0 (21.1)	不慮の事故及び有害作用 Accidents and adverse effects	28.3 (6.2)	心疾患 Heart diseases	14.7 (3.2)	敗血症(新生児敗血症を含む) Septicaemia (including newborn)	13.8 (3.0)
2000	12	先天奇形，変形及び染色体異常 Congenital malformations, deformations and chromosomal abnormalities	116.3 (36.2)	周産期に特異的な呼吸障害及び心血管障害 Respiratory and cardiovascular disorders specific to the perinatal period	50.6 (15.7)	乳幼児突然死症候群 Sudden infant death syndrome	26.6 (8.3)	不慮の事故 Accidents	18.2 (5.7)	胎児及び新生児の出血性障害等 Haemorrhagic and haematological disorders of fetus and newborn	17.4 (5.4)
2010	22	先天奇形，変形及び染色体異常 Congenital malformations, deformations and chromosomal abnormalities	85.5 (37.4)	周産期に特異的な呼吸障害及び心血管障害 Respiratory and cardiovascular disorders specific to the perinatal period	31.8 (13.9)	乳幼児突然死症候群 Sudden infant death syndrome	13.1 (5.7)	不慮の事故 Accidents	10.5 (4.6)	胎児及び新生児の出血性障害及び血液障害 Haemorrhagic and haematological disorders of fetus and newborn	7.9 (3.5)
2020	令和2	先天奇形、変形及び染色体異常 Congenital malformations, deformations and chromosomal abnormalities	64.7 (36.0)	周産期に特異的な呼吸障害及び心血管障害 Respiratory and cardiovascular disorders specific to the perinatal period	27.6 (15.3)	乳幼児突然死症候群 Sudden infant death syndrome	10.9 (6.1)	胎児及び新生児の出血性障害及び血液障害 Haemorrhagic and haematological disorders of fetus and newborn	7.4 (4.1)	不慮の事故 Accidents	6.9 (3.8)
2021	3	先天奇形、変形及び染色体異常 Congenital malformations, deformations and chromosomal abnormalities	60.5 (35.1)	周産期に特異的な呼吸障害及び心血管障害 Respiratory and cardiovascular disorders specific to the perinatal period	26.2 (15.2)	乳幼児突然死症候群 Sudden infant death syndrome	9.1 (5.3)	不慮の事故 Accidents	7.5 (4.4)	胎児及び新生児の出血性障害及び血液障害 Haemorrhagic and haematological disorders of fetus and newborn	6.7 (3.9)

（注）15頁死因分類修正適用期間参照。
NOTE：See “Application Periods of ICD codes” on page 15.

（昭和35年～令和３年）
Children under 1 Year Old, 1960−2021

Rate（per 100 000 live births）
Percentage

年次 Year	順位 Order	第 6 位 死因 Cause of death	率 Rate (百分率 Percentage)	第 7 位 死因 Cause of death	率 Rate (百分率 Percentage)	第 8 位 死因 Cause of death	率 Rate (百分率 Percentage)	第 9 位 死因 Cause of death	率 Rate (百分率 Percentage)	第 10 位 死因 Cause of death	率 Rate (百分率 Percentage)
1960	昭和35	不慮の事故 Accidents	81.9 (2.7)	腸閉塞およびヘルニア Ileus and hernia	48.9 (1.6)	麻疹 Measles	34.6 (1.1)	インフルエンザ Influenza	18.6 (0.6)	髄膜炎 Meningitis	17.8 (0.6)
1970	45	不慮の事故 Accidents	59.0 (4.5)	母体の妊娠時の疾患による新生児の障害 Maternal conditions during pregnancy	55.9 (4.3)	新生児の出血性疾患 Haemorrhagic disease of newborn	50.3 (3.8)	胃腸炎 Gastro-enteritis	47.6 (3.6)	腸閉塞およびヘルニア Ileus and hernia	21.9 (1.7)
1980	55	心疾患 Heart diseases	16.9 (2.2)	敗血症（新生児敗血症を含む） Septicaemia (including newborn)	14.6 (2.0)	その他の外因 Other external causes	10.2 (1.4)	髄膜炎 Meningitis 新生児の出血及び新生児出血性疾患 Haemorrhage of newborns and haemorrhagic diseases of newborns	8.4 (1.1)		
1990	平成 2	肺炎及び気管支炎 Pneumonia and bronchitis	12.1 (2.6)	その他の外因 Other external causes	7.3 (1.6)	詳細不明の未熟児 Premature babies of unknown causes	5.4 (1.2)	悪性新生物 Malignant neoplasms	4.1 (0.9)	新生児の出血及び新生児出血性疾患 Haemorrhage of newborns and haemorrhagic diseases of newborns	2.3 (0.5)
2000	12	心疾患（高血圧性を除く） Heart diseases (excluding Hypertensive heart diseases)	9.8 (3.1)	敗血症 Sepsis	7.1 (2.2)	周産期に特異的な感染症 Infections specific to the perinatal period	7.1 (2.2)	肺炎 Pneumonia 妊娠期間及び胎児発育に関連する障害 Disorders related to length of gestation and fetal growth	6.1 (1.9)		
2010	22	心疾患（高血圧性を除く） Heart diseases (excluding Hypertensive heart diseases)	6.3 (2.8)	妊娠期間及び胎児発育に関連する障害 Disorders related to length of gestation and foetal growth	6.1 (2.7)	周産期に特異的な感染症 Infections specific to the perinatal period	5.3 (2.3)	敗血症 Sepsis	4.3 (1.9)	肺炎 Pneumonia	3.9 (1.7)
2020	令和 2	妊娠期間及び胎児発育に関連する障害 Disorders related to length of gestation and foetal growth	5.9 (3.3)	心疾患（高血圧性を除く） Heart diseases (excluding Hypertensive heart diseases)	4.5 (2.5)	敗血症 Sepsis 周産期に特異的な感染症 Infections specific to the perinatal period	2.6 (1.5)			肺炎 Pneumonia	1.4 (0.8)
2021	3	妊娠期間及び胎児発育に関連する障害 Disorders related to length of gestation and foetal growth	4.1 (2.4)	周産期に特異的な感染症 Infections specific to the perinatal period	3.9 (2.3)	心疾患（高血圧性を除く） Heart diseases (excluding Hypertensive heart diseases)	3.7 (2.1)	敗血症 Sepsis	2.5 (1.4)	代謝障害 Metabolic disease	1.6 (0.9)

第26表　日齢月齢別，乳児死亡数及び割合（昭和25年～令和３年）
Infant Deaths and Percentages Distribution by Age (Month and Day), 1950−2021

日齢月齢 Age of infant		乳児死亡数 Number of infant deaths								
		1950 昭和25	1960 昭和35	1970 昭和45	1980 昭和55	1990 平成２	2000 平成12	2010 平成22	2020 令和２	2021 令和３
1年未満	**under 1 year**	**140 515**	**49 293**	**25 412**	**11 841**	**5 616**	**3 830**	**2 450**	**1 512**	**1 399**
（再掲　月不詳	Regrouped month unknown）	(28)								
1週未満	under 1 week	35 184	17 040	12 810	6 154	2 337	1 519	878	552	506
1日未満	under 1 day	8 422	4 355	4 237	2 808	1 266	900	592	377	337
1　日	1 day	6 790	3 643	3 097	1 239	406	235	94	66	63
2　日	2 days	6 247	2 913	2 118	846	234	133	72	41	41
3　日	3 days	4 554	1 917	1 225	459	157	79	31	21	21
4　日	4 days	3 348	1 491	847	338	110	75	32	16	20
5　日	5 days	3 097	1 369	718	266	90	59	29	18	12
6　日	6 days	2 726	1 352	568	198	74	38	28	13	12
2週未満	under 2 weeks	48 405	22 522	15 041	7 055	2 715	1 796	998	607	573
3週未満	3 weeks	57 782	25 417	16 069	7 500	2 988	1 974	1 092	662	622
4週未満	4 weeks	64 142	27 362	16 742	7 796	3 179	2 106	1 167	704	658
2か月未満	2 months	82 695	32 936	18 580	8 682	3 737	2 535	1 440	859	803
3か月未満	3 months	93 724	36 448	19 722	9 207	4 083	2 753	1 615	964	915
4か月未満	4 months	101 596	39 066	20 671	9 653	4 369	2 916	1 756	1 049	1 009
5か月未満	5 months	107 732	41 039	21 548	10 097	4 657	3 100	1 905	1 146	1 078
6か月未満	6 months	113 017	42 719	22 300	10 444	4 851	3 264	2 019	1 213	1 145
7か月未満	7 months	117 926	44 207	22 969	10 715	5 025	3 393	2 113	1 286	1 223
8か月未満	8 months	122 788	45 520	23 557	10 981	5 163	3 533	2 200	1 343	1 270
9か月未満	9 months	127 236	46 598	24 115	11 226	5 306	3 627	2 261	1 404	1 318
10か月未満	10 months	131 711	47 621	24 608	11 438	5 418	3 704	2 335	1 442	1 335
11か月未満	11 months	136 182	48 535	25 042	11 654	5 519	3 773	2 396	1 479	1 370

日齢月齢 Age of infant		百分率 Percentage								
		1950 昭和25	1960 昭和35	1970 昭和45	1980 昭和55	1990 平成２	2000 平成12	2010 平成22	2020 令和２	2021 令和３
1年未満	**under 1 year**	**100.0**	**100.0**	**100.0**	**100.0**	**100.0**	**100.0**	**100.0**	**100.0**	**100.0**
1週未満	under 1 week	25.0	34.6	50.4	52.0	41.6	39.7	35.8	36.5	36.2
1日未満	under 1 day	6.0	8.8	16.7	23.7	22.5	23.5	24.2	24.9	24.1
1　日	1 day	4.8	7.4	12.2	10.5	7.2	6.1	3.8	4.4	4.5
2　日	2 days	4.4	5.9	8.3	7.1	4.2	3.5	2.9	2.7	2.9
3　日	3 days	3.2	3.9	4.8	3.9	2.8	2.1	1.3	1.4	1.5
4　日	4 days	2.4	3.0	3.3	2.9	2.0	2.0	1.3	1.1	1.4
5　日	5 days	2.2	2.8	2.8	2.2	1.6	1.5	1.2	1.2	0.9
6　日	6 days	1.9	2.7	2.2	1.7	1.3	1.0	1.1	0.9	0.9
2週未満	under 2 weeks	34.4	45.7	59.2	59.6	48.3	46.9	40.7	40.1	41.0
3週未満	3 weeks	41.1	51.6	63.2	63.3	53.2	51.5	44.6	43.8	44.5
4週未満	4 weeks	45.6	55.5	65.9	65.8	56.6	55.0	47.6	46.6	47.0
2か月未満	2 months	58.9	66.8	73.1	73.3	66.5	66.2	58.8	56.8	57.4
3か月未満	3 months	66.7	73.9	77.6	77.8	72.7	71.9	65.9	63.8	65.4
4か月未満	4 months	72.3	79.3	81.3	81.5	77.8	76.1	71.7	69.4	72.1
5か月未満	5 months	76.7	83.3	84.8	85.3	82.9	80.9	77.8	75.8	77.1
6か月未満	6 months	80.4	86.7	87.8	88.2	86.4	85.2	82.4	80.2	81.8
7か月未満	7 months	83.9	89.7	90.4	90.5	89.5	88.6	86.2	85.1	87.4
8か月未満	8 months	87.4	92.3	92.7	92.7	91.9	92.2	89.8	88.8	90.8
9か月未満	9 months	90.5	94.5	94.9	94.8	94.5	94.7	92.3	92.9	94.2
10か月未満	10 months	93.7	96.6	96.8	96.6	96.5	96.7	95.3	95.4	95.4
11か月未満	11 months	96.9	98.5	98.5	98.4	98.3	98.5	97.8	97.8	97.9

（注）　1週以後における死亡数は累計である。
NOTE：The figures for 1 week and after in this table are accumulated.

第27表　主な死因別，日齢月齢別，乳児死亡数（令和３年）
Infant Deaths by Age（Month and Day）and Cause of Death, 2021

日齢　月齢 Age of infant ＼ 死因 Causes of death for tabulation of infant mortality	総数 Total	先天奇形，変形及び染色体異常 Ba35 Congenital malformations, deformations and chromosomal abnormalities	周産期に特異的な呼吸障害及び心血管障害 Ba26～Ba30 Respiratory and cardiovascular disorders specific to the perinatal period	乳幼児突然死症候群 Ba44 Sudden infant death syndrome	不慮の事故 Ba46 Accidents	胎児及び新生児の出血性障害及び血液障害 Ba33 Haemorrhagic and Haematological disorders of fetus and newborn	心疾患（高血圧性を除く） Ba15 Heart diseases (excludes: Hypertension)
１年未満　under 1 year	**1 399**	**491**	**213**	**74**	**61**	**54**	**30**
１週未満　under 1 week	506	195	180	2	－	39	2
１日未満　under 1 day	337	137	129	1	－	17	－
１　日　1 day	63	24	19	－	－	7	1
２　日　2 days	41	12	14	－	－	8	－
３　日　3 days	21	10	7	－	－	2	1
４　日　4 days	20	6	7	－	－	2	－
５　日　5 days	12	3	1	－	－	－	－
６　日　6 days	12	3	3	1	－	3	－
１～２週未満　1 week & over, under 2 weeks	67	26	7	1	－	3	1
２～３週未満　2 weeks & over, under 3 weeks	49	18	2	1	－	4	3
３～４週未満　3 weeks & over, under 4 weeks	36	13	4	－	2	2	－
４週～11か月　4 weeks & over, under 1 year	741	239	20	70	59	6	24
４週～２か月未満　4weeks & over, under 2 months	145	38	8	12	12	2	3
２か月　2 months	112	32	1	13	5	2	3
３か月　3 months	94	34	3	11	5	1	5
４か月　4 months	69	15	－	9	12	1	2
５か月　5 months	67	30	1	5	3	－	1
６か月　6 months	78	24	2	7	8	－	3
７か月　7 months	47	21	3	3	1	－	－
８か月　8 months	48	14	－	4	3	－	2
９か月　9 months	17	5	1	2	1	－	1
10か月　10 months	35	14	1	2	8	－	－
11か月　11 months	29	12	－	2	1	－	4

第28表　乳児死亡に占める不慮の事故の割合（昭和25年～令和３年）
Infant Deaths and Percentages for 0 Years Old Caused by Accidents, 1950−2021

０歳（0 years old）

年次 Year	1950 昭和25	1960 昭和35	1970 昭和45	1980 昭和55	1990 平成２	2000 平成12	2010 平成22	2017 平成29	2018 平成30	2019 令和元	2020 令和２	2021 令和３
乳児死亡数 Number of infant deaths	140 515	49 293	25 412	11 841	5 616	3 830	2 450	1 762	1 748	1 654	1 512	1 399
不慮の事故 Accidents												
実数 Number	2 189	1 315	1 142	659	346	217	113	77	64	78	58	61
割合 Percentage	1.6	2.7	4.5	5.6	6.2	5.7	4.6	4.4	3.7	4.7	3.8	4.4

第29表　出生時体重別，早期新生児死亡数及び率（昭和43年～令和３年）
Early Neonatal Deaths (under 1 week) and Early Neonatal Mortality Rates by Birthweight, 1968-2021

実　数　Number　　　　率（出生千対）　Rate (per 1 000 live births)

年次 Year		実数 1968 昭和43	実数 1980 昭和55	実数 1990 平成２	実数 2000 平成12	実数 2010 平成22	実数 2020 令和２	実数 2021 令和３	率 1968 昭和43	率 1980 昭和55	率 1990 平成２	率 2000 平成12	率 2010 平成22	率 2020 令和２	率 2021 令和３
１週未満 Under 1 week	**合計 Total**	**13 693**	**6 154**	**2 337**	**1 519**	**878**	**552**	**506**	**7.3**	**3.9**	**1.9**	**1.3**	**0.8**	**0.7**	**0.6**
	男 Male	**8 175**	**3 609**	**1 323**	**839**	**508**	**288**	**264**	**8.4**	**4.4**	**2.1**	**1.4**	**0.9**	**0.7**	**0.6**
	女 Female	**5 518**	**2 545**	**1 014**	**680**	**370**	**264**	**242**	**6.1**	**3.3**	**1.7**	**1.2**	**0.7**	**0.6**	**0.6**
500g未満 Under 500g	合計 Total	・	47	63	81	80	72	63	・	959.2	768.3	470.9	274.9	236.8	215.0
	男 Male	・	20	29	38	47	29	34	・	1 000.0	805.6	527.8	331.0	239.7	242.9
	女 Female	・	27	34	43	33	43	29	・	931.0	739.1	430.0	221.5	235.0	189.5
500～999g	合計 Total	＊777	834	488	317	167	118	99	＊856.7	578.8	220.9	117.7	56.8	52.4	46.0
	男 Male	＊357	427	270	178	102	67	52	＊901.5	648.9	242.2	129.0	66.6	56.2	46.5
	女 Female	＊420	407	218	139	65	51	47	＊821.9	519.8	199.3	105.8	46.1	48.2	45.5
1 000～1 499g	合計 Total	2 633	1 143	302	176	119	63	62	448.3	255.0	71.4	35.0	24.5	17.2	17.0
	男 Male	1 454	695	170	96	67	28	30	518.7	306.3	77.3	37.0	26.5	15.5	15.7
	女 Female	1 179	448	132	80	52	35	32	384.0	202.4	65.1	32.8	22.3	18.7	18.5
1 500～1 999g	合計 Total	2 846	973	264	224	139	77	80	147.3	77.4	24.4	16.8	10.7	7.8	8.0
	男 Male	1 810	595	147	113	80	37	42	187.8	93.9	26.9	16.9	12.5	7.6	8.5
	女 Female	1 036	378	117	111	59	40	38	107.0	60.7	21.9	16.8	8.9	7.9	7.5
2 000～2 499g	合計 Total	2 049	825	318	209	130	68	66	23.9	13.1	5.3	2.6	1.6	1.1	1.1
	男 Male	1 287	502	175	113	67	38	29	31.7	17.1	6.4	3.1	1.8	1.4	1.1
	女 Female	762	323	143	96	63	30	37	16.9	9.6	4.4	2.1	1.4	0.9	1.1
2 500～2 999g	合計 Total	2 166	929	379	226	124	88	77	4.4	2.3	1.0	0.6	0.3	0.3	0.2
	男 Male	1 229	516	204	147	69	57	42	5.4	2.8	1.2	0.7	0.4	0.4	0.3
	女 Female	937	413	175	119	55	31	35	3.5	1.9	0.9	0.5	0.2	0.2	0.2
3 000～3 499g	合計 Total	1 975	850	320	159	85	45	37	2.3	1.2	0.6	0.3	0.2	0.1	0.1
	男 Male	1 241	514	202	99	52	22	19	2.8	1.4	0.7	0.4	0.2	0.1	0.1
	女 Female	734	336	118	60	33	23	18	1.8	0.9	0.4	0.3	0.2	0.1	0.1
3 500～3 999g	合計 Total	795	338	120	50	16	8	10	2.3	1.1	0.6	0.4	0.2	0.1	0.1
	男 Male	534	223	81	32	14	4	7	2.6	1.2	0.7	0.4	0.2	0.1	0.1
	女 Female	261	115	39	18	2	4	3	1.8	0.9	0.5	0.3	0.0	0.1	0.1
4 000g～	合計 Total	194	103	20	11	2	4	4	3.6	2.2	0.9	0.9	0.2	0.3	0.3
	男 Male	127	62	13	9	1	1	3	3.7	2.1	0.9	1.1	0.2	0.1	0.5
	女 Female	67	41	7	2	1	3	1	3.5	2.4	0.8	0.4	0.3	1.0	0.4
不詳 Not stated	合計 Total	258	112	63	26	16	9	8	156.0	602.2	321.4	163.5	66.7	78.9	80.8
	男 Male	136	55	32	14	9	5	6	165.7	572.9	296.3	194.4	72.0	84.7	89.6
	女 Female	122	57	31	12	7	4	2	146.5	633.3	352.3	137.9	60.9	72.7	62.5

（注）＊1 000g未満の児をすべて含む。
NOTE：＊Data of neonates under 1 000g.

Ⅳ 児 童* 死 亡 CHILD* DEATHS

第30表 年齢別，児童死亡数及び率（昭和25年～令和３年）

Child Deaths and Death Rates by Age, 1950−2021

実 数 Number

年次 Year / 年齢 Age	1950 昭和25	1960 昭和35	1970 昭和45	1980 昭和55	1990 平成２	2000 平成12	2010 平成22	2019 令和元	2020 令和２	2021 令和３	2021 男 Male	2021 女 Female
1 歳	35 747	5 730	3 115	1 716	987	599	406	278	192	206	106	100
2	24 165	3 961	1 885	1 076	551	349	216	157	112	110	63	47
3	15 320	3 064	1 345	897	461	265	175	128	89	98	58	40
4	7 156	2 644	1 118	768	368	226	135	102	74	70	29	41
1 ～ 4	82 388	15 399	7 467	4 457	2 367	1 439	932	665	467	484	256	228
5 ～ 9	19 774	8 209	3 809	2 773	1 377	738	480	379	306	330	194	136
10 ～ 14	10 212	5 545	2 625	1 627	1 242	744	553	426	426	441	244	197
15 ～ 19	21 222	9 829	6 926	4 043	4 353	2 397	1 422	1 177	1 262	1 204	756	448

率（各年齢別人口10万対）**Rate**（per 100 000 population of each age group）

年次 Year / 年齢 Age	1950 昭和25	1960 昭和35	1970 昭和45	1980 昭和55	1990 平成２	2000 平成12	2010 平成22	2019 令和元	2020 令和２	2021 令和３	2021 男 Male	2021 女 Female
1 歳	1 417.0	359.3	168.4	105.6	78.6	51.8	39.2	30.0	22.5	25.1	25.3	25.0
2	974.4	255.7	104.4	63.5	42.5	29.5	20.3	16.6	12.5	12.9	14.4	11.3
3	652.8	202.5	74.5	51.6	34.4	22.4	16.5	13.0	9.6	10.9	12.6	9.1
4	464.7	164.2	79.0	42.1	26.9	19.2	12.8	10.8	7.7	7.6	6.2	9.1
1 ～ 4	926.8	245.7	108.5	64.8	45.0	30.6	22.1	17.5	12.8	13.8	14.3	13.4
5 ～ 9	207.7	89.2	47.0	27.8	18.5	12.3	8.6	7.5	6.1	6.7	7.6	5.6
10 ～ 14	117.4	50.3	33.7	18.3	14.6	11.4	9.4	8.0	8.0	8.3	9.0	7.6
15 ～ 19	247.7	105.6	77.0	49.2	43.7	32.2	23.6	20.6	22.5	21.9	26.7	16.7

（注）＊11頁の6. 参照。
NOTE：＊See note 6 on page 13.

第31表　1～4歳の死因順位別，
Leading Causes and Rates of Death for

率（1～4歳の人口10万対）
百分率

年次 Year	順位 Order	第1位 死因 Cause of death	率 Rate (百分率 Percentage)	第2位 死因 Cause of death	率 Rate (百分率 Percentage)	第3位 死因 Cause of death	率 Rate (百分率 Percentage)	第4位 死因 Cause of death	率 Rate (百分率 Percentage)	第5位 死因 Cause of death	率 Rate (百分率 Percentage)
1960	昭和35	不慮の事故 Accidents	69.3 (28.1)	肺炎および気管支炎 Pneumonia and bronchitis	39.4 (16.0)	胃炎，十二指腸炎，腸炎および大腸炎 Gastritis, duodenitis enteritis and colitis	26.8 (10.9)	赤痢 Dysentery	15.8 (6.4)	麻疹 Measles	9.5 (3.9)
1970	45	不慮の事故 Accidents	45.7 (42.1)	先天異常 Congenital anomalies	11.5 (10.6)	肺炎および気管支炎 Pneumonia and bronchitis	11.5 (10.6)	悪性新生物 Malignant neoplasms	7.8 (7.2)	胃腸炎 Gastro-enteritis	3.9 (3.6)
1980	55	不慮の事故及び有害作用 Accidents and adverse effects	24.3 (37.8)	先天異常 Congenital anomalies	10.1 (15.8)	悪性新生物 Malignant neoplasms	5.9 (9.2)	肺炎及び気管支炎 Pneumonia and bronchitis	4.4 (6.8)	心疾患 Heart diseases	2.7 (4.2)
1990	平成2	不慮の事故及び有害作用 Accidents and adverse effects	13.8 (30.6)	先天異常 Congenital anomalies	8.6 (19.1)	悪性新生物 Malignant neoplasms	3.3 (7.4)	心疾患 Heart diseases	3.0 (6.6)	中枢神経系の非炎症性疾患 Non-inflammatory diseases of the central nervous system	2.8 (6.3)
2000	12	不慮の事故 Accidents	6.6 (21.4)	先天奇形，変形及び染色体異常 Congenital malformations, deformations and chromosomal abnormalities	5.3 (17.2)	悪性新生物 Malignant neoplasms	2.5 (8.1)	肺炎 Pneumonia	1.9 (6.2)	心疾患（高血圧性を除く） Heart diseases (excluding Hypertensive heart diseases)	1.7 (5.5)
2010	22	先天奇形，変形及び染色体異常 Congenital malformations, deformations and chromosomal abnormalities	3.8 (17.4)	不慮の事故 Accidents	3.6 (16.2)	悪性新生物 Malignant neoplasms	2.0 (9.2)	肺炎 Pneumonia	1.7 (7.6)	心疾患（高血圧性を除く） Heart diseases (excluding Hypertensive heart diseases)	1.4 (6.1)
2019	令和元	先天奇形，変形及び染色体異常 Congenital malformations, deformations and chromosomal abnormalities	3.7 (21.4)	不慮の事故 Accidents	1.9 (10.8)	悪性新生物〈腫瘍〉 Malignant neoplasms	1.7 (9.8)	心疾患（高血圧性を除く） Heart diseases (excluding Hypertensive heart diseases)	1.1 (6.0)	インフルエンザ Influenza	0.8 (4.8)
2020	2	先天奇形，変形及び染色体異常 Congenital malformations, deformations and chromosomal abnormalities	2.4 (18.4)	悪性新生物〈腫瘍〉 Malignant neoplasms	1.7 (13.1)	不慮の事故 Accidents	1.6 (12.2)	心疾患（高血圧性を除く） Heart diseases (excluding Hypertensive heart diseases)	0.6 (4.7)	インフルエンザ Influenza	0.5 (4.1)
2021	3	先天奇形，変形及び染色体異常 Congenital malformations, deformations and chromosomal abnormalities	2.8 (20.5)	悪性新生物〈腫瘍〉 Malignant neoplasms	1.5 (11.0)	不慮の事故 Accidents	1.4 (10.3)	心疾患（高血圧性を除く） Heart diseases (excluding Hypertensive heart diseases)	0.8 (5.8)	周産期に発生した病態 Certain conditions originating in the perinatal period	0.5 (3.3)

(注) 15頁死因分類修正適用期間参照。
NOTE：See "Application Periods of ICD codes" on page 15.

死因及び死亡率，割合（昭和35年～令和３年）
1−4 Years of Age, 1960−2021

Rate（per 100 000 population of 1−4 years of age）
Percentage

年次 Year	順位 Order	第6位 死因 Cause of death	率 Rate (百分率 Percentage)	第7位 死因 Cause of death	率 Rate (百分率 Percentage)	第8位 死因 Cause of death	率 Rate (百分率 Percentage)	第9位 死因 Cause of death	率 Rate (百分率 Percentage)	第10位 死因 Cause of death	率 Rate (百分率 Percentage)
1960	昭和35	悪性新生物 Malignant neoplasms	7.9 (3.2)	先天奇形 Congenital anomalies	7.4 (3.0)	全結核 Tuberculosis	4.7 (1.9)	腎炎およびネフローゼ Nephritis and nephrosis	4.4 (1.8)	腸閉塞およびヘルニア Ileus and hernia	3.5 (1.4)
1970	45	麻疹 Measles	3.5 (3.2)	中枢神経系の非炎症性疾患 Non-inflammatory diseases of the central nervous system	3.1 (2.9)	他殺 Homicide	2.3 (2.1)	良性および性質不詳の新生物 Benign neoplasms and neoplasms of unspecified nature	1.4 (1.3)	喘息 Asthma 心疾患 Heart diseases	1.2 (1.1)
1980	55	中枢神経系の非炎症性疾患 Non-inflammatory diseases of the central nervous system	2.5 (3.8)	他殺 Homicide	2.0 (3.1)	喘息 Asthma	1.0 (1.5)	良性及び性質不詳の新生物 Benign neoplasms and neoplasms of unspecified nature	1.0 (1.5)	胃腸炎 Gastro-enteritis	0.9 (1.4)
1990	平成2	肺炎及び気管支炎 Pneumonia and bronchitis	2.7 (6.0)	他殺 Homicide	0.7 (1.5)	出産時外傷，低酸素症，分娩仮死及びその他の呼吸器病態 Birth trauma, hypoxia, birth asphyxia and other respiratory condition	0.6 (1.4)	良性及び性質不詳の新生物 Benign neoplasms and neoplasms of unspecified nature	0.6 (1.3)	麻疹 Measles	0.5 (1.1)
2000	12	乳幼児突然死症候群 Sudden infant death syndrome	1.0 (3.2)	他殺 Homicide	0.8 (2.7)	その他の新生物 Benign neoplasms	0.7 (2.4)	インフルエンザ Influenza	0.6 (1.9)	喘息 Asthma	0.4 (1.5)
2010	22	腸管感染症 Intestinal infectious diseases	0.8 (3.5)	敗血症 Sepsis	0.6 (2.8)	他殺 Homicide	0.5 (2.4)	その他の新生物 Benign neoplasms	0.3 (1.4)	周産期に発生した病態 Certain conditions originating in the perinatal period	0.2 (0.9)
2019	令和元	敗血症 Sepsis	0.5 (2.9)	腸管感染症 Intestinal infectious diseases	0.5 (2.7)	肺炎 Pneumonia 周産期に発生した病態 Certain conditions originating in the perinatal period	0.3 (2.0)			他殺 Homicide	0.2 (1.2)
2020	2	敗血症 Sepsis	0.3 (2.6)	肺炎 Pneumonia	0.3 (2.1)	周産期に発生した病態 Certain conditions originating in the perinatal period	0.2 (1.7)	他殺 Homicide	0.2 (1.5)	腸管感染症 Intestinal infectious diseases その他の新生物〈腫瘍〉 Benign neoplasms 脳血管疾患 Cerebrovascular ヘルニア及び腸閉塞 Hernia and intestinal obstruction	0.1 (1.1)
2021	3	他殺 Homicide	0.4 (2.7)	敗血症 Sepsis	0.3 (2.5)	その他の新生物〈腫瘍〉 Benign neoplasms 肺炎 Pneumonia	0.3 (2.1)			腸管感染症 Intestinal infectious diseases	0.3 (1.9)

第32表　5～9歳の死因順位別，
Leading Causes and Rates of Death for

率（5 ～ 9歳の人口10万対）
百分率

年次 Year	順位 Order	第　1　位 死　因 Cause of death	率 Rate (百分率) (Percentage)	第　2　位 死　因 Cause of death	率 Rate (百分率) (Percentage)	第　3　位 死　因 Cause of death	率 Rate (百分率) (Percentage)	第　4　位 死　因 Cause of death	率 Rate (百分率) (Percentage)	第　5　位 死　因 Cause of death	率 Rate (百分率) (Percentage)
1960	昭和35	不慮の事故 Accidents	29.2 (32.8)	肺炎および気管支炎 Pneumonia and bronchitis	6.5 (7.3)	赤痢 Dysentery	6.4 (6.1)	胃炎，十二指腸炎，腸炎および大腸炎 Gastritis, duodenitis enteritis and colitis	5.4 (6.1)	悪性新生物 Malignant neoplasms	4.2 (4.7)
1970	45	不慮の事故 Accidents	21.5 (45.6)	悪性新生物 Malignant neoplasms	4.9 (10.4)	肺炎および気管支炎 Pneumonia and bronchitis	3.0 (6.4)	先天異常 Congenital anomalies	2.8 (6.0)	中枢神経系の非炎症性疾患 Non-inflammatory diseases of the central nervous system	2.1 (4.6)
1980	55	不慮の事故及び有害作用 Accidents and adverse effects	11.4 (41.0)	悪性新生物 Malignant neoplasms	4.7 (17.1)	先天異常 Congenital anomalies	1.8 (6.5)	心疾患 Heart diseases	1.3 (4.6)	中枢神経系の非炎症性疾患 Non-inflammatory diseases of the central nervous system	1.2 (4.4)
1990	平成2	不慮の事故及び有害作用 Accidents and adverse effects	7.0 (38.0)	悪性新生物 Malignant neoplasms	3.0 (16.3)	先天異常 Congenital anomalies	1.4 (7.5)	中枢神経系の非炎症性疾患 Non-inflammatory diseases of the central nervous system	1.1 (5.7)	心疾患 Heart diseases	0.9 (5.0)
2000	12	不慮の事故 Accidents	4.0 (32.8)	悪性新生物 Malignant neoplasms	2.3 (18.6)	先天奇形，変形及び染色体異常 Congenital malformations, deformations and chromosomal abnormalities	1.0 (8.1)	その他の新生物 Benign neoplasms	0.6 (5.1)	心疾患 (高血圧性を除く) Heart diseases (excluding Hypertensive heart diseases)	0.5 (4.2)
2010	22	不慮の事故 Accidents	2.3 (26.0)	悪性新生物 Malignant neoplasms	1.9 (22.3)	心疾患 (高血圧性を除く) Heart diseases (excluding Hypertensive heart diseases) 先天奇形，変形及び染色体異常 Congenital malformations, deformations and chromosomal abnormalities	0.5 (5.4)			その他の新生物 Benign neoplasms	0.4 (5.0)
2019	令和元	悪性新生物 〈腫瘍〉 Malignant neoplasms	1.7 (22.7)	不慮の事故 Accidents	1.1 (14.8)	先天奇形，変形及び染色体異常 Congenital malformations, deformations and chromosomal abnormalities	0.8 (10.8)	心疾患 (高血圧性を除く) Heart diseases (excluding Hypertensive heart diseases)	0.4 (4.7)	インフルエンザ Influenza	0.3 (3.7)
2020	2	悪性新生物 〈腫瘍〉 Malignant neoplasms	1.5 (25.2)	不慮の事故 Accidents	1.0 (16.0)	先天奇形，変形及び染色体異常 Congenital malformations, deformations and chromosomal abnormalities	0.6 (10.1)	心疾患 (高血圧性を除く) Heart diseases (excluding Hypertensive heart diseases)	0.4 (6.2)	インフルエンザ Influenza	0.2 (3.6)
2021	3	悪性新生物 〈腫瘍〉 Malignant neoplasms	1.8 (26.7)	不慮の事故 Accidents	0.9 (13.6)	先天奇形，変形及び染色体異常 Congenital malformations, deformations and chromosomal abnormalities	0.9 (13.3)	その他の新生物 〈腫瘍〉 Benign neoplasms 心疾患 (高血圧性を除く) Heart diseases (excluding Hypertensive heart diseases)	0.3 (5.2)		

（注）15頁死因分類修正適用期間参照。
NOTE：See "Application Periods of ICD codes" on page 15.

死因及び死亡率，割合（昭和35年～令和３年）
5−9 Years of Age, 1960−2021

Rate（per 100 000 population of 5−9 years of age）
Percentage

年次 Year	順位 Order	第6位 死因 Cause of death	率 Rate (百分率 Percentage)	第7位 死因 Cause of death	率 Rate (百分率 Percentage)	第8位 死因 Cause of death	率 Rate (百分率 Percentage)	第9位 死因 Cause of death	率 Rate (百分率 Percentage)	第10位 死因 Cause of death	率 Rate (百分率 Percentage)
1960	昭和35	腎炎およびネフローゼ Nephritis and nephrosis	3.8 (4.2)	心臓の疾患 Heart diseases	2.4 (2.7)	ジフテリア Diphtheria	2.4 (2.7)	麻疹 Measles	1.8 (2.1)	先天奇形 Congenital anomalies	1.8 (2.0)
1970	45	良性および性質不詳の新生物 Benign neoplasms and neoplasms of unspecified nature	1.3 (2.8)	他殺 Homicide	1.2 (2.6)	腎炎およびネフローゼ Nephritis and nephrosis	1.1 (2.2)	喘息 Asthma	1.0 (2.0)	心疾患 Heart diseases	0.7 (1.5)
1980	55	肺炎及び気管支炎 Pneumonia and bronchitis	1.2 (4.3)	他殺 Homicide	1.1 (4.0)	良性及び性質不詳の新生物 Benign neoplasms and neoplasms of unspecified nature	0.8 (2.9)	喘息 Asthma	0.5 (1.8)	脳血管疾患 Cerebrovascular diseases	0.3 (1.2)
1990	平成２	良性及び性質不詳の新生物 Benign neoplasms and neoplasms of unspecified nature	0.9 (4.8)	肺炎及び気管支炎 Pneumonia and bronchitis	0.8 (4.3)	他殺 Homicide	0.6 (3.1)	喘息 Asthma	0.2 (1.3)	貧血 Anaemias	0.2 (1.2)
2000	12	他殺 Homicide	0.4 (3.1)	肺炎 Pneumonia	0.4 (2.8)	インフルエンザ Influenza	0.2 (1.9)	脳血管疾患 Cerebrovascular diseases	0.2 (1.8)	喘息 Asthma	0.2 (1.5)
2010	22	肺炎 Pneumonia	0.4 (4.6)	他殺 Homicide	0.2 (2.7)	敗血症 Sepsis	0.2 (1.9)	脳血管疾患 Cerebrovascular diseases	0.1 (1.7)	腸管感染症 Intestinal infectious diseases	0.1 (1.3)
2019	令和元	脳血管疾患 Cerebrovascular diseases	0.3 (3.4)	その他の新生物〈腫瘍〉 Benign neoplasms	0.2 (2.6)	敗血症 Sepsis	0.2 (2.4)	周産期に発生した病態 Certain conditions originating in the perinatal period	0.2 (2.1)	他殺 Homicide	0.1 (1.3)
2020	2	その他の新生物〈腫瘍〉 Benign neoplasms	0.2 (3.3)	肺炎 Pneumonia	0.2 (2.6)	敗血症 Sepsis	0.1 (2.3)	周産期に発生した病態 Certain conditions originating in the perinatal period 他殺 Homicide	0.1 (1.6)		
2021	3	他殺 Homicide	0.2 (3.0)	脳血管疾患 Cerebrovascular diseases	0.2 (2.7)	敗血症 Sepsis 肺炎 Pneumonia	0.1 (1.2)			糸球体疾患及び腎尿細管間質性疾患 Glomerular diseases and renal tubulo-interstitial diseases	0.1 (0.9)

第33表　10～14歳の死因順位別，
Leading Causes and Rates of Death for

率（10～14歳の人口10万対）
百分率

年次 Year	順位 Order	第1位 死因 Cause of death	第1位 率 Rate (百分率 Percentage)	第2位 死因 Cause of death	第2位 率 Rate (百分率 Percentage)	第3位 死因 Cause of death	第3位 率 Rate (百分率 Percentage)	第4位 死因 Cause of death	第4位 率 Rate (百分率 Percentage)	第5位 死因 Cause of death	第5位 率 Rate (百分率 Percentage)
1960	昭和35	不慮の事故 Accidents	13.0 (25.8)	悪性新生物 Malignant neoplasms	4.4 (8.8)	心臓の疾患 Heart diseases	4.1 (8.0)	腎炎およびネフローゼ Nephritis and nephrosis	3.0 (6.0)	肺炎および気管支炎 Pneumonia and bronchitis	2.7 (5.3)
1970	45	不慮の事故 Accidents	10.0 (29.6)	悪性新生物 Malignant neoplasms	4.4 (12.9)	中枢神経系の非炎症性疾患 Non-inflammatory diseases of the central nervous system	2.1 (6.1)	肺炎および気管支炎 Pneumonia and bronchitis	2.0 (5.9)	先天異常 Congenital anomalies	1.5 (4.5)
1980	55	悪性新生物 Malignant neoplasms	4.4 (24.0)	不慮の事故及び有害作用 Accidents and adverse effects	4.2 (22.7)	心疾患 Heart diseases	1.5 (8.0)	中枢神経系の非炎症性疾患 Non-inflammatory diseases of the central nervous system	1.1 (6.0)	先天異常 Congenital anomalies	1.0 (5.7)
1990	平成2	不慮の事故及び有害作用 Accidents and adverse effects	3.8 (25.8)	悪性新生物 Malignant neoplasms	3.3 (22.5)	心疾患 Heart diseases	1.3 (9.1)	先天異常 Congenital anomalies	0.9 (6.2)	良性及び性質不詳の新生物 Benign neoplasms and neoplasms of unspecified nature	0.6 (3.9)
2000	12	不慮の事故 Accidents	2.6 (22.3)	悪性新生物 Malignant neoplasms	2.0 (17.6)	自殺 Suicide	1.1 (9.9)	心疾患（高血圧性を除く） Heart diseases (excluding Hypertensive heart diseases)	0.9 (7.7)	先天奇形，変形及び染色体異常 Congenital malformations, deformations and chromosomal abnormalities	0.6 (5.4)
2010	22	不慮の事故 Accidents	2.1 (21.9)	悪性新生物 Malignant neoplasms	2.0 (21.0)	自殺 Suicide	1.1 (11.4)	心疾患（高血圧性を除く） Heart diseases (excluding Hypertensive heart diseases)	0.7 (7.6)	先天奇形，変形及び染色体異常 Congenital malformations, deformations and chromosomal abnormalities	0.4 (4.2)
2019	令和元	悪性新生物〈腫瘍〉 Malignant neoplasms	1.9 (23.0)	自殺 Suicide	1.7 (21.1)	不慮の事故 Accidents	1.0 (12.4)	先天奇形，変形及び染色体異常 Congenital malformations, deformations and chromosomal abnormalities	0.4 (5.4)	その他の新生物〈腫瘍〉 Benign neoplasms 心疾患（高血圧性を除く） Heart diseases (excluding Hypertensive heart diseases)	0.4 (4.7)
2020	2	自殺 Suicide	2.3 (28.6)	悪性新生物〈腫瘍〉 Malignant neoplasms	1.5 (19.2)	不慮の事故 Accidents	1.0 (12.4)	心疾患（高血圧性を除く） Heart diseases (excluding Hypertensive heart diseases)	0.5 (6.3)	先天奇形，変形及び染色体異常 Congenital malformations, deformations and chromosomal abnormalities	0.4 (5.2)
2021	3	自殺 Suicide	2.4 (29.0)	悪性新生物〈腫瘍〉 Malignant neoplasms	1.5 (18.6)	不慮の事故 Accidents	1.0 (11.8)	先天奇形，変形及び染色体異常 Congenital malformations, deformations and chromosomal abnormalities	0.6 (7.3)	心疾患（高血圧性を除く） Heart diseases (excluding Hypertensive heart diseases)	0.4 (4.8)

（注）15頁死因分類修正適用期間参照。
NOTE：See "Application Periods of ICD codes" on page 15.

死因及び死亡率，割合（昭和35年～令和３年）
10−14 Years of Age, 1960−2021

Rate（per 100 000 population of 10−14 years of age）
Percentage

年次 Year	順位 Order	第6位 死因 Cause of death	率 Rate (百分率 Percentage)	第7位 死因 Cause of death	率 Rate (百分率 Percentage)	第8位 死因 Cause of death	率 Rate (百分率 Percentage)	第9位 死因 Cause of death	率 Rate (百分率 Percentage)	第10位 死因 Cause of death	率 Rate (百分率 Percentage)
1960	昭和35	全結核 Tuberculosis	1.8 (3.5)	良性および性質不詳の新生物 Benign neoplasms and neoplasms of unspecified nature	1.7 (3.3)	リューマチ熱 Rheumatic fever 先天奇形 Congenital anomalies	1.2 (2.5)			胃炎，十二指腸炎，腸炎および大腸炎 Gastritis, duodenitis enteritis and colitis	1.1 (2.2)
1970	45	良性および性質不詳の新生物 Benign neoplasms and neoplasms of unspecified nature	1.5 (4.4)	心疾患 Heart diseases	1.5 (4.4)	腎炎およびネフローゼ Nephritis and nephrosis	1.4 (4.0)	喘息 Asthma	1.3 (3.7)	自殺 Suicide	0.7 (2.1)
1980	55	肺炎及び気管支炎 Pneumonia and bronchitis	0.9 (5.0)	良性及び性質不詳の新生物 Benign neoplasms and neoplasms of unspecified nature	0.7 (3.8)	自殺 Suicide	0.6 (3.3)	他殺 Homicide	0.4 (2.3)	脳血管疾患 Cerebrovascular diseases	0.4 (2.2)
1990	平成2	肺炎及び気管支炎 Pneumonia and bronchitis	0.6 (3.9)	自殺 Suicide	0.6 (3.8)	中枢神経系の非炎症性疾患 Non-inflammatory diseases of the central nervous system	0.5 (3.5)	喘息 Asthma	0.4 (3.1)	他殺 Homicide	0.2 (1.6)
2000	12	その他の新生物 Benign neoplasms 肺炎 Pneumonia	0.5 (4.3)			脳血管疾患 Cerebrovascular diseases	0.3 (2.6)	他殺 Homicide	0.2 (1.5)	喘息 Asthma	0.2 (1.3)
2010	22	その他の新生物 Benign neoplasms	0.3 (3.3)	脳血管疾患 Cerebrovascular diseases	0.3 (2.7)	肺炎 Pneumonia	0.2 (2.5)	他殺 Homicide	0.1 (1.4)	敗血症 Sepsis	0.1 (1.3)
2019	令和元			脳血管疾患 Cerebrovascular diseases	0.3 (3.3)	インフルエンザ Influenza	0.2 (1.9)	他殺 Homicide	0.1 (1.4)	肺炎 Pneumonia	0.1 (0.9)
2020	2	脳血管疾患 Cerebrovascular diseases	0.2 (2.6)	その他の新生物〈腫瘍〉 Benign neoplasms インフルエンザ Influenza	0.1 (1.6)			肺炎 Pneumonia	0.1 (1.4)	ヘルニア及び腸閉塞 Hernia and intestinal obstruction	0.1 (0.7)
2021	3	脳血管疾患 Cerebrovascular diseases	0.2 (2.9)	その他の新生物〈腫瘍〉 Benign neoplasms	0.2 (1.8)	他殺 Homicide	0.1 (1.4)	肺炎 Pneumonia	0.1 (0.9)	糖尿病 Diabetes 周産期に発生した病態 Certain conditions originating in the perinatal period	0.0 (0.5)

第34表　15～19歳の死因順位別，
Leading Causes and Rates of Death for

率（15～19歳の人口10万対）
百分率

年次 Year		第1位 死因 Cause of death	率 Rate (百分率 Percentage)	第2位 死因 Cause of death	率 Rate (百分率 Percentage)	第3位 死因 Cause of death	率 Rate (百分率 Percentage)	第4位 死因 Cause of death	率 Rate (百分率 Percentage)	第5位 死因 Cause of death	率 Rate (百分率 Percentage)
1960	昭和35	不慮の事故 Accidents	28.4 (26.7)	自殺および自傷 Suicide	23.9 (22.6)	心臓の疾患 Heart diseases	7.3 (6.9)	悪性新生物 Malignant neoplasms	5.6 (5.3)	全結核 Tuberculosis	4.7 (4.4)
1970	45	不慮の事故 Accidents	35.6 (45.8)	自殺 Suicide	7.9 (10.1)	悪性新生物 Malignant neoplasms	6.5 (8.3)	腎炎およびネフローゼ Nephritis and nephrosis	3.4 (4.4)	心疾患 Heart diseases	3.2 (4.1)
1980	55	不慮の事故及び有害作用 Accidents and adverse effects	23.1 (46.6)	自殺 Suicide	7.3 (14.8)	悪性新生物 Malignant neoplasms	5.6 (11.4)	心疾患 Heart diseases	3.0 (6.0)	中枢神経系の非炎症性疾患 Non-inflammatory diseases of the central nervous system	1.3 (2.5)
1990	平成2	不慮の事故及び有害作用 Accidents and adverse effects	25.0 (57.3)	悪性新生物 Malignant neoplasms	4.2 (9.6)	自殺 Suicide	3.8 (8.8)	心疾患 Heart diseases	2.5 (5.7)	先天異常 Congenital anomalies	1.0 (2.2)
2000	12	不慮の事故 Accidents	14.2 (43.9)	自殺 Suicide	6.4 (19.7)	悪性新生物 Malignant neoplasms	3.2 (9.9)	心疾患（高血圧性を除く） Heart diseases (excluding Hypertensive heart diseases)	1.7 (5.2)	先天奇形，変形及び染色体異常 Congenital malformations, deformations and chromosomal abnormalities	0.7 (2.2)
2010	22	自殺 Suicide	7.5 (31.7)	不慮の事故 Accidents	7.0 (29.8)	悪性新生物 Malignant neoplasms	2.5 (10.5)	心疾患（高血圧性を除く） Heart diseases (excluding Hypertensive heart diseases)	1.0 (4.4)	先天奇形，変形及び染色体異常 Congenital malformations, deformations and chromosomal abnormalities	0.5 (2.1)
2019	令和元	自殺 Suicide	9.9 (47.8)	不慮の事故 Accidents	3.6 (17.3)	悪性新生物〈腫瘍〉 Malignant neoplasms	2.2 (10.7)	心疾患（高血圧性を除く） Heart diseases (excluding Hypertensive heart diseases)	0.6 (3.1)	先天奇形，変形及び染色体異常 Congenital malformations, deformations and chromosomal abnormalities	0.5 (2.6)
2020	2	自殺 Suicide	11.4 (50.8)	不慮の事故 Accidents	4.1 (18.2)	悪性新生物〈腫瘍〉 Malignant neoplasms	2.0 (8.7)	心疾患（高血圧性を除く） Heart diseases (excluding Hypertensive heart diseases)	0.8 (3.6)	先天奇形，変形及び染色体異常 Congenital malformations, deformations and chromosomal abnormalities	0.4 (1.8)
2021	3	自殺 Suicide	11.5 (52.5)	不慮の事故 Accidents	2.9 (13.5)	悪性新生物〈腫瘍〉 Malignant neoplasms	2.3 (10.5)	心疾患（高血圧性を除く） Heart diseases (excluding Hypertensive heart diseases)	0.7 (3.2)	先天奇形，変形及び染色体異常 Congenital malformations, deformations and chromosomal abnormalities	0.4 (1.7)

（注）15頁死因分類修正適用期間参照。NOTE：See “Application Periods of ICD codes” on page 15.

死因及び死亡率，割合（昭和35年～令和３年）
15−19 Years of Age, 1960−2021

Rate（per 100 000 population of 15−19 years of age）
Percentage

年次 Year	順位 Order	第6位 死因 Cause of death	率 Rate（百分率 Percentage）	第7位 死因 Cause of death	率 Rate（百分率 Percentage）	第8位 死因 Cause of death	率 Rate（百分率 Percentage）	第9位 死因 Cause of death	率 Rate（百分率 Percentage）	第10位 死因 Cause of death	率 Rate（百分率 Percentage）
1960	昭和35	腎炎およびネフローゼ Nephritis and nephrosis	4.4 (4.1)	肺炎および気管支炎 Pneumonia and bronchitis	3.8 (3.6)	良性および性質不詳の新生物 Benign neoplasms and neoplasms of unspecified nature	1.5 (1.5)	他殺および戦争行為 Homicide and war victim	1.3 (1.2)	中枢神経系の血管損傷 Cerebrovascular diseases	1.3 (0.8)
1970	45	中枢神経系の非炎症性疾患 Non-inflammatory diseases of the central nervous system	2.7 (3.5)	肺炎および気管支炎 Pneumonia and bronchitis	2.4 (3.0)	先天異常 Congenital anomalies	1.6 (2.1)	脳血管疾患 Cerebrovascular diseases	1.2 (1.6)	良性および性質不詳の新生物 Benign neoplasms and neoplasms of unspecified nature	1.1 (1.4)
1980	55	肺炎及び気管支炎 Pneumonia and bronchitis	1.2 (2.3)	先天異常 Congenital anomalies	1.0 (2.1)	良性及び性質不詳の新生物 Benign neoplasms and neoplasms of unspecified nature	0.7 (1.4)	脳血管疾患 Cerebrovascular diseases	.0.6 (1.1)	他殺 Homicide	0.3 (0.7)
1990	平成 2	喘息 Asthma	0.8 (1.9)	良性及び性質不詳の新生物 Benign neoplasms and neoplasms of unspecified nature	0.7 (1.6)	肺炎及び気管支炎 Pneumonia and bronchitis	0.7 (1.6)	中枢神経系の非炎症性疾患 Non-inflammatory diseases of the central nervous system	0.6 (1.4)	脳血管疾患 Cerebrovascular diseases	0.3 (0.8)
2000	12	その他の新生物 Benign neoplasms 肺炎 Pneumonia	0.5 (1.5)			他殺 Homicide	0.4 (1.3)	脳血管疾患 Cerebrovascular diseases	0.4 (1.2)	喘息 Asthma	0.2 (0.6)
2010	22	脳血管疾患 Cerebrovascular diseases	0.3 (1.3)	肺炎 Pneumonia	0.3 (1.3)	その他の新生物 Benign neoplasms	0.2 (0.9)	他殺 Homicide	0.2 (0.8)	敗血症 Sepsis	0.2 (0.7)
2019	令和元	脳血管疾患 Cerebrovascular diseases	0.2 (1.2)	敗血症 Sepsis	0.2 (1.0)	インフルエンザ Influenza	0.1 (0.7)	その他の新生物〈腫瘍〉 Benign neoplasms 肺炎 Pneumonia	0.1 (0.6)		
2020	2	その他の新生物〈腫瘍〉 Benign neoplasms 脳血管疾患 Cerebrovascular diseases	0.1 (0.6)			敗血症 Sepsis 他殺 Homicide	0.1 (0.6)			ヘルニア及び腸閉塞 Hernia and intestinal obstruction 筋骨格系及び結合組織の疾患 Diseases of the musculoskeletal system and connective tissue	0.1 (0.3)
2021	3	その他の新生物〈腫瘍〉 Benign neoplasms	0.3 (1.2)	脳血管疾患 Cerebrovascular diseases	0.2 (1.0)	筋骨格系及び結合組織の疾患 Diseases of the musculoskeletal system and connective tissue	0.1 (0.4)	敗血症 Sepsis ヘルニア及び腸閉塞 Hernia and intestinal obstruction	0.1 (0.3)		

第35表　1～6歳の死因順位別，死因

Leading Causes and Rates of Death

率（1～6歳の人口10万対）
百分率

年次 Year		第1位 死因 Cause of death	率 Rate (百分率 Percentage)	第2位 死因 Cause of death	率 Rate (百分率 Percentage)	第3位 死因 Cause of death	率 Rate (百分率 Percentage)	第4位 死因 Cause of death	率 Rate (百分率 Percentage)	第5位 死因 Cause of death	率 Rate (百分率 Percentage)
1995	平成7	不慮の事故 Accidents	11.9 (34.1)	先天奇形，変形及び染色体異常 Congenital malformations, deformations and chromosomal abnormalities	5.3 (15.1)	悪性新生物 Malignant neoplasms	3.0 (8.6)	肺炎 Pneumonia	1.7 (4.7)	心疾患（高血圧性を除く） Heart diseases (excluding Hypertensive heart diseases)	1.5 (4.2)
2000	12	不慮の事故 Accidents	6.0 (23.9)	先天奇形，変形及び染色体異常 Congenital malformations, deformations and chromosomal abnormalities	3.9 (15.5)	悪性新生物 Malignant neoplasms	2.5 (9.9)	肺炎 Pneumonia	1.4 (5.4)	心疾患（高血圧性を除く） Heart diseases (excluding Hypertensive heart diseases)	1.3 (5.2)
2010	22	不慮の事故 Accidents	3.3 (18.1)	先天奇形，変形及び染色体異常 Congenital malformations, deformations and chromosomal abnormalities	2.8 (15.7)	悪性新生物 Malignant neoplasms	2.1 (11.5)	肺炎 Pneumonia	1.2 (6.9)	心疾患（高血圧性を除く） Heart diseases (excluding Hypertensive heart diseases)	1.0 (5.5)
2020	令和2	先天奇形，変形及び染色体異常 Congenital malformations, deformations and chromosomal abnormalities	1.8 (17.4)	悪性新生物〈腫瘍〉 Malignant neoplasms	1.6 (15.6)	不慮の事故 Accidents	1.3 (12.0)	心疾患（高血圧性を除く） Heart diseases (excluding Hypertensive heart diseases)	0.5 (5.1)	インフルエンザ Influenza	0.4 (3.9)
2021	3	先天奇形，変形及び染色体異常 Congenital malformations, deformations and chromosomal abnormalities	2.3 (19.6)	悪性新生物〈腫瘍〉 Malignant neoplasms	1.6 (14.2)	不慮の事故 Accidents	1.2 (10.9)	心疾患（高血圧性を除く） Heart diseases (excluding Hypertensive heart diseases)	0.7 (6.1)	周産期に発生した病態 Certain conditions originating in the perinatal period	0.3 (2.7)

第36表　年齢階級別，悪性新生物〈腫瘍〉の死因別，死亡数及び割合（令和３年）

Child Deaths and Percentages Caused by Malignant Neoplasms by Age, 2021

実　数　Number　　　　百分率　Percentage

死因 Cause of death (ICD-10)		実数 0歳	実数 1～4	実数 5～9	実数 10～14	実数 15～19	百分率 0歳	百分率 1～4	百分率 5～9	百分率 10～14	百分率 15～19
C00-C96	**総数 Total**	**10**	**53**	**88**	**82**	**126**	**100.0**	**100.0**	**100.0**	**100.0**	**100.0**
C15-C26	消化器 Digestive organs	1	4	-	4	4	10.0	7.5	-	4.9	3.2
C40-C41	骨及び関節軟骨 Bone and articular cartilage	-	-	2	13	29	-	-	2.3	15.9	23.0
C51-C58	女性生殖器 Female genital organs	-	1	-	1	1	-	1.9	-	1.2	0.8
C60-C63	男性生殖器 Male genital organs	-	3	-	-	-	-	5.7	-	-	-
C64-C68	腎尿路 Urinary tract	-	-	-	1	-	-	-	-	1.2	-
C69-C72	眼，脳及びその他の中枢神経系の部位 Eye, brains and parts of other central nervous system	2	18	47	29	38	20.0	34.0	53.4	35.4	30.2
C73-C75	甲状腺及びその他の内分泌腺 Thyroid and other endocrine glands	5	8	10	7	3	50.0	15.1	11.4	8.5	2.4
C81-C96	リンパ組織，造血組織及び関連組織，原発と記載された又は推定されたもの Lymphoid, haematopoietic and related tissue	2	12	20	21	30	20.0	22.6	22.7	25.6	23.8
	その他 Others	-	5	9	6	21	-	9.4	10.2	7.3	16.7

及び死亡率，割合（平成７年～令和３年）
for 1−6 Years of Age, 1995−2021

Rate（per 100 000 population of 1−6 years of age）
Percentage

年次 Year	順位 Order	第　6　位 死　因 Cause of death	率 Rate （百分率 Percentage）	第　7　位 死　因 Cause of death	率 Rate （百分率 Percentage）	第　8　位 死　因 Cause of death	率 Rate （百分率 Percentage）	第　9　位 死　因 Cause of death	率 Rate （百分率 Percentage）	第　10　位 死　因 Cause of death	率 Rate （百分率 Percentage）
1995	平成 7	乳幼児突然死症候群 Sudden infant death syndrome 他殺 Homicide	0.7 (2.1) 0.7 (2.1)			その他の新生物 Benign neoplasms	0.6 (1.7)	周産期に発生した病態 Certain conditions originating in the perinatal period	0.6 (1.6)	敗血症 Sepsis	0.5 (1.3)
2000	12	他殺 Homicide	0.8 (3.1)	その他の新生物 Benign neoplasms	0.7 (3.0)	乳幼児突然死症候群 Sudden infant death syndrome	0.6 (2.6)	インフルエンザ Influenza	0.5 (2.0)	喘息 Asthma	0.4 (1.5)
2010	22	腸管感染症 Intestinal infectious diseases	0.6 (3.2)	敗血症 Sepsis	0.5 (2.9)	他殺 Homicide	0.5 (2.5)	その他の新生物 Benign neoplasms	0.4 (2.0)	脳血管疾患 Cerebrovascular diseases	0.2 (0.9)
2020	令和 2	敗血症 Sepsis	0.2 (2.4)	周産期に発生した病態 Certain conditions originating in the perinatal period	0.2 (2.2)	肺炎 Pneumonia	0.2 (1.9)	その他の新生物〈腫瘍〉 Benign neoplasms	0.2 (1.7)	他殺 Homicide	0.2 (1.5)
2021	3	他殺 Homicide	0.3 (2.6)	その他の新生物〈腫瘍〉 Benign neoplasms	0.3 (2.4)	敗血症 Sepsis	0.2 (2.1)	肺炎 Pneumonia	0.2 (1.9)	腸管感染症 Intestinal infectious diseases	0.2 (1.6)

第37表　年齢階級別，不慮の事故の死因別，死亡数及び割合（令和３年）
Child Deaths and Percentages Caused by Accidents by Age, 2021

実　数　Number　　　　**百分率　Percentage**

死因 Cause of death (ICD-10)	年齢 Age	0 歳	1 ～ 4	5 ～ 9	10～14	15～19	0 歳	1 ～ 4	5 ～ 9	10～14	15～19
V01-X59	**総数** **Total**	**61**	**50**	**45**	**52**	**162**	**100.0**	**100.0**	**100.0**	**100.0**	**100.0**
V01-V98	交通事故 Transport accident	1	12	19	18	106	1.6	24.0	42.2	34.6	65.4
W00-W17	転倒・転落・墜落 Falls	-	9	2	4	5	-	18.0	4.4	7.7	3.1
W65-W74	不慮の溺死及び溺水 Accidental drowning and submersion	3	13	15	16	26	4.9	26.0	33.3	30.8	16.0
W75-W84	不慮の窒息 Accidental threats to breathing	56	11	5	8	5	91.8	22.0	11.1	15.4	3.1
X00-X09	煙，火及び火炎への曝露 Exposure to smoke, fire and flames	-	-	1	-	-	-	-	2.2	-	-
	その他 Others	1	5	3	6	20	1.6	10.0	6.7	11.5	12.3

V 妊産婦死亡 MATERNAL DEATHS

第38表 都道府県別，妊産婦死亡数（昭和25年～令和３年）

Maternal Deaths by Prefecture, 1950−2021

都道府県 Prefecture	1950 昭和25	1960 昭和35	1970 昭和45	1980 昭和55	1990 平成２	2000 平成12	2010 平成22	2018 平成30	2019 令和元	2020 令和２	2021 令和３
全国* Total	**4 117**	**2 097**	**1 008**	**323**	**105**	**78**	**45**	**31**	**29**	**23**	**21**
01 北海道	240	116	43	13	4	–	2	1	–	1	4
02 青森	85	49	22	7	2	–	2	1	–	–	–
03 岩手	115	39	13	6	1	2	1	–	–	–	1
04 宮城	84	35	12	4	5	–	–	1	2	1	1
05 秋田	103	24	7	2	2	–	–	–	1	–	–
06 山形	76	28	5	–	1	2	1	–	–	–	–
07 福島	119	54	17	4	1	2	2	1	2	2	–
08 茨城	109	49	22	8	1	3	–	–	1	–	2
09 栃木	82	28	10	6	4	–	–	–	–	1	–
10 群馬	86	30	12	4	1	1	–	–	–	–	–
11 埼玉	119	65	51	16	14	10	5	2	2	2	1
12 千葉	89	60	31	14	3	4	3	1	4	4	–
13 東京	236	145	96	40	11	4	8	1	2	–	1
14 神奈川	118	73	57	15	8	4	2	–	1	3	2
15 新潟	111	54	16	3	2	4	–	–	1	–	–
16 富山	44	14	8	2	–	–	–	–	–	–	–
17 石川	38	12	5	–	1	–	–	1	–	–	–
18 福井	45	21	4	–	–	2	–	–	–	–	–
19 山梨	37	23	9	3	–	–	–	–	–	–	–
20 長野	86	36	24	10	2	2	–	2	–	1	1
21 岐阜	81	33	13	4	1	1	–	2	1	–	–
22 静岡	107	58	37	7	4	3	–	–	1	–	–
23 愛知	132	81	55	12	3	7	2	3	2	–	1
24 三重	61	31	8	3	1	2	–	1	–	–	1
25 滋賀	34	24	8	2	2	–	–	2	–	–	–
26 京都	73	43	27	7	2	3	–	2	–	–	–
27 大阪	169	143	90	32	9	3	3	3	2	2	–
28 兵庫	165	92	50	17	1	3	3	–	–	1	1
29 奈良	46	20	12	2	2	1	–	1	–	–	–
30 和歌山	47	18	8	2	–	–	–	–	–	–	–
31 鳥取	36	16	3	2	–	–	–	–	–	–	1
32 島根	41	26	8	5	–	–	–	–	1	–	–
33 岡山	80	38	10	2	1	1	1	2	2	–	–
34 広島	78	46	20	8	2	–	–	–	1	–	–
35 山口	79	32	12	7	2	1	2	–	–	–	1
36 徳島	55	22	10	3	–	1	1	–	–	1	–
37 香川	38	23	12	–	–	–	1	–	–	–	–
38 愛媛	60	30	17	4	1	–	–	–	–	1	–
39 高知	38	14	9	2	–	2	–	–	–	–	–
40 福岡	182	98	44	12	4	2	–	–	–	–	1
41 佐賀	57	29	7	2	–	2	1	–	–	–	–
42 長崎	99	51	18	4	4	1	–	2	–	1	–
43 熊本	101	51	17	1	2	2	–	1	–	–	2
44 大分	68	34	7	7	–	–	–	–	–	–	–
45 宮崎	72	22	12	4	1	2	2	–	1	–	–
46 鹿児島	96	64	30	12	–	1	1	1	–	–	–
47 沖縄	…	…	…	2	–	–	1	–	2	2	–

（注）11頁の8.参照。
＊住所地外国・不詳を含む。
NOTE：See note 8 on page 13.
＊Include foreign countries and not stated.

第39表　死因別，妊産婦死亡数及び割合（昭和25年～平成６年）

Maternal Deaths and Percentages by Main Causes, 1950－1994

実　数　Number　　　　百分率　Percentage

死因 Causes of death (ICD-8)		年次 Year 1950 昭和25	1960 昭和35	1970 昭和45	1950 昭和25	1960 昭和35	1970 昭和45
630-678	**総数 Total**	**4 117**	**2 097**	**1 008**	**100.0**	**100.0**	**100.0**
631	子宮外妊娠 Ectopic pregnancy	374	232	75	9.1	11.1	7.4
636-639, 640-645.1	妊娠中毒症 Toxaemia of pregnancy	1 396	809	378	33.9	38.6	37.5
632.0, 632.1, 651-653	出血 Haemorrhage	1 147	507	241	27.9	24.2	23.9
630, 635, 640-644, 645.0, 645.2, 670, 671, 673	敗血症 Septicaemia	351	108	56	8.5	5.2	5.6
	その他 Others	849	441	258	20.6	21.0	25.6

実　数　Number　　　　百分率　Percentage

死因 Causes of death (ICD-9)		年次 Year 1980 昭和55	1990 平成２	1994 平成６	1980 昭和55	1990 平成２	1994 平成６
630-676	**総数 Total**	**323**	**105**	**76**	**100.0**	**100.0**	**100.0**
630-646, 650-676	直接産科的死亡 Direct obstetric causes	292	91	69	90.4	86.7	90.8
633	子宮外妊娠 Ectopic pregnancy	22	10	3	6.8	9.5	3.9
641	分娩前出血 Prepartum haemorrhage	38	10	12	11.8	9.5	15.8
642	高血圧 Hypertension	73	14	9	22.6	13.3	11.8
630-632, 634-640, 643-646	妊娠のその他の合併症 Others during pregnancy	28	3	3	8.7	2.9	3.9
666	分娩後異常出血 Postpartum haemorrhage	61	13	13	18.9	12.4	17.1
650-665, 667-669	分娩のその他の合併症 Others during delivery	25	9	8	7.7	8.6	10.5
673	産科的肺塞栓 Pulmonary embolism	19	15	18	5.9	14.3	23.7
670-672, 674-676	産じょくのその他の合併症 Others during puerperium	26	17	3	8.0	16.2	3.9
647-648	間接産科的死亡 Indirect obstetric causes	31	14	7	9.6	13.3	9.2

（注）15頁死因分類修正適用期間参照。
NOTE：See "Application Periods of ICD codes" on page 15.

第40表　死因別，妊産婦死亡数及び割合（平成７年～令和３年）

Maternal Deaths and Percentages by Main Causes, 1995−2021

実　数　Number　　　　百分率　Percentage

死因 Causes of death (ICD-10)		1995 平成７	2000 平成12	2010 平成22	2019 令和元	2020 令和２	2021 令和３	1995 平成７	2000 平成12	2010 平成22	2019 令和元	2020 令和２	2021 令和３
	総数 Total	**85**	**78**	**45**	**29**	**23**	**21**	**100.0**	**100.0**	**100.0**	**100.0**	**100.0**	**100.0**
O00～O92	直接産科的死亡 Direct obstetric causes	67	62	34	17	15	14	78.8	79.5	75.6	58.6	65.2	66.7
O00	子宮外妊娠 Ectopic pregnancy	2	5	3	-	-	-	2.4	6.4	6.7	-	-	-
O10～O16	妊娠，分娩，産じょくにおける浮腫，たんぱく尿及び高血圧性障害 Oedema, proteinuria and hypertensive disorders in pregnancy, childbirth and the puerperium	19	8	2	1	3	1	22.4	10.3	4.4	3.4	13.0	4.8
O44～O45	前置胎盤及び（常位）胎盤早期剥離 Placenta praevia and premature separation of placenta [abruptio placentae]	3	12	4	1	2	-	3.5	15.4	8.9	3.4	8.7	-
O46	分娩前出血，他に分類されないもの Prepartum haemorrhage, not elsewhere classified	-	-	-	-	-	-	-	-	-	-	-	-
O72	分娩後出血 Postpartum haemorrhage	4	11	3	1	1	3	4.7	14.1	6.7	3.4	4.3	14.3
O88	産科的塞栓症 Obstetric embolism	20	14	11	8	4	8	23.5	17.9	24.4	27.6	17.4	38.1
O01～O07, O20～O43, O47～O71, O73～O87, O89～O92	その他の直接産科的死亡 Other direct obstetric causes	19	12	11	6	5	2	22.4	15.4	24.4	20.7	21.7	9.5
O98～O99	間接産科的死亡 Indirect obstetric causes	18	15	11	12	7	5	21.2	19.2	24.4	41.4	30.4	23.8
O95	原因不明の産科的死亡 Obstetric death of unspecified cause	-	1	-	-	-	2	-	1.3	-	-	-	9.5
A34	産科破傷風 Obstetrical tetanus	-	-	-	-	-	-	-	-	-	-	-	-
E230	下垂体の分娩後え〈壊〉死 Postpartum necrosis of pituitary gland	…	…	…	-	-	-	…	…	…	-	-	-
F53	産じょくに関連する精神及び行動の障害 Mental and behavioural disorders associated with the puerperium	…	…	…	-	-	-	…	…	…	-	-	-
M830	産じょく期骨軟化症 puerperal osteomalacia	…	…	…	-	-	-	…	…	…	-	-	-
V01-Y89	傷病及び死亡の外因 External causes of morbidity and mortality	…	…	…	-	1	-	…	…	…	-	4.3	-

Ⅵ 死　　　　　　　　産　FOETAL DEATHS

第41表　都道府県別，死産数及び率（昭和25年～令和３年）

Foetal Deaths and Foetal Death Rates by Prefecture, 1950−2021

都道府県 Prefecture	死産数 Number of foetal deaths								死産率*（出産千対） Foetal death rate (per 1 000 total births)							
	1950 昭和25	1970 昭和45	1980 昭和55	1990 平成２	2000 平成12	2010 平成22	2020 令和２	2021 令和３	1950 昭和25	1970 昭和45	1980 昭和55	1990 平成２	2000 平成12	2010 平成22	2020 令和２	2021 令和３
全国 Total	**216 974**	**135 095**	**77 446**	**53 892**	**38 393**	**26 560**	**17 278**	**16 277**	**84.9**	**65.3**	**46.8**	**42.3**	**31.2**	**24.2**	**20.1**	**19.7**
01 北海道	11 449	9 914	5 790	3 498	2 069	1 260	728	646	72.2	97.4	71.2	60.4	42.4	30.4	24.1	22.0
02 青森	3 885	2 090	1 122	645	471	283	145	150	77.7	73.4	49.0	42.2	35.2	28.3	20.8	22.5
03 岩手	4 278	1 891	1 101	694	480	291	150	129	85.7	78.9	53.1	46.4	37.2	29.0	21.8	19.5
04 宮城	4 940	2 621	1 789	1 260	829	495	311	299	84.9	79.3	54.3	51.3	36.1	25.2	21.0	21.3
05 秋田	3 632	1 495	764	508	304	181	98	100	78.5	77.7	44.7	44.2	32.6	26.4	21.3	22.5
06 山形	3 938	1 365	906	607	419	231	119	98	88.2	73.4	51.0	46.1	37.0	26.0	18.8	16.3
07 福島	5 923	2 348	1 547	1 043	782	487	261	227	80.6	72.7	49.8	43.9	37.0	29.3	22.7	20.9
08 茨城	5 236	2 355	1 340	1 147	933	600	340	355	80.6	57.5	35.5	38.3	32.0	24.4	19.2	21.1
09 栃木	3 697	1 705	1 120	895	626	398	262	253	73.2	58.3	41.4	42.8	31.9	23.6	21.7	21.6
10 群馬	4 649	1 818	1 007	725	599	399	276	247	94.1	58.2	38.5	35.9	29.9	24.3	23.1	21.5
11 埼玉	5 040	4 277	2 792	2 324	1 907	1 375	1 012	929	74.6	44.8	35.8	35.4	27.9	22.6	20.9	20.0
12 千葉	4 360	3 894	2 617	1 993	1 648	1 238	833	744	70.5	51.0	38.4	36.0	28.9	23.4	20.3	19.0
13 東京	12 263	14 081	6 877	4 543	2 995	2 587	2 076	1 975	76.3	57.8	46.8	41.9	29.0	23.4	20.4	20.3
14 神奈川	5 290	5 810	3 628	2 888	2 206	1 666	1 357	1 237	74.5	44.9	37.0	35.1	25.9	20.9	21.8	20.6
15 新潟	6 820	2 212	1 340	850	599	474	239	262	86.5	55.9	39.2	34.1	26.6	25.5	18.1	20.4
16 富山	2 274	1 137	575	392	288	188	116	118	75.4	61.0	40.7	37.5	27.5	22.4	18.2	19.1
17 石川	2 012	1 078	702	507	313	213	131	130	71.3	56.1	44.3	42.1	26.6	21.7	16.7	17.6
18 福井	1 826	829	432	313	226	159	93	103	79.3	63.7	38.7	34.9	27.4	22.6	17.2	19.3
19 山梨	2 238	808	465	339	266	161	103	68	94.8	61.8	44.4	38.0	30.8	23.6	19.5	13.5
20 長野	5 887	1 919	1 145	752	531	395	258	195	105.4	57.6	40.4	34.0	24.4	22.4	19.7	15.3
21 岐阜	3 972	2 030	1 008	770	611	382	206	197	87.4	59.2	37.6	36.6	29.3	22.1	16.8	16.5
22 静岡	6 280	3 495	2 039	1 464	1 088	716	393	408	82.0	56.7	41.4	38.0	29.5	22.0	17.2	18.6
23 愛知	9 123	7 739	3 996	2 860	2 107	1 402	1 012	994	94.1	62.4	43.6	38.8	27.4	19.7	17.9	18.1
24 三重	3 427	1 912	1 007	717	496	335	211	216	84.3	68.1	44.8	38.5	27.2	21.5	18.6	19.3
25 滋賀	2 030	921	672	480	392	286	184	173	86.6	55.8	40.4	34.1	27.1	21.0	17.3	16.8
26 京都	4 587	2 704	1 622	1 039	694	482	297	316	100.1	61.5	48.0	41.2	28.1	22.2	17.7	19.6
27 大阪	11 491	13 185	6 579	4 368	2 760	1 907	1 247	1 178	109.0	72.0	55.5	47.9	30.4	24.8	19.8	19.3
28 兵庫	9 056	6 292	3 200	2 064	1 578	1 070	706	632	99.6	64.6	44.5	36.9	28.2	21.9	18.7	17.5
29 奈良	1 593	960	709	532	379	275	158	134	78.9	52.0	42.6	38.4	27.8	25.1	19.8	17.0
30 和歌山	2 194	1 234	590	423	299	176	111	91	84.6	64.2	42.0	40.1	30.3	22.7	19.0	16.2
31 鳥取	2 335	789	419	300	192	138	88	76	126.6	89.8	48.6	44.7	32.9	28.0	22.7	20.1
32 島根	2 593	907	470	291	201	143	91	80	91.1	79.2	45.1	37.3	29.9	24.2	19.9	17.8
33 岡山	4 615	1 934	1 073	796	600	418	267	251	102.6	63.1	42.0	40.0	30.5	24.3	19.4	18.8
34 広島	4 180	3 112	1 668	1 177	784	555	388	356	73.4	65.3	42.7	39.2	27.8	21.3	19.4	18.7
35 山口	4 285	2 194	1 086	650	463	265	148	144	91.1	81.9	52.0	45.2	34.1	22.4	17.7	17.7
36 徳島	2 359	971	552	327	199	152	93	87	84.8	75.7	49.7	39.5	26.8	25.1	20.2	19.7
37 香川	2 524	810	497	353	297	206	124	128	92.9	52.8	36.8	35.6	29.4	23.9	19.7	20.2
38 愛媛	3 899	1 592	1 036	703	430	341	193	177	78.9	65.1	49.9	45.9	31.5	29.0	23.3	21.6
39 高知	1 849	790	515	363	284	166	76	83	74.3	62.5	52.1	48.1	40.0	29.2	18.3	19.9
40 福岡	10 752	6 199	3 753	2 689	1 858	1 366	820	799	89.7	81.7	55.1	52.9	37.8	28.3	20.6	20.8
41 佐賀	2 501	1 083	670	494	371	233	116	108	77.0	75.9	51.0	49.2	40.7	29.6	19.0	18.1
42 長崎	4 837	2 693	1 544	879	656	362	192	168	81.4	91.6	64.9	50.5	44.5	29.3	20.5	18.6
43 熊本	4 807	2 062	1 409	1 101	808	430	282	294	79.9	75.9	54.5	54.8	44.7	25.8	21.2	22.7
44 大分	3 534	1 636	1 013	708	404	312	159	141	87.8	85.1	58.5	57.4	35.7	30.0	20.5	18.9
45 宮崎	4 035	1 863	1 074	751	536	317	195	148	102.5	98.8	59.5	58.4	46.3	30.1	24.6	19.1
46 鹿児島	4 352	2 167	1 596	1 072	739	467	278	263	73.3	81.9	61.1	53.7	43.4	30.0	23.3	22.1
47 沖縄	…	…	540	576	647	560	323	367	…	…	25.9	32.6	37.1	31.7	21.2	24.6
外国 Foreign countries	…	…	…	…	17	12	5	2	…	…	…	…	…	…	…	…
不詳 Not stated	127	174	50	22	12	5	7	1	…	…	…	…	…	…	…	…

（注）　＊11頁の8.参照。
NOTE：＊See note 8 on page 13.

第42表　都道府県別，自然死産率及び人工死産率（昭和25年～令和３年）

Rates of Spontaneous Foetal Death and Artificial Foetal Death by Prefecture, 1950−2021

都道府県 Prefecture	自然死産率（出産千対） Spontaneous foetal death rates (per 1 000 total births)								人工死産率（出産千対） Artificial foetal death rates (per 1 000 total births)							
	1950 昭和25	1970 昭和45	1980 昭和55	1990 平成2	2000 平成12	2010 平成22	2020 令和2	2021 令和3	1950 昭和25	1970 昭和45	1980 昭和55	1990 平成2	2000 平成12	2010 平成22	2020 令和2	2021 令和3
全国 Total	**41.7**	**40.6**	**28.8**	**18.3**	**13.2**	**11.2**	**9.5**	**9.8**	**43.2**	**24.7**	**18.0**	**23.9**	**18.1**	**13.0**	**10.6**	**9.9**
01 北海道	33.1	43.1	34.4	20.9	15.4	12.4	10.0	10.4	39.2	54.4	36.8	39.5	27.0	18.1	14.0	11.5
02 青森	36.9	41.7	32.1	20.4	14.9	14.2	12.5	11.7	40.8	31.7	16.9	21.9	20.2	14.1	8.3	10.8
03 岩手	41.4	38.1	23.0	15.8	12.3	13.3	13.1	10.6	44.3	40.8	30.1	30.6	24.9	15.7	8.7	8.9
04 宮城	40.5	36.1	26.2	18.1	13.7	10.7	9.5	11.0	44.5	43.2	28.1	33.2	22.3	14.5	11.5	10.2
05 秋田	42.5	33.9	20.4	15.5	12.0	14.8	13.7	12.2	36.0	43.7	24.3	28.7	20.6	11.5	7.6	10.4
06 山形	36.7	31.6	21.7	15.4	14.0	13.1	10.4	8.7	51.5	41.9	29.3	30.7	22.9	12.9	8.4	7.7
07 福島	38.9	40.3	28.5	18.7	15.8	13.1	9.2	11.5	41.7	32.4	21.3	25.2	21.3	16.3	13.5	9.4
08 茨城	49.1	39.6	24.7	17.6	12.9	10.6	8.9	11.0	31.5	17.9	10.8	20.7	19.1	13.8	10.3	10.0
09 栃木	40.8	38.9	29.1	20.6	14.3	10.0	10.3	11.1	32.4	19.5	12.3	22.3	17.7	13.6	11.4	10.5
10 群馬	46.7	37.7	26.4	17.9	11.9	11.8	11.1	9.8	47.3	20.5	12.1	18.0	18.0	12.5	12.1	11.8
11 埼玉	47.3	34.7	25.9	18.7	13.8	11.3	9.2	9.4	27.2	10.2	9.9	16.7	14.1	11.3	11.7	10.6
12 千葉	45.0	38.5	29.9	20.1	16.4	11.9	10.0	10.3	25.5	12.5	8.4	15.9	12.5	11.5	10.3	8.7
13 東京	44.8	42.7	32.6	20.7	13.2	10.3	9.4	9.2	31.6	15.1	14.2	21.1	15.8	13.0	11.0	11.1
14 神奈川	45.5	33.5	27.1	17.8	13.1	10.9	9.2	10.0	29.0	11.3	9.9	17.3	12.8	10.0	12.6	10.6
15 新潟	38.7	32.8	25.1	16.2	13.6	12.5	8.6	10.7	47.9	23.1	14.1	17.9	13.1	13.0	9.5	9.6
16 富山	34.1	41.1	28.2	21.5	13.6	12.7	8.3	11.9	41.4	19.9	12.5	16.0	14.0	9.8	9.9	7.1
17 石川	38.6	44.4	30.4	22.5	14.6	12.4	8.3	10.0	32.7	11.8	13.9	19.6	12.0	9.3	8.4	7.6
18 福井	44.6	49.2	26.5	14.7	13.0	10.2	9.2	11.8	34.6	14.5	12.2	20.2	14.4	12.4	8.0	7.5
19 山梨	56.0	45.4	33.1	22.5	17.1	10.0	12.5	7.5	38.8	16.4	11.3	15.5	13.7	13.7	7.0	6.0
20 長野	42.5	35.1	27.9	16.0	11.3	10.3	10.1	8.5	62.9	22.5	12.5	17.9	13.1	12.1	9.5	6.8
21 岐阜	37.0	38.8	25.0	16.5	11.9	9.9	8.2	8.6	50.4	20.4	12.6	20.1	17.3	12.2	8.5	8.0
22 静岡	41.3	37.1	24.5	16.3	12.6	11.6	8.5	10.1	40.7	19.6	17.0	21.7	16.9	10.3	8.7	8.5
23 愛知	37.7	38.6	24.9	14.7	11.8	9.3	9.4	9.3	56.4	23.8	18.7	24.0	15.7	10.3	8.5	8.8
24 三重	38.8	41.4	25.3	16.9	12.1	11.7	8.1	8.4	45.5	26.8	19.6	21.6	15.1	9.8	10.5	10.9
25 滋賀	38.3	36.4	28.6	16.5	12.8	11.9	8.8	8.2	48.2	19.4	11.9	17.6	14.3	9.1	8.6	8.6
26 京都	42.2	39.6	31.2	18.5	12.0	9.6	8.8	10.6	57.9	21.9	16.9	22.7	16.1	12.6	8.9	9.0
27 大阪	50.1	45.7	34.0	19.7	12.0	10.7	8.1	9.2	59.0	26.3	21.5	28.2	18.3	14.1	11.6	10.2
28 兵庫	50.1	43.8	29.6	16.8	12.4	10.5	9.6	8.9	49.5	20.8	14.9	20.1	15.8	11.4	9.1	8.6
29 奈良	53.3	37.5	31.8	18.6	14.4	12.6	9.1	8.4	25.7	14.5	10.7	19.9	13.3	12.5	10.6	8.6
30 和歌山	43.9	43.2	29.4	18.2	11.9	10.0	7.7	7.0	40.7	21.1	12.7	21.9	18.4	12.6	11.3	9.3
31 鳥取	42.1	43.4	24.7	17.6	11.3	13.6	13.4	11.9	84.5	46.4	23.9	27.1	21.6	14.4	9.3	8.2
32 島根	40.1	38.8	25.2	16.8	10.9	11.4	13.1	9.6	51.0	40.5	19.8	20.5	19.0	12.9	6.8	8.2
33 岡山	45.1	37.4	21.9	13.7	10.1	9.5	8.8	8.5	57.5	25.7	20.1	26.3	20.4	14.8	10.6	10.3
34 広島	39.9	45.4	28.2	15.9	11.1	9.7	10.0	9.5	33.5	19.9	14.5	23.3	16.7	11.5	9.4	9.2
35 山口	40.1	45.3	30.9	17.9	14.5	10.7	9.6	10.0	51.0	36.6	21.1	27.3	19.6	11.7	8.1	7.8
36 徳島	48.2	45.0	29.7	14.4	11.5	12.1	10.4	9.9	36.6	30.7	20.1	25.2	15.4	13.0	9.8	9.7
37 香川	38.7	35.4	23.6	14.6	12.9	14.5	8.7	7.6	54.2	17.4	13.3	21.0	16.5	9.4	10.9	12.6
38 愛媛	38.0	38.2	31.3	19.2	12.3	9.5	12.2	10.0	40.9	26.9	18.6	26.7	19.2	19.5	11.1	11.6
39 高知	37.1	38.7	31.5	14.3	13.2	11.4	7.9	9.3	37.2	23.8	20.5	33.8	26.8	17.8	10.3	10.5
40 福岡	41.9	47.5	30.0	20.7	12.1	12.1	9.4	10.0	47.7	34.2	25.1	32.2	25.7	16.3	11.2	10.9
41 佐賀	35.0	46.0	27.6	17.0	15.5	13.1	11.8	9.1	42.0	29.9	23.4	32.1	25.2	16.5	7.2	9.1
42 長崎	35.5	44.2	29.0	16.6	16.0	14.0	10.2	8.7	45.8	47.3	35.9	33.9	28.5	15.3	10.2	9.9
43 熊本	39.8	41.8	26.6	17.2	11.6	10.3	9.9	11.3	40.1	34.0	27.8	37.6	33.1	15.5	11.3	11.4
44 大分	43.2	40.5	30.0	16.0	13.6	12.3	11.8	8.7	44.6	44.7	28.5	41.3	22.1	17.7	8.8	10.2
45 宮崎	39.2	40.2	27.8	16.8	11.7	9.8	12.5	11.2	63.3	58.7	31.6	41.6	34.6	20.3	12.1	7.9
46 鹿児島	41.4	49.6	38.1	27.7	13.2	11.6	10.3	10.5	31.9	32.3	23.0	26.0	30.3	18.3	13.0	11.6
47 沖縄	…	…	23.0	21.3	19.5	14.4	10.0	13.4	…	…	2.9	11.3	17.6	17.3	11.1	11.2

第９図　自然死産率及び人工死産率（昭和25年～令和３年）

Rates of Spontaneous Foetal Death and Artificial Foetal Death, 1950−2021

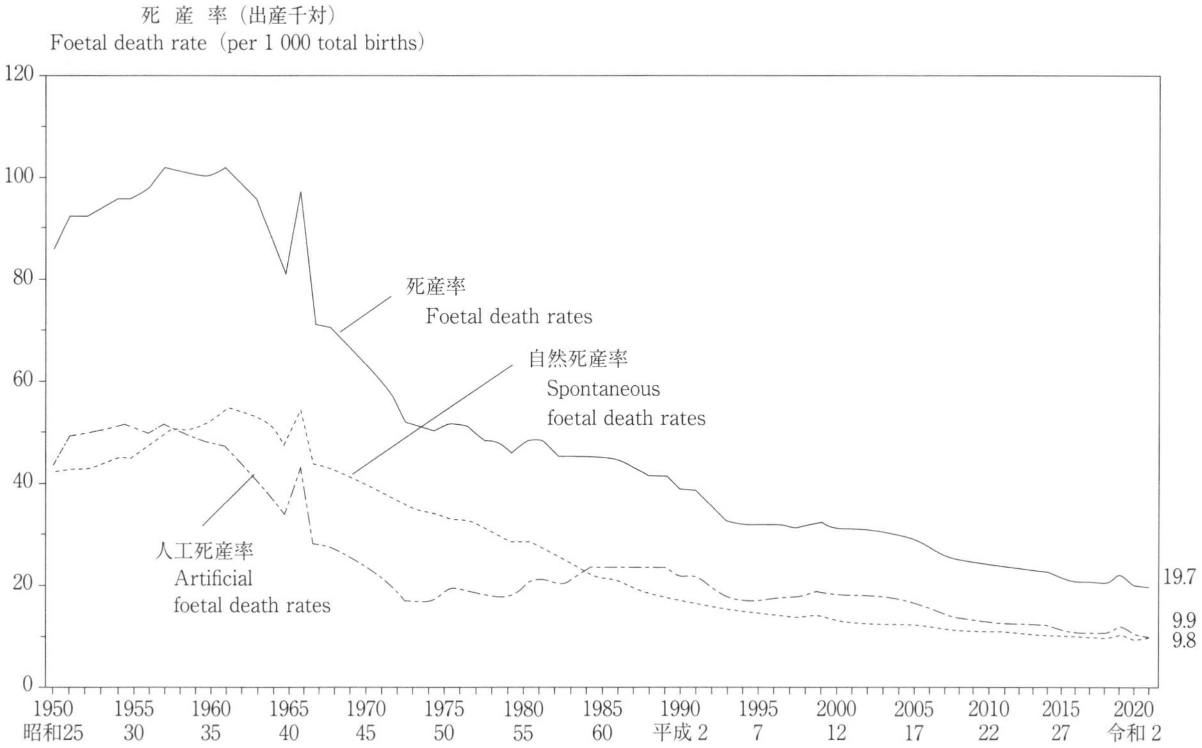

Ⅶ 人工妊娠中絶

第43表 都道府県別，年齢別，
Induced Abortions by Age of

実 数 Number

都道府県 Prefecture	総数 Total	20歳未満 Under 20y.	20～24	25～29	30～34	35～39	40～44	45～49	50歳以上 50y. and over	不詳 Not stated
全国 Total	**126 174**	**9 093**	**30 882**	**26 087**	**23 386**	**23 435**	**12 018**	**1 252**	**19**	**2**
01 北海道	5 027	420	1 313	1 045	858	888	454	48	1	-
02 青森	1 187	81	257	228	253	228	130	10	-	-
03 岩手	1 081	59	209	200	220	258	119	15	1	-
04 宮城	2 509	185	592	510	471	470	254	27	-	-
05 秋田	695	38	151	152	129	136	80	9	-	-
06 山形	781	59	140	130	147	191	106	8	-	-
07 福島	1 757	117	327	359	346	413	181	14	-	-
08 茨城	1 257	75	241	242	263	267	148	20	1	-
09 栃木	1 800	132	370	361	379	355	189	12	-	2
10 群馬	1 783	135	416	350	340	350	172	20	-	-
11 埼玉	5 490	416	1 010	1 070	1 124	1 221	580	69	-	-
12 千葉	4 291	290	922	794	837	917	468	62	1	-
13 東京	22 341	1 388	6 784	5 305	3 731	3 285	1 632	209	7	-
14 神奈川	8 660	632	2 185	1 739	1 534	1 594	899	75	2	-
15 新潟	1 741	122	365	300	345	387	208	14	-	-
16 富山	775	61	152	155	155	150	90	12	-	-
17 石川	919	83	213	159	164	177	106	17	-	-
18 福井	704	44	137	144	134	160	78	7	-	-
19 山梨	410	20	79	77	85	90	56	3	-	-
20 長野	1 751	107	357	347	375	332	213	20	-	-
21 岐阜	1 313	100	285	199	253	310	152	14	-	-
22 静岡	2 800	242	546	533	518	617	313	31	-	-
23 愛知	7 809	568	1 913	1 576	1 457	1 452	773	70	-	-
24 三重	1 361	106	282	270	265	284	139	15	-	-
25 滋賀	975	105	180	170	166	216	118	20	-	-
26 京都	2 122	168	518	422	413	382	203	16	-	-
27 大阪	11 599	880	3 273	2 584	2 047	1 815	907	92	1	-
28 兵庫	3 840	250	859	798	753	736	395	49	-	-
29 奈良	718	49	155	118	139	162	87	8	-	-
30 和歌山	693	61	134	124	132	147	89	6	-	-
31 鳥取	652	42	134	132	124	148	65	7	-	-
32 島根	512	40	99	101	97	111	57	7	-	-
33 岡山	1 871	156	470	381	349	351	149	15	-	-
34 広島	3 089	240	732	646	607	533	297	34	-	-
35 山口	1 238	85	313	262	203	231	131	13	-	-
36 徳島	704	56	138	143	138	147	74	8	-	-
37 香川	830	55	192	165	163	159	88	8	-	-
38 愛媛	1 243	103	279	265	223	249	108	15	1	-
39 高知	694	53	144	125	144	146	78	4	-	-
40 福岡	6 883	515	1 724	1 436	1 224	1 288	633	60	3	-
41 佐賀	836	46	179	167	186	174	75	9	-	-
42 長崎	1 376	103	300	259	277	276	146	15	-	-
43 熊本	1 964	151	430	385	402	399	181	16	-	-
44 大分	1 124	83	245	225	226	223	116	6	-	-
45 宮崎	1 402	108	297	239	291	308	148	11	-	-
46 鹿児島	1 811	124	383	337	363	392	191	20	1	-
47 沖縄	1 756	140	458	358	336	310	142	12	-	-

(注)「衛生行政報告例」(令和3年度)
SOURCE：Report on Public Health Administration and Services (Fiscal Year 2021)

INDUCED ABORTIONS

人工妊娠中絶（令和３年度）

Woman and Prefecture, FY2021

実施率（女性総人口千対） Rate (per 1 000 females)

都道府県 Prefecture	総数* Total	20歳未満** Under 20y.	20～24	25～29	30～34	35～39	40～44	45～49
全国 Total	5.1	3.3	10.1	8.4	7.3	6.5	3.0	0.3
01 北海道	5.3	4.0	11.9	9.3	7.1	6.2	2.8	0.2
02 青森	5.8	3.2	12.2	10.4	10.1	7.1	3.5	0.2
03 岩手	5.4	2.4	10.0	9.1	8.8	8.3	3.3	0.4
04 宮城	5.5	3.6	10.0	9.1	7.9	6.8	3.3	0.3
05 秋田	4.8	2.1	11.6	10.1	7.2	5.9	3.0	0.3
06 山形	4.4	2.6	7.4	6.8	6.4	6.8	3.3	0.2
07 福島	5.7	3.0	10.2	10.0	8.4	8.6	3.4	0.2
08 茨城	2.4	1.2	3.8	4.0	4.0	3.4	1.7	0.2
09 栃木	5.1	3.1	9.3	8.8	8.2	6.6	3.1	0.2
10 群馬	5.1	3.1	9.9	8.5	7.7	7.0	2.9	0.3
11 埼玉	3.7	2.6	5.3	5.6	5.9	5.7	2.4	0.2
12 千葉	3.4	2.1	5.8	5.0	5.2	5.0	2.3	0.3
13 東京	7.0	5.3	16.0	10.8	8.0	6.8	3.2	0.4
14 神奈川	4.6	3.2	8.7	7.0	6.3	5.9	2.9	0.2
15 新潟	4.6	2.7	8.7	7.0	7.0	6.7	3.2	0.2
16 富山	4.3	2.8	7.6	7.4	7.0	5.8	2.9	0.3
17 石川	4.3	3.2	7.9	6.4	6.1	5.9	3.0	0.4
18 福井	5.2	2.6	9.1	9.0	7.4	8.0	3.4	0.3
19 山梨	2.9	1.1	4.4	4.8	4.7	4.5	2.4	0.1
20 長野	4.9	2.4	9.6	8.7	8.5	6.4	3.4	0.3
21 岐阜	3.6	2.2	6.3	4.9	5.8	6.0	2.6	0.2
22 静岡	4.3	3.1	7.6	7.0	6.1	6.3	2.8	0.2
23 愛知	5.1	3.3	9.6	7.9	7.2	6.6	3.2	0.2
24 三重	4.2	2.7	7.2	7.1	6.5	6.0	2.6	0.2
25 滋賀	3.5	3.1	5.0	5.3	4.6	5.3	2.5	0.4
26 京都	4.1	2.9	6.7	6.3	6.6	5.4	2.5	0.2
27 大阪	6.4	4.6	13.2	10.4	8.5	7.1	3.2	0.3
28 兵庫	3.6	2.0	6.5	6.4	5.7	4.8	2.3	0.2
29 奈良	2.9	1.6	4.8	4.2	4.6	4.6	2.2	0.2
30 和歌山	4.4	3.1	7.9	6.9	6.6	6.4	3.4	0.2
31 鳥取	6.7	3.5	12.2	12.0	9.5	9.9	3.8	0.4
32 島根	4.6	2.9	8.3	7.8	6.5	6.5	3.0	0.3
33 岡山	5.2	3.6	9.6	8.7	7.6	6.8	2.6	0.2
34 広島	5.8	3.9	11.4	10.1	8.9	6.9	3.4	0.3
35 山口	5.5	3.0	12.0	10.5	7.5	6.8	3.4	0.3
36 徳島	5.7	3.7	9.2	11.0	9.2	7.7	3.5	0.3
37 香川	4.8	2.6	10.1	8.7	7.4	6.1	2.9	0.2
38 愛媛	5.4	3.7	11.2	10.2	7.7	7.1	2.7	0.3
39 高知	6.1	3.8	12.0	10.4	10.3	8.6	3.9	0.2
40 福岡	6.6	4.5	12.5	10.7	8.9	8.2	3.7	0.3
41 佐賀	5.6	2.4	9.9	9.8	9.8	7.6	3.0	0.3
42 長崎	6.2	3.7	12.5	10.4	9.6	8.1	3.8	0.3
43 熊本	6.3	3.9	11.9	10.4	9.8	8.1	3.4	0.3
44 大分	5.7	3.5	11.1	10.2	9.0	7.4	3.4	0.2
45 宮崎	7.5	4.5	15.6	11.4	12.1	10.3	4.5	0.3
46 鹿児島	6.5	3.5	12.8	10.9	9.8	8.7	3.9	0.4
47 沖縄	5.8	3.7	13.1	9.4	8.0	6.5	2.9	0.2

（注）＊15歳以上50歳未満の女性総人口千対の率である。
＊＊15歳以上20歳未満の女性総人口千対の率である（15歳未満の人口妊娠中絶件数を含む）。

NOTES： ＊Calculated per 1 000 female population from 15 to 49 years of age.
＊＊Calculated per 1 000 female population from 15 to 19 years of age (including induced abortions by women under the age of 14).

第44表　年齢別，人工妊娠中絶（昭和30年～令和３年度）

Induced Abortions by Age of Woman, 1955−FY2021

実　数　Number

年　　次 Year		総　数 **Total**	20歳未満 Under 20y.	20～24	25～29	30～34	35～39	40～44	45～49	50歳以上 50y. and over	不　詳 Not stated
1955	昭和30	**1 170 143**	14 475	181 522	309 195	315 788	225 152	109 652	13 027	268	1 064
1960	35	**1 063 256**	14 697	168 626	304 100	278 978	205 361	80 716	9 650	253	875
1965	40	**843 248**	13 303	142 038	235 458	230 352	145 583	68 515	6 611	237	1 151
1970	45	**732 033**	14 314	141 355	192 866	187 142	134 464	54 101	6 656	162	973
1975	50	**671 597**	12 123	111 468	184 281	177 452	123 060	56 634	5 596	208	775
1980	55	**598 084**	19 048	90 337	131 826	177 506	123 277	50 280	5 215	132	463
1985	60	**550 127**	28 038	88 733	95 195	142 474	139 594	51 302	4 434	94	263
1990	平成２	**456 797**	32 431	86 367	79 205	98 232	101 705	54 924	3 753	58	122
1995	7	**343 024**	26 117	79 712	65 727	68 592	65 470	33 586	3 734	69	17
2000	12	**341 146**	44 477	82 598	72 626	61 836	53 078	24 117	2 287	42	85
2005	17	**289 127**	30 119	72 217	59 911	59 748	46 038	19 319	1 663	28	84
2010***	22	**212 694**	20 357	47 089	45 724	42 206	39 964	15 983	1 334	25	12
2011	23	**202 106**	20 903	44 087	42 708	39 917	37 648	15 697	1 108	21	17
2012	24	**196 639**	20 659	43 269	40 900	38 362	36 112	16 133	1 163	14	27
2013	25	**186 253**	19 359	40 268	37 999	36 757	34 115	16 477	1 237	22	19
2014	26	**181 905**	17 854	39 851	36 594	36 621	33 111	16 558	1 281	17	18
2015	27	**176 388**	16 113	39 430	35 429	35 884	31 765	16 368	1 340	18	41
2016	28	**168 015**	14 666	38 561	33 050	34 256	30 307	15 782	1 352	14	27
2017	29	**164 621**	14 128	39 270	32 222	33 082	29 641	14 876	1 363	11	28
2018	30	**161 741**	13 588	40 408	31 437	31 481	28 887	14 508	1 388	13	31
2019	令和元	**156 430**	12 678	39 805	31 392	29 402	28 131	13 589	1 399	11	23
2020	2	**141 433**	10 309	35 434	28 622	26 555	25 993	13 187	1 319	10	4
2021	3	**126 174**	9 093	30 882	26 087	23 386	23 435	12 018	1 252	19	2

実施率（女子総人口千対）　**Rate**（per 1 000 females）

年　　次 Year		総　数* **Total**	20歳未満** Under 20y.	20～24	25～29	30～34	35～39	40～44	45～49
1955	昭和30	**50.2**	3.4	43.1	80.8	95.1	80.5	41.8	5.8
1960	35	**42.0**	3.2	40.2	73.9	74.0	62.7	29.4	3.8
1965	40	**30.2**	2.5	31.1	56.0	56.0	38.8	21.2	2.5
1970	45	**24.8**	3.2	26.4	42.2	44.7	32.9	14.7	2.1
1975	50	**22.1**	3.1	24.7	34.3	38.4	29.2	13.8	1.5
1980	55	**19.5**	4.7	23.3	29.3	33.2	26.8	12.0	1.3
1985	60	**17.8**	6.4	22.0	24.6	31.5	26.2	11.2	1.1
1990	平成２	**14.5**	6.6	19.8	19.7	25.4	22.7	10.3	0.8
1995	7	**11.1**	6.2	16.6	15.4	17.2	16.9	7.5	0.7
2000	12	**11.7**	12.1	20.5	15.4	14.5	13.2	6.2	0.5
2005	17	**10.3**	9.4	20.0	14.6	12.4	10.6	4.8	0.4
2010***	22	**7.9**	6.9	14.9	12.7	10.3	8.3	3.7	0.3
2011	23	**7.5**	7.1	14.1	12.0	10.0	7.9	3.4	0.3
2012	24	**7.4**	7.0	14.1	11.8	9.9	7.8	3.4	0.3
2013	25	**7.0**	6.6	13.3	11.3	9.8	7.6	3.4	0.3
2014	26	**6.9**	6.1	13.2	11.2	10.0	7.7	3.4	0.3
2015	27	**6.8**	5.5	13.5	11.2	10.0	7.7	3.4	0.3
2016	28	**6.5**	5.0	12.9	10.6	9.6	7.6	3.3	0.3
2017	29	**6.4**	4.8	13.0	10.5	9.5	7.6	3.2	0.3
2018	30	**6.4**	4.7	13.2	10.4	9.2	7.6	3.2	0.3
2019	令和元	**6.2**	4.5	12.9	10.4	8.9	7.6	3.2	0.3
2020	2	**5.8**	3.8	12.2	9.7	8.3	7.2	3.2	0.3
2021	3	**5.1**	3.3	10.1	8.4	7.3	6.5	3.0	0.3

(注)2000年までは「母体保護統計報告」(暦年)による。2005年度からは「衛生行政報告例」(年度)による。
　＊15歳以上50歳未満の女性総人口千対の率である。
　＊＊15歳以上20歳未満の女性総人口千対の率である(15歳未満の人口妊娠中絶件数を含む)。
　＊＊＊東日本大震災の影響により，福島県の相双保健福祉事務所管轄内の市町村が含まれていない。

SOURCE：(～2000)Report of Artificial Abortions and Sterilization Operations Staistics (Calendar year)
　(2005～)Report on Public Health Administration and Services (Fiscal year)

NOTES：＊Calculated per 1 000 female population from 15 to 49 years of age.
　＊＊Calculated per 1 000 women of 15 to 19 years of age (including induced abortions by women under the age of 14).
　＊＊＊Because of the Great East Japan Earthquake, cities, towns and villages within the jurisdiction of Soso Public Health and Welfare Office of Fukushima are not included.

第10図　人工妊娠中絶実施率（昭和30年～令和３年度）
Rate of Induced Abortion, 1955−FY2021

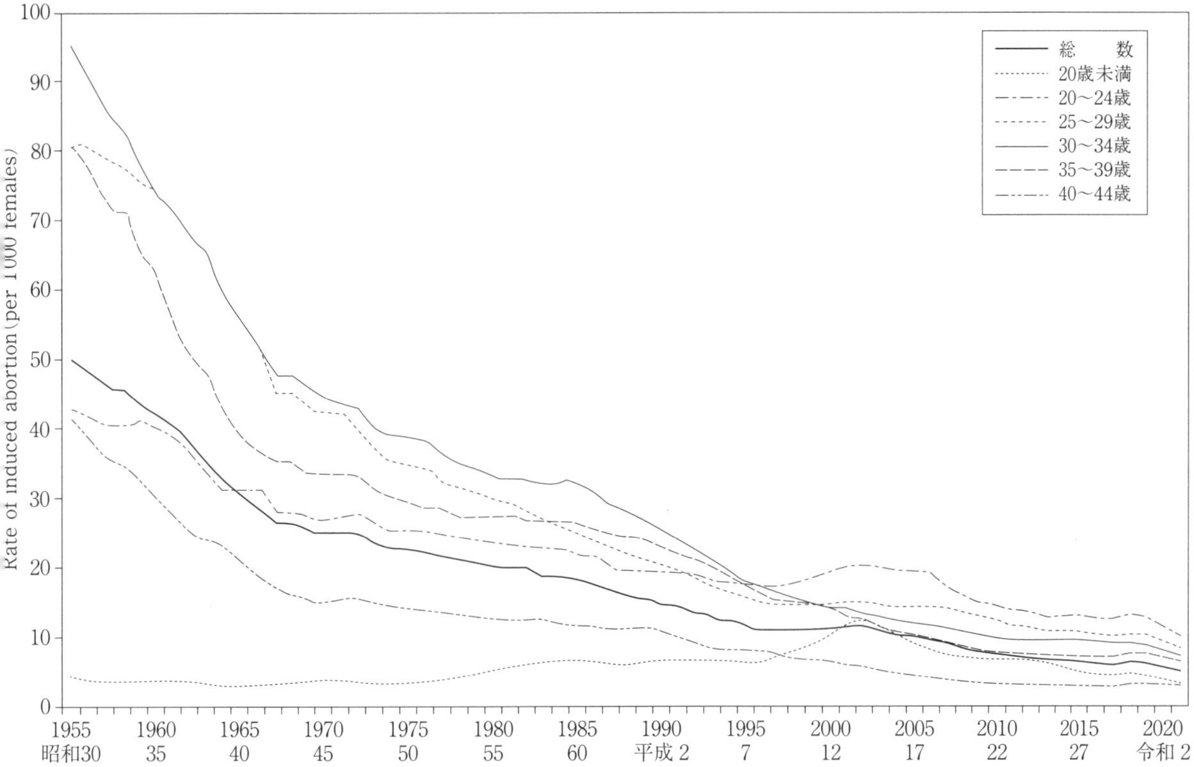

第45表　20歳未満の人工妊娠中絶（平成15年度～令和３年度）
Induced Abortions by Women Under 20 Years of Age, FY2003−2021

	年次 Year		**総数* Total**	13歳未満 Under 13y.	13歳	14歳**	15歳	16歳	17歳	18歳	19歳
実数 Number	2003	平成15	**40 475**	…	…	483	1 548	4 795	7 915	11 087	14 647
	2005	17	**30 119**	…	…	308	1 056	3 277	5 607	8 236	11 635
	2010***	22	**20 357**	…	…	415	1 052	2 594	3 815	5 190	7 291
	2015	27	**16 113**	16	52	202	633	1 845	2 884	4 181	6 300
	2016	28	**14 666**	12	34	174	619	1 452	2 517	3 747	6 111
	2017	29	**14 128**	12	34	172	518	1 421	2 335	3 523	6 113
	2018	30	**13 588**	8	34	148	475	1 356	2 217	3 434	5 916
	2019	令和元	**12 678**	20	29	137	398	1 214	2 155	3 285	5 440
	2020	2	**10 309**	17	23	87	284	947	1 636	2 723	4 592
	2021	3	**9 093**	12	26	87	246	763	1 442	2 466	4 051
実施率（女子総人口千対） Rate (per 1 000 females)	2003	平成15	**11.9**	…	…	…	2.4	7.3	11.8	15.7	19.9
	2005	17	**9.4**	…	…	…	1.7	5.3	8.8	12.4	17.2
	2010***	22	**6.9**	…	…	…	1.8	4.4	6.5	8.8	12.4
	2015	27	**5.5**	…	0.1	0.4	1.1	3.2	4.9	7.1	10.8
	2016	28	**5.0**	…	0.1	0.3	1.1	2.5	4.3	6.3	10.2
	2017	29	**4.8**	…	0.1	0.3	0.9	2.5	4.0	6.0	10.1
	2018	30	**4.7**	…	0.1	0.3	0.9	2.4	3.9	5.8	9.8
	2019	令和元	**4.5**	…	0.1	0.3	0.7	2.2	3.8	5.7	9.0
	2020	2	**3.8**	…	0.0	0.2	0.5	1.7	3.0	4.9	8.1
	2021	3	**3.3**	…	0.0	0.2	0.5	1.5	2.6	4.5	7.1

(注)「衛生行政報告例」（年度）による。
　＊15歳以上20歳未満の女性総人口千対の率である（15歳未満の人口妊娠中絶件数を含む）。
　＊＊平成24年度までは15歳未満の数値である。
　＊＊＊東日本大震災の影響により，福島県の相双保健福祉事務所管轄内の市町村が含まれていない。
SOURCE：Report on Public Health Administration and Services (Fiscal year)
NOTES：＊Calculated per 1 000 women of 15 to 19 years of age (including induced abortions by women under the age of 14).
　＊＊Until 2012, figure of under 15y..
　＊＊＊Because of the Great East Japan Earthquake, cities, towns and villages within the jurisdiction of Soso Public Health and Welfare Office of Fukushima are not included.

第46表　妊娠期間別，人工妊娠中絶件数（昭和30年～令和３年度）
Induced Abortions by Period of Gestation, 1955−FY2021

年次 Year		総数 Total	満７週以前 7 weeks and under	満８～11週 8 to 11 weeks	満12～15週 12 to 15 weeks	満16～19週 16 to 19 weeks	満20～21週 20 to 21 weeks	満22～23週 22 to 23 weeks	満24～27週 24 to 27 weeks	不詳 Not stated
1955	昭和30	**1 170 143**	555 463	517 861	35 710	30 190	22 094		8 358	467
1960	35	**1 063 256**	545 000	443 979	29 183	20 592	17 081		6 846	575
1965	40	**843 248**	460 013	335 920	19 028	13 282	10 063		3 910	1 032
1970	45	**732 033**	408 182	290 198	14 795	9 280	6 309		2 458	811
1975	50	**671 597**	399 423	250 194	10 907	5 606	3 625		1 215	627
1980	55	**598 084**	304 398	258 621	20 634	7 849	5 991		·	591
1985	60	**550 127**	285 704	228 159	18 323	10 047	7 362		·	532
1990	平成２	**456 797**	246 778	180 950	15 403	8 510	5 000		·	156
1995	7	**343 024**	191 460	132 407	10 554	5 960	2 605	·	·	38
2000	12	**341 146**	191 708	129 847	10 690	6 065	2 665	·	·	171
2001	13	**341 588**	193 438	129 140	10 484	5 880	2 532	·	·	114
2002	14	**329 326**	185 310	125 251	10 018	5 900	2 658	·	·	189
2003	15	**319 831**	180 618	121 192	9 461	5 744	2 567	·	·	249
2004	16	**301 673**	170 788	113 873	9 125	5 334	2 409	·	·	144
2005	17	**289 127**	163 779	109 887	8 275	4 899	2 141	·	·	146
2006	18	**276 352**	155 767	105 952	7 760	4 671	2 130	·	·	72
2007	19	**256 672**	144 572	98 663	6 997	4 298	2 097	·	·	45
2008	20	**242 326**	134 604	94 455	6 679	4 263	2 267	·	·	58
2009	21	**226 878**	126 713	87 791	6 399	3 896	2 028	·	·	51
2010*	22	**212 694**	117 538	83 044	5 958	4 048	2 065	·	·	41
2011	23	**202 106**	110 595	79 918	5 679	3 858	2 006	·	·	50
2012	24	**196 639**	107 633	77 388	5 445	3 783	2 344	·	·	46
2013	25	**186 253**	101 027	74 512	5 082	3 582	2 015	·	·	35
2014	26	**181 905**	98 509	72 882	4 828	3 624	2 038	·	·	24
2015	27	**176 388**	95 878	70 584	4 299	3 475	2 115	·	·	37
2016	28	**168 015**	91 652	66 859	4 118	3 277	2 059	·	·	50
2017	29	**164 621**	90 064	65 059	3 984	3 343	2 123	·	·	48
2018	30	**161 741**	88 723	63 865	3 795	3 205	2 107	·	·	46
2019	令和元	**156 430**	86 184	60 880	4 199	3 091	2 053	·	·	23
2020	2	**141 433**	82 408	51 192	3 127	2 852	1 841	·	·	13
2021	3	**126 174**	73 755	45 373	2 774	2 501	1 768	·	·	3

（注）2001年までは「母体保護統計報告」（暦年）による。2002年度からは「衛生行政報告例」（年度）による。
＊東日本大震災の影響により，福島県の相双保健福祉事務所管轄内の市町村が含まれていない。

SOURCE：（～2001）Report of Artificial Abortions and Sterilization Operations Staistics（Calendar year）
（2002～）Report on Public Health Administration and Services（Fiscal year）

NOTE：＊Because of the Great East Japan Earthquake, cities, towns and villages within the jurisdiction of Soso Public Health and Welfare Office of Fukushima are not included.

Ⅷ 周産期死亡 PERINATAL DEATHS

第47表 都道府県別，周産期死亡数及び率（昭和55年～令和３年）

Perinatal Death and Perinatal Mortality Rates by Prefecture, 1980−2021

都道府県 Prefecture	周産期死亡数 Number of perinatal deaths							周産期死亡率*(出産千対) Perinatal mortality rate (per 1 000 total births)						
	1980 昭和55	1990 平成２	2000 平成12	2010 平成22	2019 令和元	2020 令和２	2021 令和３	1980 昭和55	1990 平成２	2000 平成12	2010 平成22	2019 令和元	2020 令和２	2021 令和３
全国 Total	**32 422**	**13 704**	**6 881**	**4 515**	**2 955**	**2 664**	**2 741**	**20.2**	**11.1**	**5.8**	**4.2**	**3.4**	**3.2**	**3.4**
01 北海道	1 857	754	259	171	112	92	113	24.1	13.7	5.5	4.2	3.6	3.1	3.9
02 青森	464	180	103	39	36	32	25	21.0	12.2	7.9	4.0	5.0	4.7	3.8
03 岩手	437	169	75	59	31	21	19	21.9	11.7	6.0	6.0	4.4	3.1	2.9
04 宮城	710	302	125	72	61	56	45	22.4	12.8	5.6	3.8	4.1	3.9	3.3
05 秋田	317	129	38	44	26	18	14	19.1	11.6	4.2	6.5	5.5	4.0	3.2
06 山形	324	146	76	35	24	22	17	18.9	11.5	6.9	4.0	3.7	3.5	2.9
07 福島	706	279	141	75	36	44	44	23.5	12.1	6.9	4.6	3.1	3.9	4.1
08 茨城	806	343	149	112	87	43	76	21.8	11.8	5.3	4.7	4.8	2.5	4.6
09 栃木	563	265	125	63	48	44	45	21.3	13.1	6.6	3.8	3.8	3.7	3.9
10 群馬	492	252	105	71	58	44	38	19.3	12.8	5.4	4.4	4.9	3.8	3.4
11 埼玉	1 404	712	397	252	151	133	126	18.4	11.1	6.0	4.2	3.1	2.8	2.8
12 千葉	1 314	555	389	213	136	160	128	19.7	10.3	7.0	4.1	3.3	4.0	3.3
13 東京	2 734	1 111	566	424	308	296	282	19.2	10.6	5.6	3.9	3.0	3.0	2.9
14 神奈川	1 724	836	521	379	226	200	196	18.0	10.4	6.3	4.8	3.6	3.3	3.3
15 新潟	618	228	146	85	40	41	59	18.6	9.4	6.6	4.7	2.9	3.2	4.7
16 富山	258	102	60	33	26	22	27	18.7	10.1	5.9	4.0	3.9	3.5	4.4
17 石川	296	120	68	54	33	29	23	19.3	10.3	5.9	5.6	4.2	3.7	3.2
18 福井	175	86	60	20	17	22	17	16.1	9.8	7.4	2.9	3.2	4.1	3.2
19 山梨	261	113	65	28	18	24	13	25.5	13.0	7.7	4.2	3.5	4.6	2.6
20 長野	622	235	111	62	46	49	43	22.5	10.9	5.2	3.6	3.4	3.8	3.4
21 岐阜	517	193	112	65	35	26	36	19.7	9.4	5.5	3.8	2.7	2.1	3.1
22 静岡	911	383	201	134	88	79	86	19.0	10.3	5.6	4.2	3.7	3.5	4.0
23 愛知	1 606	666	424	281	203	168	189	18.0	9.3	5.6	4.0	3.5	3.0	3.5
24 三重	432	207	105	67	24	32	31	19.8	11.5	5.9	4.4	2.0	2.9	2.8
25 滋賀	303	120	96	77	46	28	17	18.7	8.8	6.8	5.7	4.3	2.7	1.7
26 京都	607	268	137	97	57	53	56	18.6	11.0	5.7	4.6	3.3	3.2	3.5
27 大阪	2 307	940	486	303	225	150	195	20.3	10.7	5.5	4.0	3.6	2.4	3.3
28 兵庫	1 315	541	288	175	112	120	122	18.9	10.0	5.3	3.6	2.9	3.2	3.4
29 奈良	366	137	67	42	28	26	26	22.5	10.2	5.0	3.9	3.4	3.3	3.3
30 和歌山	278	98	51	34	14	20	12	20.4	9.6	5.3	4.5	2.4	3.5	2.2
31 鳥取	148	72	21	29	18	13	11	17.8	11.1	3.7	6.0	4.5	3.4	3.0
32 島根	237	79	32	23	17	24	13	23.4	10.4	4.9	4.0	3.7	5.3	2.9
33 岡山	370	205	77	59	40	33	38	14.9	10.6	4.0	3.5	2.9	2.4	2.9
34 広島	683	308	130	100	68	62	60	18.0	10.6	4.7	3.9	3.4	3.2	3.2
35 山口	417	176	71	46	37	18	35	20.7	12.7	5.4	4.0	4.2	2.2	4.4
36 徳島	254	87	41	26	19	20	15	23.6	10.9	5.6	4.4	4.2	4.4	3.4
37 香川	202	91	48	37	22	24	13	15.4	9.5	4.9	4.4	3.3	3.9	2.1
38 愛媛	451	165	68	39	24	27	26	22.4	11.2	5.1	3.4	2.8	3.3	3.2
39 高知	222	89	37	19	17	14	15	23.2	12.3	5.4	3.4	4.0	3.4	3.7
40 福岡	1 335	632	251	200	123	109	140	20.4	13.0	5.3	4.3	3.1	2.8	3.7
41 佐賀	266	118	50	35	21	25	28	20.9	12.2	5.7	4.6	3.4	4.2	4.8
42 長崎	557	187	85	53	27	26	35	24.5	11.2	6.0	4.4	2.8	2.8	3.9
43 熊本	551	223	90	56	47	33	48	22.2	11.6	5.2	3.4	3.5	2.5	3.8
44 大分	446	168	64	52	30	36	28	26.8	14.3	5.8	5.1	3.9	4.7	3.8
45 宮崎	442	139	54	31	20	19	23	25.5	11.4	4.9	3.0	2.5	2.5	3.0
46 鹿児島	679	254	92	67	35	34	47	27.0	13.3	5.6	4.4	2.9	2.9	4.0
47 沖縄	391	227	116	70	36	52	46	19.0	13.2	6.9	4.1	2.4	3.5	3.2
外国 Foreign countries	…	…	3	2	1	1	−	…	…	…	…	…	…	…
不詳 Not stated	47	14	5	5	1	−	−	…	…	…	…	…	…	…

（注）＊11頁の８．参照。
NOTE：＊See note 8 on page 13.

第48表　都道府県別，妊娠満22週以後の死産数及び率（昭和55年～令和３年）

Foetal Deaths and Foetal Death Rates at 22 Completed Weeks and Over of Gestation by Prefecture, 1980−2021

都道府県 Prefecture	妊娠満22週以後の死産数 Foetal deaths at 22 completed weeks and over of gestation							妊娠満22週以後の死産率*（出産千対） Foetal death rate at 22 completed weeks and over of gestation (per 1 000 total births)						
	1980 昭和55	1990 平成２	2000 平成12	2010 平成22	2019 令和元	2020 令和２	2021 令和３	1980 昭和55	1990 平成２	2000 平成12	2010 平成22	2019 令和元	2020 令和２	2021 令和３
全国 Total	**26 268**	**11 367**	**5 362**	**3 637**	**2 377**	**2 112**	**2 235**	**16.4**	**9.2**	**4.5**	**3.4**	**2.7**	**2.5**	**2.7**
01 北海道	1 515	647	208	138	91	75	92	19.7	11.7	4.4	3.4	2.9	2.5	3.2
02 青森	368	141	65	30	25	17	23	16.6	9.5	5.0	3.1	3.5	2.5	3.5
03 岩手	337	150	59	53	26	19	13	16.9	10.4	4.7	5.4	3.7	2.8	2.0
04 宮城	553	254	103	61	43	41	35	17.5	10.8	4.6	3.2	2.9	2.8	2.5
05 秋田	253	99	31	39	22	15	11	15.3	8.9	3.4	5.8	4.7	3.3	2.5
06 山形	260	127	56	27	18	16	15	15.2	10.0	5.1	3.1	2.8	2.6	2.5
07 福島	567	243	106	62	28	37	35	18.9	10.6	5.2	3.8	2.4	3.3	3.3
08 茨城	612	295	117	84	69	33	59	16.5	10.1	4.1	3.5	3.8	1.9	3.6
09 栃木	451	215	94	54	37	33	35	17.1	10.6	4.9	3.3	2.9	2.8	3.0
10 群馬	379	210	81	56	46	35	31	14.9	10.7	4.1	3.5	3.9	3.0	2.8
11 埼玉	1 108	586	319	205	124	107	110	14.5	9.2	4.8	3.4	2.6	2.3	2.4
12 千葉	1 084	469	321	169	114	128	104	16.3	8.7	5.8	3.3	2.8	3.2	2.7
13 東京	2 265	945	423	352	258	252	233	15.9	9.0	4.2	3.2	2.5	2.5	2.4
14 神奈川	1 366	680	392	298	180	157	158	14.3	8.5	4.7	3.8	2.8	2.6	2.7
15 新潟	483	192	118	75	30	33	47	14.5	7.9	5.4	4.1	2.2	2.5	3.7
16 富山	206	75	40	26	21	17	21	15.0	7.4	3.9	3.2	3.2	2.7	3.4
17 石川	229	96	56	41	26	25	21	14.9	8.3	4.9	4.3	3.3	3.2	2.9
18 福井	146	65	42	14	11	11	14	13.4	7.4	5.2	2.0	2.1	2.1	2.7
19 山梨	227	98	55	28	14	17	12	22.2	11.3	6.5	4.2	2.7	3.3	2.4
20 長野	505	200	85	48	38	37	36	18.2	9.3	4.0	2.8	2.8	2.9	2.9
21 岐阜	415	165	93	48	27	19	28	15.8	8.1	4.6	2.8	2.1	1.6	2.4
22 静岡	769	320	160	107	67	61	68	16.0	8.6	4.5	3.3	2.8	2.7	3.1
23 愛知	1 297	566	323	224	170	132	146	14.6	7.9	4.3	3.2	3.0	2.4	2.7
24 三重	349	159	83	57	21	23	25	16.0	8.8	4.7	3.7	1.8	2.1	2.3
25 滋賀	240	93	80	60	33	20	13	14.8	6.8	5.6	4.5	3.1	1.9	1.3
26 京都	493	209	103	72	49	47	50	15.1	8.6	4.3	3.4	2.9	2.9	3.2
27 大阪	1 918	762	385	245	187	117	165	16.8	8.7	4.3	3.3	3.0	1.9	2.8
28 兵庫	1 074	438	212	147	89	101	107	15.4	8.1	3.9	3.1	2.3	2.7	3.0
29 奈良	296	107	58	35	21	20	20	18.2	8.0	4.4	3.3	2.5	2.5	2.6
30 和歌山	204	78	39	26	13	18	9	14.9	7.6	4.1	3.4	2.2	3.1	1.6
31 鳥取	121	63	21	19	13	11	10	14.5	9.7	3.7	4.0	3.2	2.9	2.7
32 島根	174	62	27	17	14	18	12	17.2	8.2	4.1	2.9	3.0	4.0	2.7
33 岡山	318	160	62	48	33	27	31	12.8	8.3	3.2	2.9	2.4	2.0	2.4
34 広島	545	260	103	78	55	52	51	14.4	8.9	3.7	3.0	2.7	2.6	2.7
35 山口	323	147	60	32	33	15	26	16.1	10.6	4.6	2.8	3.7	1.8	3.2
36 徳島	218	75	33	22	16	11	13	20.3	9.4	4.5	3.7	3.5	2.4	3.0
37 香川	155	70	36	29	20	19	10	11.8	7.3	3.7	3.4	3.0	3.1	1.6
38 愛媛	373	134	52	33	19	24	22	18.6	9.1	3.9	2.9	2.2	3.0	2.7
39 高知	178	68	29	14	11	11	11	18.6	9.4	4.2	2.5	2.6	2.7	2.7
40 福岡	1 122	528	195	160	96	87	110	17.1	10.8	4.1	3.4	2.4	2.2	2.9
41 佐賀	232	101	38	28	18	20	21	18.3	10.5	4.3	3.7	2.9	3.3	3.6
42 長崎	484	161	65	41	18	16	23	21.3	9.7	4.6	3.4	1.9	1.7	2.6
43 熊本	429	192	70	41	35	28	38	17.2	10.0	4.0	2.5	2.6	2.1	3.0
44 大分	357	146	51	42	26	30	20	21.4	12.4	4.7	4.2	3.4	3.9	2.7
45 宮崎	359	119	41	29	16	17	18	20.7	9.7	3.7	2.8	2.0	2.2	2.4
46 鹿児島	569	219	76	54	25	27	42	22.7	11.5	4.6	3.6	2.1	2.3	3.6
47 沖縄	312	170	94	65	30	35	41	15.2	9.9	5.6	3.8	2.0	2.3	2.8
外国 Foreign countries	…	…	2	1	1	1	－	…	…	…	…	…	…	…
不詳 Not stated	30	8	－	3	－	－	－	…	…	…	…	…	…	…

（注）＊11頁の８.参照。
NOTE: ＊See note 8 on page 13.

第49表　都道府県別，早期新生児死亡数及び率（昭和55年～令和３年）
Early Neonatal Deaths and Early Neonatal Mortality Rates by Prefecture, 1980−2021

都道府県 Prefecture	早期新生児死亡数 Early neonatal deaths							早期新生児死亡率(出生千対) Early neonatal mortality rate(per 1 000 live births)						
	1980 昭和55	1990 平成２	2000 平成12	2010 平成22	2019 令和元	2020 令和２	2021 令和３	1980 昭和55	1990 平成２	2000 平成12	2010 平成22	2019 令和元	2020 令和２	2021 令和３
全国 Total	**6 154**	**2 337**	**1 519**	**878**	**578**	**552**	**506**	**3.9**	**1.9**	**1.3**	**0.8**	**0.7**	**0.7**	**0.6**
01 北海道	342	107	51	33	21	17	21	4.5	2.0	1.1	0.8	0.7	0.6	0.7
02 青森	96	39	38	9	11	15	2	4.4	2.7	2.9	0.9	1.5	2.2	0.3
03 岩手	100	19	16	6	5	2	6	5.1	1.3	1.3	0.6	0.7	0.3	0.9
04 宮城	157	48	22	11	18	15	10	5.0	2.1	1.0	0.6	1.2	1.0	0.7
05 秋田	64	30	7	5	4	3	3	3.9	2.7	0.8	0.7	0.9	0.7	0.7
06 山形	64	19	20	8	6	6	2	3.8	1.5	1.8	0.9	0.9	1.0	0.3
07 福島	139	36	35	13	8	7	9	4.7	1.6	1.7	0.8	0.7	0.6	0.8
08 茨城	194	48	32	28	18	10	17	5.3	1.7	1.1	1.2	1.0	0.6	1.0
09 栃木	112	50	31	9	11	11	10	4.3	2.5	1.6	0.5	0.9	0.9	0.9
10 群馬	113	42	24	15	12	9	7	4.5	2.2	1.2	0.9	1.0	0.8	0.6
11 埼玉	296	126	78	47	27	26	16	3.9	2.0	1.2	0.8	0.6	0.5	0.4
12 千葉	230	86	68	44	22	32	24	3.5	1.6	1.2	0.9	0.5	0.8	0.6
13 東京	469	166	143	72	50	44	49	3.4	1.6	1.4	0.7	0.5	0.4	0.5
14 神奈川	358	156	129	81	46	43	38	3.8	2.0	1.6	1.0	0.7	0.7	0.6
15 新潟	135	36	28	10	10	8	12	4.1	1.5	1.3	0.6	0.7	0.6	1.0
16 富山	52	27	20	7	5	5	6	3.8	2.7	2.0	0.9	0.8	0.8	1.0
17 石川	67	24	12	13	7	4	2	4.4	2.1	1.0	1.4	0.9	0.5	0.3
18 福井	29	21	18	6	6	11	3	2.7	2.4	2.2	0.9	1.1	2.1	0.6
19 山梨	34	15	10	-	4	7	1	3.4	1.7	1.2	-	0.8	1.4	0.2
20 長野	117	35	26	14	8	12	7	4.3	1.6	1.2	0.8	0.6	0.9	0.6
21 岐阜	102	28	19	17	8	7	8	3.9	1.4	0.9	1.0	0.6	0.6	0.7
22 静岡	142	63	41	27	21	18	18	3.0	1.7	1.1	0.8	0.9	0.8	0.8
23 愛知	309	100	101	57	33	36	43	3.5	1.4	1.4	0.8	0.6	0.6	0.8
24 三重	83	48	22	10	3	9	6	3.9	2.7	1.2	0.7	0.3	0.8	0.5
25 滋賀	63	27	16	17	13	8	4	4.0	2.0	1.1	1.3	1.2	0.8	0.4
26 京都	114	59	34	25	8	6	6	3.5	2.4	1.4	1.2	0.5	0.4	0.4
27 大阪	389	178	101	58	38	33	30	3.5	2.0	1.1	0.8	0.6	0.5	0.5
28 兵庫	241	103	76	28	23	19	15	3.5	1.9	1.4	0.6	0.6	0.5	0.4
29 奈良	70	30	9	7	7	6	6	4.4	2.3	0.7	0.7	0.8	0.8	0.8
30 和歌山	74	20	12	8	1	2	3	5.5	2.0	1.3	1.1	0.2	0.3	0.5
31 鳥取	27	9	-	10	5	2	1	3.3	1.4	-	2.1	1.3	0.5	0.3
32 島根	63	17	5	6	3	6	1	6.3	2.3	0.8	1.0	0.7	1.3	0.2
33 岡山	52	45	15	11	7	6	7	2.1	2.4	0.8	0.7	0.5	0.4	0.5
34 広島	138	48	27	22	13	10	9	3.7	1.7	1.0	0.9	0.6	0.5	0.5
35 山口	94	29	11	14	4	3	9	4.7	2.1	0.8	1.2	0.5	0.4	1.1
36 徳島	36	12	8	4	3	9	2	3.4	1.5	1.1	0.7	0.7	2.0	0.5
37 香川	47	21	12	8	2	5	3	3.6	2.2	1.2	1.0	0.3	0.8	0.5
38 愛媛	78	31	16	6	5	3	4	4.0	2.1	1.2	0.5	0.6	0.4	0.5
39 高知	44	21	8	5	6	3	4	4.7	2.9	1.2	0.9	1.4	0.7	1.0
40 福岡	213	104	56	40	27	22	30	3.3	2.2	1.2	0.9	0.7	0.6	0.8
41 佐賀	34	17	12	7	3	5	7	2.7	1.8	1.4	0.9	0.5	0.8	1.2
42 長崎	73	26	20	12	9	10	12	3.3	1.6	1.4	1.0	0.9	1.1	1.4
43 熊本	122	31	20	15	12	5	10	5.0	1.6	1.2	0.9	0.9	0.4	0.8
44 大分	89	22	13	10	4	6	8	5.5	1.9	1.2	1.0	0.5	0.8	1.1
45 宮崎	83	20	13	2	4	2	5	4.9	1.7	1.2	0.2	0.5	0.3	0.7
46 鹿児島	110	35	16	13	10	7	5	4.5	1.9	1.0	0.9	0.8	0.6	0.4
47 沖縄	79	57	22	5	6	17	5	3.9	3.3	1.3	0.3	0.4	1.1	0.3
外国 Foreign countries	…	…	1	1	-	-	-	…	…	…	…	…	…	…
不詳 Not stated	17	6	5	2	1	-	-	…	…	…	…	…	…	…

第50表　都道府県（特別区－指定都市再掲）別，死産数，新生児死亡数，周産期死亡数及び率（令和３年）

Foetal Deaths, Neonatal Deaths and Perinatal Deaths by Prefecture (Special ward-Designated city (Regrouped)), 2021

都道府県 Prefecture	死産 Foetal deaths				新生児死亡 Neonatal deaths			周産期死亡 Perinatal deaths	
	総数 Total	妊娠満22週未満 Under 22 weeks completed of gestation	妊娠満22週以後 22 weeks completed and over of gestation (A)数 (A)Number	率(出産千対)* Rate (per 1 000 total births)	総数 Total	早期新生児死亡 Early neonatal mortality (B)数 (B)Number	率(出生千対)* Rate (Per 1 000 live births)	数〔(A)+(B)〕 Number 〔(A)+(B)〕	率*(出産千対) Rate (per 1 000 total births)
全国 Total	**16 277**	**14 040**	**2 235**	**2.7**	**658**	**506**	**0.6**	**2 741**	**3.4**
01 北海道	646	554	92	3.2	27	21	0.7	113	3.9
02 青森	150	127	23	3.5	3	2	0.3	25	3.8
03 岩手	129	116	13	2.0	6	6	0.9	19	2.9
04 宮城	299	264	35	2.5	11	10	0.7	45	3.3
05 秋田	100	89	11	2.5	3	3	0.7	14	3.2
06 山形	98	83	15	2.5	3	2	0.3	17	2.9
07 福島	227	192	35	3.3	13	9	0.8	44	4.1
08 茨城	355	295	59	3.6	22	17	1.0	76	4.6
09 栃木	253	218	35	3.0	12	10	0.9	45	3.9
10 群馬	247	216	31	2.8	7	7	0.6	38	3.4
11 埼玉	929	819	110	2.4	21	16	0.4	126	2.8
12 千葉	744	640	104	2.7	29	24	0.6	128	3.3
13 東京	1 975	1 741	233	2.4	68	49	0.5	282	2.9
14 神奈川	1 237	1 079	158	2.7	45	38	0.6	196	3.3
15 新潟	262	215	47	3.7	12	12	1.0	59	4.7
16 富山	118	97	21	3.4	7	6	1.0	27	4.4
17 石川	130	109	21	2.9	5	2	0.3	23	3.2
18 福井	103	89	14	2.7	4	3	0.6	17	3.2
19 山梨	68	56	12	2.4	3	1	0.2	13	2.6
20 長野	195	159	36	2.9	7	7	0.6	43	3.4
21 岐阜	197	169	28	2.4	10	8	0.7	36	3.1
22 静岡	408	340	68	3.1	27	18	0.8	86	4.0
23 愛知	994	848	146	2.7	54	43	0.8	189	3.5
24 三重	216	191	25	2.3	10	6	0.5	31	2.8
25 滋賀	173	160	13	1.3	6	4	0.4	17	1.7
26 京都	316	266	50	3.2	8	6	0.4	56	3.5
27 大阪	1 178	1 013	165	2.8	40	30	0.5	195	3.3
28 兵庫	632	525	107	3.0	23	15	0.4	122	3.4
29 奈良	134	114	20	2.6	7	6	0.8	26	3.3
30 和歌山	91	82	9	1.6	4	3	0.5	12	2.2
31 鳥取	76	66	10	2.7	3	1	0.3	11	3.0
32 島根	80	68	12	2.7	1	1	0.2	13	2.9
33 岡山	251	220	31	2.4	9	7	0.5	38	2.9
34 広島	356	305	51	2.7	11	9	0.5	60	3.2
35 山口	144	118	26	3.2	11	9	1.1	35	4.4
36 徳島	87	74	13	3.0	3	2	0.5	15	3.4
37 香川	128	118	10	1.6	5	3	0.5	13	2.1
38 愛媛	177	155	22	2.7	5	4	0.5	26	3.2
39 高知	83	72	11	2.7	5	4	1.0	15	3.7
40 福岡	799	689	110	2.9	39	30	0.8	140	3.7
41 佐賀	108	87	21	3.6	7	7	1.2	28	4.8
42 長崎	168	145	23	2.6	16	12	1.4	35	3.9
43 熊本	294	256	38	3.0	13	10	0.8	48	3.8
44 大分	141	121	20	2.7	8	8	1.1	28	3.8
45 宮崎	148	130	18	2.4	5	5	0.7	23	3.0
46 鹿児島	263	221	42	3.6	8	5	0.4	47	4.0
47 沖縄	367	326	41	2.8	12	5	0.3	46	3.2
外国 Foreign countries	2	2	-	…	-	-	…	-	…
不詳 Not stated	1	1	-	…	-	-	…	-	…
特別区－指定都市（再掲） Special ward-Designated city (Regrouped)									
50東京都区部	1 450	1 289	160	2.3	51	38	0.5	198	2.8
51札幌市	269	224	45	3.7	11	9	0.8	54	4.5
52仙台市	152	134	18	2.5	5	5	0.7	23	3.1
53さいたま市	163	141	22	2.3	4	3	0.3	25	2.6
54千葉市	100	83	17	2.9	4	4	0.7	21	3.5
55横浜市	478	425	53	2.2	13	12	0.5	65	2.7
56川崎市	253	218	35	2.9	10	10	0.8	45	3.8
57相模原市	89	76	13	2.9	6	3	0.7	16	3.6
58新潟市	102	82	20	3.9	4	4	0.8	24	4.7
59静岡市	84	72	12	2.9	3	2	0.5	14	3.4
60浜松市	95	81	14	2.7	7	5	1.0	19	3.7
61名古屋市	318	269	49	2.9	12	10	0.6	59	3.4
62京都市	172	148	24	2.7	4	3	0.3	27	3.1
63大阪市	412	358	54	2.8	8	7	0.4	61	3.2
64堺市	93	78	15	2.7	2	1	0.2	16	2.9
65神戸市	182	156	26	2.8	1	-	-	26	2.8
66岡山市	100	87	13	2.4	1	1	0.2	14	2.6
67広島市	145	132	13	1.5	5	4	0.5	17	1.9
68北九州市	143	115	28	4.4	5	4	0.6	32	5.1
69福岡市	252	228	24	1.9	11	8	0.6	32	2.5
70熊本市	139	119	20	3.3	5	2	0.3	22	3.6

（注）＊11頁の８.参照。
NOTES：＊See note 8 on page 13.

第51表　母の年齢別，周産期死亡数及び率（令和３年）

Perinatal Deaths and Perinatal Mortality Rates by Sex and Age of Mother, 2021

実　数　Number

母の年齢 Age of mother	周産期死亡数 Perinatal deaths			妊娠満22週以後の死産数 Foetal deaths at 22 completed weeks and over of gestation			早期新生児死亡数 Early neonatal deaths		
	総数** Total	男 Male	女 Female	総数** Total	男 Male	女 Female	総数** Total	男 Male	女 Female
総数* Total**	**2 741**	**1 345**	**1 256**	**2 235**	**1 081**	**1 014**	**506**	**264**	**242**
～19歳 years	33	23	9	22	14	7	11	9	2
20～24	185	89	91	153	71	77	32	18	14
25～29	622	292	293	519	243	239	103	49	54
30～34	877	409	427	713	335	337	164	74	90
35～39	728	377	318	599	302	264	129	75	54
40～44	283	148	112	220	111	86	63	37	26
45～	11	6	5	9	5	4	2	1	1

率（出産千対）* **Rate**（per 1 000 total births） **率**（出生千対）* **Rate**（per 1 000 live births）

母の年齢 Age of mother	周産期死亡率 Perinatal mortality rate			妊娠満22週以後の死産率 Foetal deaths after 22weeks of pregnancy			早期新生児死亡率 Early neonatal mortality rate		
	総数** Total	男 Male	女 Female	総数** Total	男 Male	女 Female	総数** Total	男 Male	女 Female
総数* Total**	**3.4**	**3.2**	**3.2**	**2.7**	**2.6**	**2.6**	**0.6**	**0.6**	**0.6**
～19歳 years	5.9	8.0	3.4	4.0	4.8	2.6	2.0	3.1	0.8
20～24	3.1	2.9	3.1	2.5	2.3	2.6	0.5	0.6	0.5
25～29	2.9	2.7	2.9	2.5	2.2	2.3	0.5	0.5	0.5
30～34	3.0	2.7	3.0	2.4	2.2	2.4	0.6	0.5	0.6
35～39	3.8	3.8	3.4	3.1	3.0	2.8	0.7	0.8	0.6
40～44	5.8	6.0	4.7	4.5	4.5	3.6	1.3	1.5	1.1
45～	6.8	7.2	6.3	5.5	6.0	5.0	1.2	1.2	1.3

（注）　＊11頁の８.参照。
　　　＊＊性別不詳を含む。
　　　＊＊＊年齢不詳を含む。
NOTE：＊See note 8 on page 13.
　　　＊＊Inciude not stated.
　　　＊＊＊Inciude not stated.

第52表　死因（児側病態細分母側病態）別，妊娠期

Perinatal Deaths by Causes (Categorized on on Mother), Gestation

死因 （児側病態 細分 母側病態） Causes of Death Categorized on Foetus or Newborn, and Subcategorized on Mother (ICD-10)		総数 Total 周産期死亡 Perinatal deaths	妊娠満22週以後の死産 Foetal Deaths at 22 Completed Weeks and Over of Gestation	早期新生児死亡 Early neonatal deaths Under 1 Week
総数	**Total**	**2 741**	**2 235**	**506**
P00-P04	母体側要因並びに妊娠及び分娩の合併症により影響を受けた胎児及び新生児	1 545	1 253	292
P00	現在の妊娠とは無関係の場合もありうる母体の病態により影響を受けた胎児及び新生児	750	665	85
P01	母体の妊娠合併症により影響を受けた胎児及び新生児	193	68	125
P02	胎盤，臍帯及び卵膜の合併症により影響を受けた胎児及び新生児	577	509	68
P03	その他の分娩合併症により影響を受けた胎児及び新生児	25	11	14
P04	胎盤又は母乳を介して有害な影響を受けた胎児及び新生児	-	-	-
P99	母体に原因なし	1 196	982	214
16 周産期に発生した病態	**Certain Conditions Originating in the Perinatal Period**			
総数	**Total**	**2 384**	**2 090**	**294**
P00-P04	母体側要因並びに妊娠及び分娩の合併症により影響を受けた胎児及び新生児	1 435	1 231	204
P00	現在の妊娠とは無関係の場合もありうる母体の病態により影響を受けた胎児及び新生児	715	655	60
P01	母体の妊娠合併症により影響を受けた胎児及び新生児	142	65	77
P02	胎盤，臍帯及び卵膜の合併症により影響を受けた胎児及び新生児	557	500	57
P03	その他の分娩合併症により影響を受けた胎児及び新生児	21	11	10
P04	胎盤又は母乳を介して有害な影響を受けた胎児及び新生児	-	-	-
P99	母体に原因なし	949	859	90
17 先天奇形，変形及び染色体異常	**Congenital Malformations, Deformations and Chromosomal Abnormalities**			
総数	**Total**	**332**	**137**	**195**
P00-P04	母体側要因並びに妊娠及び分娩の合併症により影響を受けた胎児及び新生児	102	21	81
P00	現在の妊娠とは無関係の場合もありうる母体の病態により影響を受けた胎児及び新生児	31	9	22
P01	母体の妊娠合併症により影響を受けた胎児及び新生児	49	3	46
P02	胎盤，臍帯及び卵膜の合併症により影響を受けた胎児及び新生児	18	9	9
P03	その他の分娩合併症により影響を受けた胎児及び新生児	4	-	4
P04	胎盤又は母乳を介して有害な影響を受けた胎児及び新生児	-	-	-
P99	母体に原因なし	230	116	114
1-14, 18, 22	**その他の疾患 Others**	**23**	**8**	**15**
20	**傷病及び死亡の外因 External Causes of Morbidity and Mortality**	**2**	**・**	**2**

NOTE：
- P00-P04 Foetus or newborn affected by maternal complications and complications of pregnancy and delivery
- P00 Foetus or newborn affected by maternal conditions which may be unrelated to present pregnancy
- P01 Foetus or newborn affected by pregnancy complications of mother
- P02 Foetus or newborn affected by complications of placenta, cord and membranes
- P03 Foetus or newborn affected by other complications of labour and delivery
- P04 Foetus or newborn harmfully affected by placenta or mother's milk
- P99 Those without causes about maternal conditions

間別，出産時体重別，周産期死亡数（令和３年）

Foetus or Newborn, and Subcategorized Period and Birthweight, 2021

妊娠期間 Gestation period					出産時体重 Birthweight						
満32週未満 Under 32 Weeks	32～35	36～39	40～	不詳 Not stated	1 000g未満 Under 1 000g	1 000～1 499g	1 500～1 999g	2 000～2 499g	2 500～3 999g	4 000g～	不詳 Not stated
1 487	**469**	**627**	**149**	**9**	**1 338**	**333**	**341**	**255**	**449**	**8**	**17**
892	261	314	77	1	762	171	196	151	258	4	3
448	105	147	50	-	386	89	76	60	134	3	2
124	37	31	1	-	120	17	30	15	11	-	-
311	114	129	23	-	249	64	86	70	107	1	-
9	5	7	3	1	7	1	4	6	6	-	1
-	-	-	-	-	-	-	-	-	-	-	-
595	208	313	72	8	576	162	145	104	191	4	14
1 377	**379**	**497**	**126**	**5**	**1 247**	**258**	**262**	**214**	**381**	**8**	**14**
853	228	280	73	1	740	152	163	137	236	4	3
431	96	139	49	-	379	81	67	59	124	3	2
113	18	10	1	-	113	8	12	4	5	-	-
301	111	125	20	-	241	62	82	69	102	1	-
8	3	6	3	1	7	1	2	5	5	-	1
-	-	-	-	-	-	-	-	-	-	-	-
524	151	217	53	4	507	106	99	77	145	4	11
96	**86**	**128**	**21**	**1**	**85**	**71**	**75**	**39**	**62**	**-**	**-**
34	32	34	2	-	21	18	29	14	20	-	-
13	9	8	1	-	7	7	6	1	10	-	-
10	18	21	-	-	6	9	17	11	6	-	-
10	3	4	1	-	8	2	4	1	3	-	-
1	2	1	-	-	-	-	2	1	1	-	-
-	-	-	-	-	-	-	-	-	-	-	-
62	54	94	19	1	64	53	46	25	42	-	-
14	**4**	**2**	**2**	**1**	**6**	**4**	**4**	**2**	**6**	**-**	**1**
-	**-**	**-**	**-**	**2**	**·**	**·**	**·**	**·**	**·**	**·**	**2**

第53表　死因（児側病態細分母側病態）別，妊娠期

Percentage of Perinatal Deaths by Causes（Categorized on
on Mother), Gestation

死因 （児側病態 細分 母側病態） Causes of Death Categorized on Foetus or Newborn, and Subcategorized on Mother (ICD-10)		総数 Total 周産期死亡 Perinatal deaths	 妊娠満22週以後の死産 Foetal Deaths at 22 Completed Weeks and Over of Gestation	 早期新生児死亡 Early neonatal deaths Under 1 Week
総数	**Total**	**100.0**	**100.0**	**100.0**
P00-P04	母体側要因並びに妊娠及び分娩の合併症により影響を受けた胎児及び新生児	56.4	56.1	57.7
P00	現在の妊娠とは無関係の場合もありうる母体の病態により影響を受けた胎児及び新生児	27.4	29.8	16.8
P01	母体の妊娠合併症により影響を受けた胎児及び新生児	7.0	3.0	24.7
P02	胎盤，臍帯及び卵膜の合併症により影響を受けた胎児及び新生児	21.1	22.8	13.4
P03	その他の分娩合併症により影響を受けた胎児及び新生児	0.9	0.5	2.8
P04	胎盤又は母乳を介して有害な影響を受けた胎児及び新生児	-	-	-
P99	母体に原因なし	43.6	43.9	42.3
16 周産期に発生した病態	**Certain Conditions Originating in the Perinatal Period**			
総数	**Total**	**87.0**	**93.5**	**58.1**
P00-P04	母体側要因並びに妊娠及び分娩の合併症により影響を受けた胎児及び新生児	52.4	55.1	40.3
P00	現在の妊娠とは無関係の場合もありうる母体の病態により影響を受けた胎児及び新生児	26.1	29.3	11.9
P01	母体の妊娠合併症により影響を受けた胎児及び新生児	5.2	2.9	15.2
P02	胎盤，臍帯及び卵膜の合併症により影響を受けた胎児及び新生児	20.3	22.4	11.3
P03	その他の分娩合併症により影響を受けた胎児及び新生児	0.8	0.5	2.0
P04	胎盤又は母乳を介して有害な影響を受けた胎児及び新生児	-	-	-
P99	母体に原因なし	34.6	38.4	17.8
17 先天奇形，変形及び染色体異常	**Congenital Malformations, Deformations and Chromosomal Abnormalities**			
総数	**Total**	**12.1**	**6.1**	**38.5**
P00-P04	母体側要因並びに妊娠及び分娩の合併症により影響を受けた胎児及び新生児	3.7	0.9	16.0
P00	現在の妊娠とは無関係の場合もありうる母体の病態により影響を受けた胎児及び新生児	1.1	0.4	4.3
P01	母体の妊娠合併症により影響を受けた胎児及び新生児	1.8	0.1	9.1
P02	胎盤，臍帯及び卵膜の合併症により影響を受けた胎児及び新生児	0.7	0.4	1.8
P03	その他の分娩合併症により影響を受けた胎児及び新生児	0.1	-	0.8
P04	胎盤又は母乳を介して有害な影響を受けた胎児及び新生児	-	-	-
P99	母体に原因なし	8.4	5.2	22.5
1-4, 18, 22 その他の疾患	**Others**	**0.8**	**0.4**	**3.0**
20 傷病及び死亡の外因	**External Causes of Morbidity and Mortality**	**0.1**	**・**	**0.4**

NOTE：
P00-P04 Foetus or newborn affected by maternal complications and complications of pregnancy and delivery
P00 Foetus or newborn affected by maternal conditions which may be unrelated to present pregnancy
P01 Foetus or newborn affected by pregnancy complications of mother
P02 Foetus or newborn affected by complications of placenta, cord and membranes
P03 Foetus or newborn affected by other complications of labour and delivery
P04 Foetus or newborn harmfully affected by placenta or mother's milk
P99 Those without causes about maternal conditions

間別，出産時体重別，周産期死亡割合（令和３年）
Foetus or Newborn, and Subcategorized
Period and Birthweight, 2021

妊娠期間 Gestation period					出産時体重 Birthweight						
満32週未満 Under 32 Weeks	32～35	36～39	40～	不詳 Not stated	1 000g未満 Under 1 000g	1 000～1 499g	1 500～1 999g	2 000～2 499g	2 500～3 999g	4 000g～	不詳 Not stated
100.0	**100.0**	**100.0**	**100.0**	**100.0**	**100.0**	**100.0**	**100.0**	**100.0**	**100.0**	**100.0**	**100.0**
60.0	55.7	50.1	51.7	11.1	57.0	51.4	57.5	59.2	57.5	50.0	17.6
30.1	22.4	23.4	33.6	-	28.8	26.7	22.3	23.5	29.8	37.5	11.8
8.3	7.9	4.9	0.7	-	9.0	5.1	8.8	5.9	2.4	-	-
20.9	24.3	20.6	15.4	-	18.6	19.2	25.2	27.5	23.8	12.5	-
0.6	1.1	1.1	2.0	11.1	0.5	0.3	1.2	2.4	1.3	-	5.9
-	-	-	-	-	-	-	-	-	-	-	-
40.0	44.3	49.9	48.3	88.9	43.0	48.6	42.5	40.8	42.5	50.0	82.4
92.6	**80.8**	**79.3**	**84.6**	**55.6**	**93.2**	**77.5**	**76.8**	**83.9**	**84.9**	**100.0**	**82.4**
57.4	48.6	44.7	49.0	11.1	55.3	45.6	47.8	53.7	52.6	50.0	17.6
29.0	20.5	22.2	32.9	-	28.3	24.3	19.6	23.1	27.6	37.5	11.8
7.6	3.8	1.6	0.7	-	8.4	2.4	3.5	1.6	1.1	-	-
20.2	23.7	19.9	13.4	-	18.0	18.6	24.0	27.1	22.7	12.5	-
0.5	0.6	1.0	2.0	11.1	0.5	0.3	0.6	2.0	1.1	-	5.9
-	-	-	-	-	-	-	-	-	-	-	-
35.2	32.2	34.6	35.6	44.4	37.9	31.8	29.0	30.2	32.3	50.0	64.7
6.5	**18.3**	**20.4**	**14.1**	**11.1**	**6.4**	**21.3**	**22.0**	**15.3**	**13.8**	**-**	**-**
2.3	6.8	5.4	1.3	-	1.6	5.4	8.5	5.5	4.5	-	-
0.9	1.9	1.3	0.7	-	0.5	2.1	1.8	0.4	2.2	-	-
0.7	3.8	3.3	-	-	0.4	2.7	5.0	4.3	1.3	-	-
0.7	0.6	0.6	0.7	-	0.6	0.6	1.2	0.4	0.7	-	-
0.1	0.4	0.2	-	-	-	-	0.6	0.4	0.2	-	-
-	-	-	-	-	-	-	-	-	-	-	-
4.2	11.5	15.0	12.8	11.1	4.8	15.9	13.5	9.8	9.4	-	-
0.9	**0.9**	**0.3**	**1.3**	**11.1**	**0.4**	**1.2**	**1.2**	**0.8**	**1.3**	**-**	**5.9**
-	**-**	**-**	**-**	**22.2**	**·**	**·**	**·**	**·**	**·**	**·**	**11.8**

Ⅸ 母子保健事業 MATERNAL AND CHILD HEALTH SERVICES

第54表 年次別，妊娠週数別，妊娠届出数（昭和40年～令和２年度）
Number of Reported Cases of Pregnancy by Weeks of Gestation, 1965－FY2020

実 数 Number

年次 Year		総数 Total	妊娠週数 Number by weeks of gestation					
			満11週以下 11 weeks and under	満12～19週 12 to 19 weeks	満20～27週 20 to 27 weeks	満28週以上 28 weeks and over	分娩後 After delivery	不詳 Not stated
1965	昭和40	1 653 067	35 446	934 519	449 564	225 798	…	7 740
1970	45	1 997 652	114 967	1 387 818	370 327	114 199	…	10 341
1975	50	1 931 345	299 822	1 384 683	187 496	50 885	…	8 459
1980	55	1 602 717	398 942	1 037 111	124 872	33 990	…	7 802
1985	60	1 474 639	557 501	798 631	82 231	26 697	…	9 579
1990	平成２	1 261 551	661 617	529 009	46 206	15 731	…	8 988
1995	7	1 239 897	760 761	421 179	32 116	13 349	…	12 492
1996	8	1 250 914	783 487	412 782	29 951	12 736	…	11 958
2000	12	1 226 111	…	…	…	…	…	…
2005	17	1 132 669	〈再掲〉777 342	…	…	…	…	…
2007	19	1 150 541	829 088	286 009	16 711	8 225	…	10 508
2010*	22	1 119 490	998 743	96 380	10 540	5 294	2 428	6 105
2011	23	1 105 863	994 837	88 024	10 203	5 166	2 398	5 235
2012	24	1 080 193	981 309	78 388	9 405	4 913	2 180	3 998
2013	25	1 073 964	981 934	70 853	8 794	4 420	2 189	5 774
2014	26	1 076 109	989 201	67 022	8 263	4 413	2 477	4 733
2015	27	1 053 444	971 189	62 790	8 124	4 169	2 614	4 558
2016	28	1 008 985	934 094	57 535	7 449	3 958	2 840	3 109
2017	29	986 003	916 723	52 823	7 138	3 852	2 115	3 352
2018	30	933 586	871 297	47 181	6 843	3 833	1 987	2 445
2019	令和元	914 183	854 568	45 318	6 482	3 769	1 940	2 106
2020	2	867 510	820 361	36 429	4 952	3 038	1 422	1 308

百分率 Percentage

年次 Year		総数 Total	妊娠週数 Number by weeks of gestation					
			満11週以下 11 weeks and under	満12～19週 12 to 19 weeks	満20～27週 20 to 27 weeks	満28週以上 28 weeks and over	分娩後 After delivery	不詳 Not stated
1965	昭和40	100.0	2.1	56.5	27.2	13.7	…	0.5
1970	45	100.0	5.8	69.5	18.5	5.7	…	0.5
1975	50	100.0	15.5	71.7	9.7	2.6	…	0.4
1980	55	100.0	24.9	64.7	7.8	2.1	…	0.5
1985	60	100.0	37.8	54.2	5.6	1.8	…	0.6
1990	平成２	100.0	52.4	41.9	3.6	1.2	…	0.7
1995	7	100.0	61.4	34.0	2.6	1.1	…	1.0
1996	8	100.0	62.6	33.0	2.4	1.0	…	1.0
2007	19	100.0	72.1	24.9	1.5	0.7	…	0.9
2010*	22	100.0	89.2	8.6	0.9	0.5	0.2	0.5
2011	23	100.0	90.0	8.0	0.9	0.5	0.2	0.5
2012	24	100.0	90.8	7.3	0.9	0.5	0.2	0.4
2013	25	100.0	91.4	6.6	0.8	0.4	0.2	0.5
2014	26	100.0	91.9	6.2	0.8	0.4	0.2	0.4
2015	27	100.0	92.2	6.0	0.8	0.4	0.2	0.4
2016	28	100.0	92.6	5.7	0.7	0.4	0.3	0.3
2017	29	100.0	93.0	5.4	0.7	0.4	0.2	0.3
2018	30	100.0	93.3	5.1	0.7	0.4	0.2	0.3
2019	令和元	100.0	93.5	5.0	0.7	0.4	0.2	0.2
2020	2	100.0	94.6	4.2	0.6	0.4	0.2	0.2

（注）1996年までは「保健所運営報告」（暦年）による。2000年度からは「地域保健・老人保健事業報告」（年度）による。2010年度からは「地域保健・健康増進事業報告」（年度）による。
妊娠週数別は1996年までと2007年度からである。
＊東日本大震災の影響により，岩手県の一部の市町村，宮城県のうち仙台市以外の市町村，福島県の一部の市町村が含まれていない。
SOURCE：(～1996) Statistics on Activities of Health Centers (Calendar Year).
(2000～) Report on Regional Public Health Services and Health Services for the Aged (Fiscal Year).
(2010～) Report on Regional Public Health Services and Health Promotion Services (Fiscal Year).
NOTE：The number by weeks of gestation was calculated up to 1996 and 2007.
＊Because of the Great East Japan Earthquake, some cities, towns and villages in Iwate, Miyagi and Fukushima are not included.

第55表　年次別，妊産婦及び乳幼児健康診査受診件数（平成９年度～令和２年度）
Number of Health Check up for Pregnant Women, Infants and Preschool Children, FY1997−2020

年次 Year		妊婦 Pregnant women		産婦 Puerperal women	
		一般健康診査 Common	精密健康診査 In detail	一般健康診査 Common	精密健康診査 In detail
1997	平成９	1 249 874	9 662	111 721	25
2000	12	1 278 897	11 321	89 832	348
2004	16	1 223 797	10 237	72 083	249
2005	17	1 211 026	10 070	62 874	247
2006	18	1 196 079	9 748	62 994	48
2007	19	1 245 871	11 674	59 460	59
2010*	22	1 276 956	8 601	65 442	1
2015	27	1 297 668	11 994	84 084	18
2016	28	1 232 652	11 741	90 764	31
2017	29	1 202 301	11 322	168 023	35
2018	30	1 161 408	11 993	335 034	77
2019	令和元	1 145 818	10 787	413 541	74
2020	2	1 094 937	11 795	455 705	85

年次 Year		乳児 Infants							
		一般健康診査 Common				精密健康診査 In detail			
1997	平成９	1 823 046				25 649			
2000	12	1 840 784				26 670			
2004	16	1 828 117				29 346			
		1か月 1mos.	3～4か月 3～4mos.	6～7か月 6～7mos.	9～10か月 9～10mos.				
2005	17	237 018	1 035 153	344 634	682 887	27 668			
2006	18	250 757	1 055 728	344 161	693 738	28 233			
		1～2か月 1～2mos.	3～5か月 3～5mos.	6～8か月 6～8mos.	9～12か月 9～12mos.	1～2か月 1～2mos.	3～5か月 3～5mos.	6～8か月 6～8mos.	9～12か月 9～12mos.
2007	19	259 249	1 063 164	379 297	737 104	1 020	20 892	2 260	3 437
2010*	22	261 421	1 049 803	376 995	730 355	980	20 447	1 383	3 623
2015	27	257 595	1 019 963	385 209	745 981	1 187	20 679	1 415	4 524
2016	28	252 807	991 573	365 853	730 780	1 219	22 704	1 476	4 890
2017	29	244 765	949 973	351 519	704 262	1 278	23 784	1 415	4 856
2018	30	240 553	933 403	351 373	692 854	1 172	24 753	1 387	4 729
2019	令和元	229 614	856 911	336 210	663 642	1 239	23 726	1 431	4 857
2020	2	222 648	848 634	317 587	627 726	1 245	21 863	1 294	4 065

年次 Year		幼児 Preschool children excluding infants							
		一般健康診査 Common				精密健康診査 In detail			
		1歳6か月 1y.6mos.	3歳 3y.	4～6歳 4～6y.	その他 Others	1歳6か月 1y.6mos.	3歳 3y.	4～6歳 4～6y.	その他 Others
1997	平成９	1 072 782	1 043 343	…	153 630	18 533	64 862	…	15 649
2000	12	1 091 442	1 050 717	…	165 104	15 475	66 991	…	3 975
2004	16	1 050 631	1 047 333	…	170 573	17 350	60 333	…	5 663
2005	17	1 044 192	1 047 349	…	168 899	17 152	60 886	…	5 387
2006	18	1 015 480	1 022 946	…	162 007	15 708	59 661	…	4 280
2007	19	1 018 329	1 007 257	…	118 317	13 142	49 199	…	1 810
2010*	22	1 023 680	1 008 623	36 657	82 698	13 665	50 563	1 957	1 047
2015	27	1 008 449	1 017 584	50 483	60 701	15 058	57 191	3 034	846
2016	28	1 008 405	1 000 319	42 420	54 268	14 916	59 734	2 179	953
2017	29	978 831	984 233	42 710	57 819	15 445	63 144	2 219	1 016
2018	30	952 991	996 606	44 131	56 466	15 090	65 477	1 494	1 292
2019	令和元	887 583	919 593	45 308	50 045	14 758	66 831	2 443	812
2020	2	893 980	912 554	42 330	41 330	13 716	65 030	2 351	731

（注）1997年度は「地域保健事業報告」（年度）による。2000年度からは「地域保健・老人保健事業報告」（年度）による。2010年度からは「地域保健・健康増進事業報告」（年度）による。

＊東日本大震災の影響により，岩手県の一部の市町村，宮城県のうち仙台市以外の市町村，福島県の一部の市町村が含まれていない。

SOURCE：(1997) Local Health Service Report (Fiscal Year).
(2000～) Report on Regional Public Health Services and Health Services for the Aged (Fiscal Year).
(2010～) Report on Regional Public Health Services and Health Promotion Services (Fiscal Year).

NOTE：*Because of the Great East Japan Earthquake, some cities, towns and villages in Iwate, Miyagi and Fukushima are not included.

第56表　年次別，妊産婦及び乳幼児

Number of Health Guidances for Pregnant Women, Puerperal Women,

年　次 Year		妊婦 Pregnant women					
		総数 Total		保健所 Health centers		市区町村 Municipality	
		実人員 Actual	延人員 Total	実人員 Actual	延人員 Total	実人員 Actual	延人員 Total
1965	昭和40	…	…	300 362	400 518	145 226	242 185
1970	45	…	…	525 429	683 416	198 921	364 600
1975	50	…	…	473 038	738 122	244 332	432 941
1980	55	…	…	246 115	336 026	319 056	475 097
1985	60	…	…	211 275	291 242	338 354	461 757
1990	平成 2	…	…	167 986	209 552	329 848	438 710
1995	7	…	…	150 498	185 872	361 204	474 025
2000	12	492 967	527 644	104 959	107 591	490 665	525 271
2001	13	506 444	538 267	110 783	113 592	503 848	535 568
2002	14	510 597	551 254	107 127	111 893	508 658	549 217
2003	15	518 442	565 118	79 273	87 202	517 905	564 492
2004	16	505 541	548 127	72 356	80 532	505 168	547 664
2005	17	528 652	577 218	85 084	97 490	528 115	576 562
2006	18	546 332	586 472	95 843	107 675	545 815	585 707
2007	19	558 897	602 850	103 245	111 437	558 319	602 100
2008	20	620 302	670 588	109 758	120 540	619 825	670 008
2009	21	645 313	698 454	123 747	133 258	644 907	697 887
2010	22	631 006*	676 212*	129 837**	141 409**	630 441***	675 431***
2011	23	668 213	714 339	138 206	149 927	667 572	713 267
2012	24	696 729	743 067	164 360	172 850	695 950	741 925
2013	25	703 418	749 687	172 949	184 323	702 935	748 891
2014	26	719 011	762 596	183 645	194 947	718 547	761 945
2015	27	736 388	781 496	189 047	201 797	736 031	780 930
2016	28	800 878	1 107 564	211 724	223 856	800 606	1 107 065
2017	29	846 905	894 879	229 310	238 191	846 551	894 311
2018	30	859 535	920 307	243 801	256 876	859 305	919 961
2019	令和元	870 532	931 567	252 351	263 971	870 235	931 128
2020	2	837 299	892 479	239 115	247 047	837 044	892 025

年　次 Year		産婦 Puerperal women					
		総数 Total		保健所 Health centers		市区町村 Municipality	
		実人員 Actual	延人員 Total	実人員 Actual	延人員 Total	実人員 Actual	延人員 Total
1965	昭和40	…	…	71 828	120 047	35 873	61 840
1970	45	…	…	212 836	253 615	47 295	77 651
1975	50	…	…	259 766	287 046	59 284	92 250
1980	55	…	…	231 294	254 024	96 566	135 642
1985	60	…	…	253 549	281 936	109 708	149 444
1990	平成 2	…	…	240 006	274 589	117 124	147 476
1995	7	…	…	220 147	242 196	132 472	178 613
2000	12	159 621	206 633	51 568	57 989	156 590	202 808
2001	13	159 628	211 164	49 938	57 474	156 659	207 130
2002	14	177 592	232 524	57 156	66 455	174 669	228 737
2003	15	183 939	250 526	59 476	71 381	179 272	244 428
2004	16	195 229	267 073	61 837	73 616	191 216	261 572
2005	17	206 646	270 900	66 170	77 786	202 597	265 625
2006	18	209 045	268 774	69 220	79 870	204 838	262 912
2007	19	209 702	271 846	67 845	77 209	205 211	265 876
2008	20	235 097	303 200	71 977	86 507	231 174	298 114
2009	21	239 390	300 698	71 394	83 267	235 670	295 654
2010	22	240 294*	313 857*	77 053**	99 951**	236 692***	308 492***
2011	23	234 167	309 822	69 986	92 671	230 069	303 966
2012	24	249 473	331 284	77 045	99 734	245 568	325 711
2013	25	248 788	332 238	67 553	87 902	247 783	330 389
2014	26	253 519	340 706	64 674	84 952	252 791	339 283
2015	27	259 315	347 500	66 298	88 032	258 737	346 260
2016	28	258 276	345 844	58 216	73 893	257 705	344 774
2017	29	261 389	351 536	56 723	73 211	260 851	350 385
2018	30	284 072	383 027	68 385	84 143	283 531	381 988
2019	令和元	275 900	370 251	64 982	79 826	275 300	369 004
2020	2	218 711	286 698	43 334	55 224	218 120	285 489

(注) 1995年までは「保健所運営報告」(暦年)による。2000年度からは「地域保健・老人保健事業報告」(年度)による。2008年度からは「地域保健・健康増進事業報告」(年度)による。
＊東日本大震災の影響により，岩手県の一部の市町村，宮城県のうち仙台市以外の保健所及び市町村，福島県の一部の市町村が含まれていない。
＊＊東日本大震災の影響により，宮城県のうち仙台市以外の保健所が含まれていない。
＊＊＊東日本大震災の影響により，岩手県の一部の市町村，宮城県のうち仙台市以外の市町村，福島県の一部の市町村が含まれていない。

保健指導数（昭和40年～令和２年度）
Infants and Preschool Children, 1965－FY2020

年次 Year		乳児 Infants 総数 Total 実人員 Actual	延人員 Total	保健所 Health centers 実人員 Actual	延人員 Total	市区町村 Municipality 実人員 Actual	延人員 Total
1965	昭和40	…	…	1 358 171	2 472 128	630 761	1 164 178
1970	45	…	…	1 401 351	2 291 102	731 742	1 444 087
1975	50	…	…	1 343 763	2 242 850	825 822	1 578 960
1980	55	…	…	1 080 507	1 600 519	876 725	1 571 012
1985	60	…	…	1 064 040	1 516 056	941 301	1 518 029
1990	平成 2	…	…	945 516	1 270 230	883 795	1 371 587
1995	7	…	…	900 444	1 165 193	923 204	1 391 437
2000	12	712 597	1 039 188	208 756	269 986	690 018	1 010 365
2001	13	727 658	1 050 582	183 488	238 333	708 669	1 025 978
2002	14	760 891	1 092 227	200 442	258 996	740 267	1 066 680
2003	15	752 413	1 104 996	166 285	226 874	731 637	1 077 246
2004	16	760 800	1 114 331	173 953	228 675	743 803	1 091 193
2005	17	799 697	1 138 796	198 839	256 376	784 962	1 116 357
2006	18	757 591	1 094 990	186 821	244 292	743 389	1 075 608
2007	19	808 565	1 154 267	196 706	261 053	794 871	1 134 582
2008	20	816 976	1 165 701	190 215	257 832	805 189	1 147 511
2009	21	779 573	1 101 125	172 261	237 879	769 273	1 086 228
2010	22	767 601*	1 099 441*	176 713**	254 961**	756 091***	1 082 390***
2011	23	755 641	1 083 488	170 018	244 722	743 734	1 066 125
2012	24	760 875	1 105 995	181 029	260 772	750 158	1 088 224
2013	25	757 205	1 073 505	165 963	226 988	754 873	1 069 694
2014	26	738 011	1 060 534	145 604	212 494	736 224	1 057 503
2015	27	749 141	1 074 314	171 259	238 189	747 398	1 071 326
2016	28	736 461	1 069 657	154 271	220 019	735 250	1 067 573
2017	29	713 283	1 032 892	148 702	207 191	712 543	1 031 505
2018	30	716 731	1 029 921	158 218	212 604	715 825	1 028 332
2019	令和元	669 481	954 116	146 376	191 720	668 612	952 592
2020	2	495 149	665 446	93 800	119 163	494 491	664 127

年次 Year		幼児 Preschool children excluding infants 総数 Total 実人員 Actual	延人員 Total	保健所 Health centers 実人員 Actual	延人員 Total	市区町村 Municipality 実人員 Actual	延人員 Total
1965	昭和40	…	…	…	…	…	…
1970	45	…	…	…	…	…	…
1975	50	…	…	…	…	…	…
1980	55	…	…	…	…	…	…
1985	60	…	…	…	…	…	…
1990	平成 2	…	…	…	…	…	…
1995	7	…	…	…	…	…	…
2000	12	714 193	1 067 104	202 543	277 205	693 683	1 027 613
2001	13	750 430	1 118 740	195 265	264 540	730 537	1 083 621
2002	14	774 118	1 133 575	197 054	265 126	755 924	1 101 738
2003	15	809 654	1 210 075	176 693	248 336	791 624	1 178 368
2004	16	844 925	1 258 653	198 183	271 158	829 164	1 229 971
2005	17	866 592	1 262 899	202 407	271 125	851 871	1 238 146
2006	18	837 077	1 238 758	190 820	258 976	823 498	1 215 872
2007	19	848 536	1 255 979	191 606	257 915	838 171	1 238 430
2008	20	855 306	1 263 117	178 340	243 583	845 864	1 247 390
2009	21	856 434	1 258 672	173 419	242 549	848 685	1 246 346
2010	22	863 404*	1 257 998*	184 364**	259 980**	854 940***	1 244 517***
2011	23	869 961	1 274 115	175 224	250 735	862 889	1 262 327
2012	24	895 128	1 302 221	196 469	268 873	888 505	1 290 851
2013	25	884 771	1 273 864	188 700	254 201	878 304	1 263 065
2014	26	871 288	1 261 502	162 112	226 127	865 499	1 251 415
2015	27	899 795	1 274 644	190 526	257 342	894 449	1 265 910
2016	28	873 432	1 256 351	163 483	231 608	868 715	1 248 730
2017	29	854 627	1 216 039	164 191	219 904	850 489	1 208 608
2018	30	838 646	1 189 168	162 307	215 639	835 025	1 183 782
2019	令和元	804 074	1 121 745	164 549	212 138	800 798	1 116 795
2020	2	680 151	898 264	129 527	162 786	677 731	894 594

SOURCE：(～1995) Statistics on Activities of Health Centers (Calendar Year). (2000～) Report on Regional Public Health Services and Health Services for the Aged (Fiscal Year). (2008～) Report on Regional Public Health Services and Health Promotion Services (Fiscal Year).

NOTE：＊Because of the Great East Japan Earthquake, some cities, towns, villages and health centers in Iwate, Miyagi and Fukushima are not included.

＊＊Because of the Great East Japan Earthquake, some health centers in Miyagi are not included.

＊＊＊Because of the Great East Japan Earthquake, some cities, towns and villages in Iwate, Miyagi and Fukushima are not included.

第57表　年次別，妊産婦，新生児及び未熟児訪問指導数，未熟児養育医療給付決定件数（昭和40年～令和２年度）

Number of Home Visit Guidances for Pregnant and Puerperal Women, Neonates, and Premature Infants, And Cases of Medical Care Benefits for Premature Infants, 1965−FY2020

年次 Year		妊産婦訪問指導 pregnant and puerperal women		新生児訪問指導 Home visit guidance for neonates		未熟児訪問指導 Home visit guidance for premature infants		未熟児養育医療給付決定件数* Cases of medical care benefits for premature infants
		実人員 Actual	延人員 Total	実人員 Actual	延人員 Total	実人員 Actual	延人員 Total	
1965	昭和 40	…	…	477 209	737 726	65 434	105 373	8 745
1970	45	…	…	588 002	822 846	69 219	96 653	13 687
1975	50	…	…	552 559	735 735	66 660	93 794	15 658
1980	55	408 303	494 094	465 567	593 641	63 697	90 592	18 195
1985	60	377 654	451 186	403 995	491 487	59 395	81 387	19 289
1990	平成 2	304 082	352 452	299 951	350 046	49 270	61 801	21 178
1995	7	264 115	298 934	261 941	296 703	37 286	45 563	21 508
2000	12	430 146	477 832	239 419	258 397	46 726	57 159	27 524
2005	17	386 921	435 966	218 149	237 792	49 407	62 777	31 485
2006	18	413 832	463 823	214 375	231 431	50 506	65 579	31 032
2007	19	487 262	543 914	253 778	273 825	53 700	68 889	30 616
2008	20	569 137	629 523	270 793	290 116	53 627	68 351	31 164
2009	21	632 968	697 955	273 798	293 235	55 995	70 653	29 281
2010	22	670 099**	741 595**	261 906**	280 611**	58 901**	74 962**	30 264
2011	23	689 785	762 020	254 182	270 360	59 056	74 275	29 744
2012	24	702 345	777 919	239 567	255 348	59 953	75 942	29 386
2013	25	740 532	819 617	253 690	269 546	56 679	70 072	32 398
2014	26	731 498	811 426	243 954	260 839	54 277	66 246	31 515
2015	27	765 305	851 119	257 914	275 744	53 279	65 775	30 470
2016	28	769 125	860 221	244 852	263 720	51 110	61 654	31 242
2017	29	767 238	867 794	240 517	265 440	49 362	60 051	30 628
2018	30	771 994	875 565	223 532	241 032	47 003	56 500	30 280
2019	令和元	746 269	852 372	210 267	226 721	44 940	54 304	29 297
2020	2	685 297	792 939	185 893	201 934	40 184	49 643	29 479

（注）1995年までは「保健所運営報告」（暦年）による。2000年度からは「地域保健・老人保健事業報告」（年度）による。2008年度からは「地域保健・健康増進事業報告」（年度）による。
＊福祉行政報告例（年度）による。
＊＊東日本大震災の影響により，岩手県の一部の市町村，宮城県のうち仙台市以外の保健所及び市町村，福島県の一部の市町村が含まれていない。

SOURCE：(～1995) Statistics on Activities of Health Centers (Calendar Year). (2000～) Report on Regional Public Health Services and Health Services for the Aged (Fiscal Year). (2008～) Report on Regional Public Health Services and Health Promotion Services (Fiscal Year).
＊Report on Social Welfare Administration and Services (Fiscal Year).

NOTE：＊＊Because of the Great East Japan Earthquake, some cities, towns, villages and health centers in Iwate, Miyagi and Fukushima are not included.

第58表　先天性代謝異常検査実施状況（昭和52年度～令和３年度）

Mass Screening Program for Inborn Errors of Metabolism, FY1977−2021

年度 Fiscal year		出生数 (A) Live births	タンデムマス法による検査がはじまってからの出生数(C) Live Births	受検者数 (B) Number of infants tested	タンデムマス法による検査の受検者数(D) Tandem mass screening	受検率(B/A) Rate(B/A)	タンデムマス法による検査の受検率 (D/C) Rate(D/C)
総数 Total		**人 53 968 493**	**人 10 412 068**	**人 52 761 923**	**人 9 323 574**	**% 97.8**	**% 89.5**
1977～2016	昭和52～平成28年度	49 634 463	6 078 038	48 289 540	4 851 191	97.3	79.8
2017	29	939 413		963 075		102.5	
2018	30	902 423		925 890		102.6	
2019	令和元	862 367		892 701		103.5	
2020	2	821 706		851 221		103.6	
2021	3	808 121		839 496		103.9	

（注）1．厚生労働省母子保健課調べ
2．出生数について，昭和52年度～令和２年度は人口動態統計（確定数），令和３年度は人口動態統計（４月～12月（確定数），令和４年１月～３月（概数））による。
3．2 000g以下の低体重児の再採血者が，受検者数に含まれることにより，受検率は100％を超えることがある。

NOTES：1. Figures of Live births (1977～2020) are based on fixed figures (Vital Statistics of Japan) and figure of Livebirth (2021) is based on fixed figure (from April to December of 2021) and round figure (from January to March of 2022)
2. Some infants of low birthweight (2 000g and under) are counted more than once in numerator as they are retested; therefore the ratio of B/A can be over 100％.

SOURCE：Maternal and Child Health Division, Equal Employment, Children and Families Bureau, Ministry of Health, Labour and Welfare

第59表　先天性代謝異常検査による患者発見率（昭和52年度～令和３年度）

Case Discovery Rate：Inborn Errors of Metabolism（Phenylketonuria, Maple Syrup Urine Disease, Homocystinuria, Galactosemia and CAH），FY1977－2021

		総数 Total	1977～2016 昭和52～平成28年度	2017 平成29年度	2018 平成30年度	2019 令和元年度	2020 令和２年度	2021 令和３年度
ガラクトース血症	患者数 Cases	1 416	1 271	27	27	34	24	33
Galactosemia	発見率 Rate	1/37 300	1/38 000	1/35 700	1/34 300	1/26 300	1/35 500	1/25 400
フェニルケトン尿症	患者数 Cases	800	687	20	15	20	31	27
Phenylketonuria	発見率 Rate	1/66 000	1/70 300	1/48 200	1/61 700	1/44 600	1/27 500	1/31 100
楓糖尿症	患者数 Cases	98	96	－	－	1	1	－
Maple Syrup Urine Disease	発見率 Rate	1/538 400	1/503 000	－	－	1/892 700	1/851 200	－
ホモシスチン尿症	患者数 Cases	224	211	2	－	5	4	2
Homocystinuria	発見率 Rate	1/235 500	1/228 900	1/481 500	－	1/178 500	1/212 800	1/419 700
シトルリン血症１型*	患者数 Cases	40	18	1	7	5	1	8
Citrullinemia（Ｉ）	発見率 Rate	1/233 100	1/269 500	1/963 100	1/132 300	1/178 500	1/851 200	1/104 900
アルギニノコハク酸尿症*	患者数 Cases	9	3	－	1	－	3	2
Argininosuccinicaciduria	発見率 Rate	1/1 036 000	1/1 617 000	－	1/925 900	－	1/283 700	1/419 700
メチルマロン酸血症*	患者数 Cases	84	45	7	5	8	7	12
Methylmalonic Acidemia	発見率 Rate	1/111 000	1/107 800	1/137 600	1/185 200	1/111 600	1/121 600	1/70 000
プロピオン酸血症*	患者数 Cases	186	95	13	20	19	27	12
Propionic Acidemia	発見率 Rate	1/50 100	1/51 100	1/74 100	1/46 300	1/47 000	1/31 500	1/70 000
イソ吉草酸血症*	患者数 Cases	10	4	1	1	1	3	－
Isovaleric Acidemia	発見率 Rate	1/932 400	1/1 212 800	1/963 100	1/925 900	1/892 700	1/283 700	－
メチルクロトニルグリシン尿症*	患者数 Cases	52	17	4	10	4	10	7
Methylcrotonylglycinuria	発見率 Rate	1/179 300	1/285 400	1/240 800	1/92 600	1/223 200	1/85 100	1/119 900
ヒドロキシメチルグルタル酸血症*	患者数 Cases	2	－	－	－	－	2	－
hydroxymethylglutaric Acidemia	発見率 Rate	－	－	－	－	－	1/425 600	－
複合カルボキシラーゼ欠損症*	患者数 Cases	12	4	1	1	1	2	3
Multiple Carboxylase Deficiency	発見率 Rate	1/777 000	1/1 212 800	1/963 100	1/925 900	1/892 700	1/425 600	1/279 800
グルタル酸血症１型*	患者数 Cases	17	12	－	1	1	2	1
Glutaric Acidemia（Ｉ）	発見率 Rate	1/548 400	1/404 300	－	1/925 900	1/892 700	1/425 600	1/839 500
MCAD欠損症*	患者数 Cases	81	37	9	7	9	13	6
MCAD deficiency	発見率 Rate	1/115 100	1/131 100	1/107 000	1/132 300	1/99 200	1/65 500	1/139 900
VLCAD欠損症*	患者数 Cases	119	51	18	9	17	7	17
VLCAD deficiency	発見率 Rate	1/78 300	1/95 100	1/53 500	1/102 900	1/52 500	1/121 600	1/49 400
三頭酵素欠損症*	患者数 Cases	4	4	－	－	－	－	－
TFP deficiency	発見率 Rate	1/2 330 900	1/1 212 800	－	－	－	－	－
CPT-１欠損症*	患者数 Cases	12	6	1	1	2	2	－
CPT-1 deficiency	発見率 Rate	1/777 000	1/808 500	1/963 100	1/925 900	1/446 400	1/425 600	－
CPT-２欠損症*	患者数 Cases	21	…	－	7	8	3	3
CPT-2 deficiency	発見率 Rate	1/444 000	…	－	1/132 300	1/111 600	1/283 700	1/279 800
その他 Others	患者数 Cases	1 671	1 091	117	109	103	117	134
合計 Total	患者数 Cases	4 858	3 652	221	221	238	259	267

（注）厚生労働省母子保健課調べ
　＊タンデムマス法による代謝異常検査（平成23年度～）
NOTE：＊Mass Screening Program by tandem mass screening（FY2011～）
SOURCE：Maternal and Child Health Division, Equal Employment, Children and Families Bureau, Ministry of Health, Labour and Welfare

第60表　先天性副腎過形成症検査実施状況（昭和63年度～令和３年度）

Mass Screening Program for CAH, FY1988－2021

年度 Fiscal year		出生数 (A) Live births	受検者数 (B) Number of infants tested	受検率 (B/A) Rate (B/A)	患者数 (C) Cases discovered	発見率 (C/B) Rate (C/B)
		人	人	%	人	
総数 Total		**37 190 509**	**36 677 382**	**98.6**	**2 231**	**1/16 400**
1988～2016	昭和63～平成28年度	32 856 479	32 204 999	98.0	1 959	1/16 400
2017	29	939 413	963 075	102.5	50	1/19 300
2018	30	902 433	925 890	102.6	69	1/13 400
2019	令和元	862 367	892 701	103.5	55	1/16 200
2020	2	821 706	851 221	103.6	43	1/19 800
2021	3	808 121	839 496	103.9	55	1/15 300

（注）厚生労働省母子保健課調べ
SOURCE：Maternal and Child Health Division, Equal Employment, Children and Families Bureau, Ministry of Health, Labour and Welfare

第61表　クレチン症検査実施状況（昭和54年度～令和３年度）
Mass Screening Program for Cretinism, FY1979－2021

年度 Fiscal year		出生数 (A) Live births	受検者数 (B) Number of infants tested	受検率 (B/A) Rate (B/A)	患者数 (C) Cases discovered	発見率 (C/B) Rate (C/B)
		人	人	%	人	
総数 Total		**50 524 893**	**49 418 982**	**97.8**	**19 467**	**1/2 500**
1979～2016	昭和54～平成28年度	46 190 863	44 946 599	97.3	16 363	1/2 700
2017	29	939 413	963 075	102.5	594	1/1 600
2018	30	902 423	925 890	102.6	612	1/1 500
2019	令和元	862 367	892 701	103.5	648	1/1 400
2020	2	821 706	851 221	103.6	631	1/1 300
2021	3	808 121	839 496	103.9	619	1/1 400

（注）厚生労働省母子保健課調べ
SOURCE：Maternal and Child Health Division, Equal Employment, Children and Families Bureau, Ministry of Health, Labour and Welfare

第62表　身体障害児童の育成医療及び結核児童の療育の給付決定件数（昭和60年度～令和３年度）
Beneficiaries of Programs for Handicapped Children (Medical Aid Program for Physically Handicapped Children and Children with a Potential Physical Handicap, Prosthesis Supply and Repair Program, and Medical Aid and Commodities Supply Program for Children with Tuberculosis), FY1985-2021

年度 Fiscal year		育成医療給付決定・支給認定件数 Medical aid (handicapped)			補装具 Prosthesis		療育の給付決定件数 Medical aid (tuberculosis)		
		総数 Total	入院 Inpatients	入院外 Other Inpatients	交付・購入借受け決定件数 Supplies	修理借受け修理決定件数 Repairs	総数 Total	骨関節結核 Bone and joint tuberculosis	骨関節結核以外の結核 Other tuberculoses
1985	昭和60年度	50 050	41 402	8 648	34 175	7 799	216	9	207
1990	平成 2	52 235	40 759	11 476	41 852	12 388	71	－	71
1995	7	52 086	37 692	14 394	59 927	20 483	45	1	44
2000	12	61 845	42 630	19 215	109 781	31 305	42	1	41
2005	17	69 137	41 970	27 167	91 266	29 192	22	－	22
2010*	22	53 784	25 075	28 709	160 946	118 292	9	1	8
2015	27	46 680	19 180	27 487	157 893	120 957	4	－	4
2020	令和 2	25 618	10 325	15 275	144 744	100 559	2	…	…
2021	3	23 536	9 223	14 303	145 293	100 445	－	…	…

（注）「福祉行政報告例」による。＊東日本大震災の影響により，岩手県の一部，宮城県の一部，福島県の一部を除く。
NOTE：Each figure is summed from April of the year to March of the next year.
＊Because of the Great East Japan Earthquake, some cities, towns and villages in Iwate, Miyagi and Fukushima are not included.
SOURCE：Report on Social Welfare Administration and Services

第63表　育成医療給付決定・支給認定件数（平成23年度～令和３年度）
Beneficiaries of Medical Aid Program for Physically Handicapped Children and Children with a Potential Physical Handicap, FY2011－2021

年度 Fiscal year	2011 平成23年度	2012 平成24年度	2013 平成25年度	2014 平成26年度	2015 平成27年度	2016 平成28年度	2017 平成29年度	2018 平成30年度	2019 令和元年度	2020 令和２年度	2021 令和３年度
総数 Total	**53 978**	**50 388**	**56 062**	**48 925**	**46 680**	**43 076**	**38 038**	**35 507**	**30 629**	**26 270**	**23 536**
視覚障害 Visual disability	4 344	4 149	2 438	3 319	3 126	2 942	2 532	2 466	2 177	1 798	1 708
聴覚・平衡機能障害 Hearing and equilibrial disability	2 611	2 468	19 857	2 281	2 009	1 814	1 687	1 566	1 521	1 203	1 052
音声・言語・そしゃく機能障害 Speaking and Chewing disability	18 481	16 755	11 254	17 243	16 960	15 905	14 280	14 213	12 450	10 754	9 700
肢体不自由 Crippledness	10 034	9 767	3 890	9 660	9 646	9 068	8 184	7 298	6 332	5 579	5 077
内臓傷害 Visceral impairments	18 392	17 141	18 512	16 326	14 905	13 294	11 308	9 921	8 084	6 893	5 962
心臓機能障害 Atrial impairment	9 155	8 591	9 066	8 242	7 494	6 469	5 489	4 624	3 670	3 188	2 765
腎臓機能障害 Renal impairment	448	446	517	433	383	269	206	204	213	192	120
その他の内臓障害 Other visceral impairments	8 789	8 104	8 929	7 651	7 028	6 556	5 613	5 093	4 201	3 513	3 077

（注）「福祉行政報告例」による。
NOTE：Each figure is summed from April of the year to March of the next year.
SOURCE：Report on Social Welfare Administration and Services

第64表　児童相談所における虐待相談の相談種別対応件数（平成11年度～令和３年度）
Number of Cases Handled by Child Consultation Offices by Type of Abuse, FY1999−2021

		総　数 Total		身体的虐待 Physical abuse		性的虐待 Sexual abuse		心理的虐待 Psychological abuse		保護の怠慢・拒否（ネグレクト）Neglect	
		件　数	構成割合（%）	件　数	構成割合（%）	件　数	構成割合（%）	件　数	構成割合（%）	件　数	構成割合（%）
1999	平成11年度	11 631	100.0	5 973	51.4	590	5.1	1 627	14.0	3 441	29.6
2000	12	17 725	100.0	8 877	50.1	754	4.3	1 776	10.0	6 318	35.6
2001	13	23 274	100.0	10 828	46.5	778	3.3	2 864	12.3	8 804	37.8
2002	14	23 738	100.0	10 932	46.1	820	3.5	3 046	12.8	8 940	37.7
2003	15	26 569	100.0	12 022	45.2	876	3.3	3 531	13.3	10 140	38.2
2004	16	33 408	100.0	14 881	44.5	1 048	3.1	5 216	15.6	12 263	36.7
2005	17	34 472	100.0	14 712	42.7	1 052	3.1	5 797	16.8	12 911	37.5
2006	18	37 323	100.0	15 364	41.2	1 180	3.2	6 414	17.2	14 365	38.5
2007	19	40 639	100.0	16 296	40.1	1 293	3.2	7 621	18.8	15 429	38.0
2008	20	42 664	100.0	16 343	38.3	1 324	3.1	9 092	21.3	15 905	37.3
2009	21	44 211	100.0	17 371	39.3	1 350	3.1	10 305	23.3	15 185	34.3
2010*	22	56 384	100.0	21 559	38.2	1 405	2.5	15 068	26.7	18 352	32.5
2011	23	59 919	100.0	21 942	36.6	1 460	2.4	17 670	29.5	18 847	31.5
2012	24	66 701	100.0	23 579	35.4	1 449	2.2	22 423	33.6	19 250	28.9
2013	25	73 802	100.0	24 245	32.9	1 582	2.1	28 348	38.4	19 627	26.6
2014	26	88 931	100.0	26 181	29.4	1 520	1.7	38 775	43.6	22 455	25.2
2015	27	103 286	100.0	28 621	27.7	1 521	1.5	48 700	47.2	24 444	23.7
2016	28	122 575	100.0	31 925	26.0	1 622	1.3	63 186	51.5	25 842	21.1
2017	29	133 778	100.0	33 223	24.8	1 537	1.1	72 197	54.0	26 821	20.0
2018	30	159 838	100.0	40 238	25.2	1 730	1.1	88 391	55.3	29 479	18.4
2019	令和元	193 780	100.0	49 240	25.4	2 077	1.1	109 118	56.3	33 345	17.2
2020	2	205 044	100.0	50 035	24.4	2 245	1.1	121 334	59.2	31 430	15.3
2021	3	207 660	100.0	49 241	23.7	2 247	1.1	124 724	60.1	31 448	15.1

(注)「福祉行政報告例」による　＊東日本大震災の影響により，福島県を除いて集計した数値を掲載している。
SOURCE：Report on Social Welfare Administration and Services
＊Because of the Great East Japan Earthquake, Fukushima is not included.

第65表　市町村における児童虐待相談の相談種別対応件数(平成19年度～令和３年度)
Number of Cases Handled by Municipality by Type of Abuse, FY2007−2021

		総　数 Total		身体的虐待 Physical abuse		性的虐待 Sexual abuse		心理的虐待 Psychological abuse		保護の怠慢・拒否（ネグレクト）Neglect	
		件　数	構成割合（%）	件　数	構成割合（%）	件　数	構成割合（%）	件　数	構成割合（%）	件　数	構成割合（%）
2007	平成19年度	49 895	100.0	17 845	35.8	821	1.6	8 900	17.8	22 329	44.8
2008	20	52 282	100.0	18 641	35.7	832	1.6	9 995	19.1	22 814	43.6
2009	21	56 606	100.0	21 088	37.3	800	1.4	11 619	20.5	23 099	40.8
2010*	22	67 232	100.0	25 100	37.3	913	1.4	15 240	22.7	25 979	38.6
2011	23	70 102	100.0	25 154	35.9	932	1.3	17 008	24.3	27 008	38.5
2012	24	73 200	100.0	25 559	34.9	934	1.3	19 754	27.0	26 953	36.8
2013	25	79 186	100.0	25 665	32.4	1 013	1.3	23 554	29.7	28 954	36.6
2014	26	87 694	100.0	26 860	30.6	1 033	1.2	28 061	32.0	31 740	36.2
2015	27	93 458	100.0	27 603	29.5	1 077	1.2	31 934	34.2	32 844	35.1
2016	28	100 147	100.0	28 299	28.3	1 009	1.0	37 421	37.4	33 418	33.4
2017	29	106 615	100.0	28 655	26.9	978	0.9	42 267	39.6	34 715	32.6
2018	30	126 246	100.0	35 001	27.7	1 196	0.9	51 405	40.7	38 644	30.6
2019	令和元	148 406	100.0	41 593	28.0	1 307	0.9	62 444	42.1	43 062	29.0
2020	2	155 598	100.0	41 693	26.8	1 289	0.8	70 250	45.1	42 366	27.2
2021	3	162 884	100.0	43 194	26.5	1 430	0.9	75 730	46.5	42 530	26.1

(注)「福祉行政報告例」による　＊東日本大震災の影響により，岩手県の一部，宮城県の一部，福島県を除いて集計した数値を掲載している。
SOURCE：Report on Social Welfare Administration and Services
＊Because of the Great East Japan Earthquake, some cities, towns and villages in Iwate, Miyagi and Fukushima is not included.

第66表　児童相談所における虐待相談の被虐待者の年齢別対応件数（平成11年度～令和３年度）

Number of Abused Children by Child Consultation Offices by Age, FY1999−2021

		総　数 Total		0～2歳 0-2 years old		3～6歳 3-6 years old		7～12歳 7-12 years old		13～15歳 13-15 years old		16～18歳 16-18 years old	
		件　数	構成割合（%）	件　数	構成割合（%）	件　数	構成割合（%）	件　数	構成割合（%）	件　数	構成割合（%）	件　数	構成割合（%）
1999	平成11年度	11 631	100.0	2 393	20.6	3 370	29.0	4 021	34.6	1 266	10.9	581	5.0
2000	12	17 725	100.0	3 522	19.9	5 147	29.0	6 235	35.2	1 957	11.0	864	4.9
2001	13	23 274	100.0	4 748	20.4	6 847	29.4	8 337	35.8	2 431	10.4	911	3.9
2002	14	23 738	100.0	4 940	20.8	6 928	29.2	8 380	35.3	2 495	10.5	995	4.2
2003	15	26 569	100.0	5 346	20.1	7 238	27.2	9 708	36.5	3 116	11.7	1 161	4.4
2004	16	33 408	100.0	6 479	19.4	8 776	26.3	12 483	37.4	4 187	12.5	1 483	4.4
2005	17	34 472	100.0	6 361	18.5	8 781	25.5	13 024	37.8	4 620	13.4	1 686	4.9
2006	18	37 323	100.0	6 449	17.3	9 334	25.0	14 467	38.8	5 201	13.9	1 872	5.0
2007	19	40 639	100.0	7 422	18.3	9 727	23.9	15 499	38.1	5 889	14.5	2 102	5.2
2008	20	42 664	100.0	7 728	18.1	10 211	23.9	15 814	37.1	6 261	14.7	2 650	6.2
2009	21	44 211	100.0	8 078	18.3	10 477	23.7	16 623	37.6	6 501	14.7	2 532	5.7
2010*	22	56 384	100.0	11 033	19.6	13 650	24.2	20 584	36.5	7 474	13.3	3 643	6.5
2011	23	59 919	100.0	11 523	19.2	14 377	24.0	21 694	36.2	8 158	13.6	4 167	7.0
2012	24	66 701	100.0	12 503	18.7	16 505	24.7	23 488	35.2	9 404	14.1	4 801	7.2
2013	25	73 802	100.0	13 917	18.9	17 476	23.7	26 049	35.3	10 649	14.4	5 711	7.7
2014	26	88 931	100.0	17 479	19.7	21 186	23.8	30 721	34.5	12 510	14.1	7 035	7.9
2015	27	103 286	100.0	20 324	19.7	23 735	23.0	35 860	34.7	14 807	14.3	8 560	8.3
2016	28	122 575	100.0	23 939	19.5	31 332	25.6	41 719	34.0	17 409	14.2	8 176	6.7
2017	29	133 778	100.0	27 046	20.2	34 050	25.5	44 567	33.3	18 677	14.0	9 438	7.1
2018	30	159 838	100.0	32 302	20.2	41 090	25.7	53 797	33.7	21 847	13.7	10 802	6.8
2019	令和元	193 780	100.0	37 826	19.5	49 660	25.6	65 959	34.0	26 709	13.8	13 626	7.0
2020	2	205 044	100.0	39 658	19.3	52 601	25.7	70 111	34.2	28 071	13.7	14 603	7.1
2021	3	207 660	100.0	38 752	18.7	52 615	25.3	70 935	34.2	30 157	14.5	15 201	7.3

(注)「福祉行政報告例」による　＊東日本大震災の影響により，福島県を除いて集計した数値を掲載している。
SOURCE：Report on Social Welfare Administration and Services
＊Because of the Great East Japan Earthquake, Fukushima is not included.

第67表　市町村における児童虐待相談の被虐待者の年齢別対応件数（平成19年度～令和３年度）

Number of Abused Children by Municipality by Age, FY2007−2021

		総　数 Total		0～2歳 0-2 years old		3～6歳 3-6 years old		7～12歳 7-12 years old		13～15歳 13-15 years old		16～18歳 16-18 years old	
		件　数	構成割合（%）	件　数	構成割合（%）	件　数	構成割合（%）	件　数	構成割合（%）	件　数	構成割合（%）	件　数	構成割合（%）
2007	平成19年度	49 895	100.0	10 744	21.5	14 182	28.4	17 854	35.8	5 552	11.1	1 563	3.1
2008	20	52 282	100.0	11 451	21.9	14 637	28.0	18 723	35.8	5 732	11.0	1 739	3.3
2009	21	56 606	100.0	12 280	21.7	15 981	28.2	20 268	35.8	6 220	11.0	1 857	3.3
2010*	22	67 232	100.0	15 330	22.8	18 716	27.8	23 358	34.7	7 292	10.8	2 536	3.8
2011	23	70 102	100.0	15 803	22.5	19 112	27.3	24 579	35.1	8 047	11.5	2 561	3.7
2012	24	73 200	100.0	16 677	22.8	19 738	27.0	25 667	35.1	8 227	11.2	2 891	3.9
2013	25	79 186	100.0	17 915	22.6	21 027	26.6	27 568	34.8	9 153	11.6	3 523	4.4
2014	26	87 694	100.0	20 528	23.4	22 998	26.2	29 805	34.0	10 419	11.9	3 944	4.5
2015	27	93 458	100.0	22 074	23.6	23 828	25.5	31 516	33.7	11 330	12.1	4 710	5.0
2016	28	100 147	100.0	23 159	23.1	28 663	28.6	32 823	32.8	11 524	11.5	3 978	4.0
2017	29	106 615	100.0	25 357	23.8	29 920	28.1	34 527	32.4	12 162	11.4	4 649	4.4
2018	30	126 246	100.0	29 670	23.5	36 778	29.1	40 810	32.3	13 666	10.8	5 322	4.2
2019	令和元	148 406	100.0	33 814	22.8	42 820	28.9	48 812	32.9	16 450	11.1	6 510	4.4
2020	2	155 598	100.0	35 628	22.9	45 346	29.1	50 907	32.7	17 233	11.1	6 484	4.2
2021	3	162 884	100.0	35 912	22.0	46 576	28.6	53 890	33.1	19 229	11.8	7 277	4.5

(注)「福祉行政報告例」による　＊東日本大震災の影響により，岩手県の一部，宮城県の一部，福島県を除いて集計した数値を掲載している。
SOURCE：Report on Social Welfare Administration and Services
＊Because of the Great East Japan Earthquake, some cities, towns and villages in Iwate, Miyagi and Fukushima is not included.

第68表　児童相談所における虐待相談の主な虐待者別対応件数（平成11年度～令和３年度）
Number of Cases Handled by Child Consultation Offices by Relationship of Abuser, FY1999−2021

		総　数 Total		実　父 Birth father		実父以外の父親 Other than birth father		実　母 Birth mother		実母以外の母親 Other than birth mother		その他 Other	
		件　数	構成割合 （%）	件　数	構成割合 （%）	件　数	構成割合 （%）	件　数	構成割合 （%）	件　数	構成割合 （%）	件　数	構成割合 （%）
1999	平成11年度	11 631	100.0	2 908	25.0	815	7.0	6 750	58.0	269	2.3	889	7.6
2000	12	17 725	100.0	4 205	23.7	1 194	6.7	10 833	61.1	311	1.8	1 182	6.7
2001	13	23 274	100.0	5 260	22.6	1 491	6.4	14 692	63.1	336	1.4	1 495	6.4
2002	14	23 738	100.0	5 329	22.4	1 597	6.7	15 014	63.2	369	1.6	1 429	6.0
2003	15	26 569	100.0	5 527	20.8	1 645	6.2	16 702	62.9	471	1.8	2 224	8.4
2004	16	33 408	100.0	6 969	20.9	2 130	6.4	20 864	62.5	499	1.5	2 946	8.8
2005	17	34 472	100.0	7 976	23.1	2 093	6.1	21 074	61.1	591	1.7	2 738	7.9
2006	18	37 323	100.0	8 220	22.0	2 414	6.5	23 442	62.8	655	1.8	2 592	6.9
2007	19	40 639	100.0	9 203	22.6	2 569	6.3	25 359	62.4	583	1.4	2 925	7.2
2008	20	42 664	100.0	10 632	24.9	2 823	6.6	25 807	60.5	539	1.3	2 863	6.7
2009	21	44 211	100.0	11 427	25.8	3 108	7.0	25 857	58.5	576	1.3	3 243	7.3
2010*	22	56 384	100.0	14 140	25.1	3 627	6.4	34 060	60.4	616	1.1	3 941	7.0
2011	23	59 919	100.0	16 273	27.2	3 619	6.0	35 494	59.2	587	1.0	3 946	6.6
2012	24	66 701	100.0	19 311	29.0	4 140	6.2	38 224	57.3	548	0.8	4 478	6.7
2013	25	73 802	100.0	23 558	31.9	4 727	6.4	40 095	54.3	661	0.9	4 761	6.5
2014	26	88 931	100.0	30 646	34.5	5 573	6.3	46 624	52.4	674	0.8	5 414	6.1
2015	27	103 286	100.0	37 486	36.3	6 230	6.0	52 506	50.8	718	0.7	6 346	6.1
2016	28	122 575	100.0	47 724	38.9	7 629	6.2	59 401	48.5	739	0.6	7 082	5.8
2017	29	133 778	100.0	54 425	40.7	8 175	6.1	62 779	46.9	754	0.6	7 645	5.7
2018	30	159 838	100.0	65 525	41.0	9 274	5.8	75 177	47.0	797	0.5	9 065	5.7
2019	令和元	193 780	100.0	79 786	41.2	10 473	5.4	92 426	47.7	839	0.4	10 256	5.3
2020	2	205 044	100.0	84 709	41.3	10 817	5.3	97 222	47.4	892	0.4	11 404	5.6
2021	3	207 660	100.0	86 144	41.5	11 182	5.4	98 540	47.5	969	0.5	10 825	5.2

（注）「福祉行政報告例」による　＊東日本大震災の影響により，福島県を除いて集計した数値を掲載している。
SOURCE：Report on Social Welfare Administration and Services
＊Because of the Great East Japan Earthquake, Fukushima is not included.

第69表　市町村における児童虐待相談の主な虐待者別対応件数（平成19年度～令和３年度）
Number of Cases Handled by Municipality by Relationship of Abuser, FY2007−2021

		総　数 Total		実　父 Birth father		実父以外の父親 Other than birth father		実　母 Birth mother		実母以外の母親 Other than birth mother		その他 Other	
		件　数	構成割合 （%）	件　数	構成割合 （%）	件　数	構成割合 （%）	件　数	構成割合 （%）	件　数	構成割合 （%）	件　数	構成割合 （%）
2007	平成19年度	49 758	100.0	10 090	20.3	2 244	4.5	33 674	67.7	614	1.2	3 136	6.3
2008	20	52 282	100.0	10 904	20.9	2 361	4.5	35 274	67.5	685	1.3	3 058	5.8
2009	21	56 606	100.0	12 259	21.7	2 668	4.7	37 337	66.0	777	1.4	3 565	6.3
2010*	22	67 232	100.0	14 337	21.3	2 964	4.4	44 841	66.7	702	1.0	4 388	6.5
2011	23	70 102	100.0	15 515	22.1	3 114	4.4	46 673	66.6	572	0.8	4 228	6.0
2012	24	73 200	100.0	16 973	23.2	3 161	4.3	47 337	64.7	679	0.9	5 050	6.9
2013	25	79 186	100.0	19 505	24.6	3 014	3.8	51 613	65.2	665	0.8	4 389	5.5
2014	26	87 694	100.0	22 567	25.7	3 331	3.8	56 291	64.2	591	0.7	4 914	5.6
2015	27	93 458	100.0	25 478	27.3	3 752	4.0	58 235	62.3	675	0.7	5 318	5.7
2016	28	100 147	100.0	29 748	29.7	4 220	4.2	60 714	60.6	724	0.7	4 741	4.7
2017	29	106 615	100.0	33 123	31.1	4 273	4.0	63 390	59.5	718	0.7	5 111	4.8
2018	30	126 246	100.0	40 408	32.0	4 827	3.8	74 072	58.7	641	0.5	6 298	5.0
2019	令和元	148 406	100.0	50 096	33.8	5 543	3.7	84 939	57.2	647	0.4	7 181	4.8
2020	2	155 598	100.0	54 319	34.9	5 528	3.6	86 331	55.5	594	0.4	8 826	5.7
2021	3	162 884	100.0	58 465	35.9	5 555	3.4	89 941	55.2	688	0.4	8 235	5.1

（注）「福祉行政報告例」による　＊東日本大震災の影響により，岩手県の一部，宮城県の一部，福島県を除いて集計した数値を掲載している。
SOURCE：Report on Social Welfare Administration and Services
＊Because of the Great East Japan Earthquake, some cities, towns and villages in Iwate, Miyagi and Fukushima is not included.

X　諸外国の統計　INTERNATIONAL COMPARISON

第70表　諸外国の出生数及び率（令和２年）

Live Births and Crude Birth Rate in Some Countries, 2020

率（人口 千対）　**Rate** (per 1 000 population)

国名 Country		実数 Number	率 Rate	国名 Country		実数 Number	率 Rate
日本	Japan[21)]＊	811 622	6.6	フランス	France[19)]	714 029	11.0
エジプト	Egypt	2 271 802	22.6	ドイツ	Germany	☆773 144	☆9.3
カナダ	Canada[19)]	372 040	9.9	ハンガリー	Hungary	☆91 711	☆9.4
メキシコ	Mexico[19)]	☆2 092 214	☆16.5	アイスランド	Iceland	4 512	12.4
アメリカ合衆国	U.S.A[19)]	3 747 540	11.4	アイルランド	Ireland	55 959	11.3
アルゼンチン	Argentia[19)]	625 441	13.9	イタリア	Italy	☆404 104	☆6.8
チリ	Chile[19)]	☆210 367	☆11.0	オランダ	Netherlands	168 681	9.7
ベネズエラ	Venezuela[17)]	579 349	…	ノルウェー	Norway	☆52 984	☆9.9
イラン	Iran[19)]	1 196 132	14.4	ポーランド	Poland[19)]	374 954	9.9
イスラエル	Israel	☆177 302	☆19.2	ポルトガル	Portugal	☆84 558	☆8.2
フィリピン	Philippines	1 403 336	12.9	ロシア	Russia[13)]	1 895 822	13.2
スリランカ	Sri Lanka	☆301 706	☆13.8	スペイン	Spain	☆338 435	☆7.1
タイ	Thailand	587 368	…	スウェーデン	Sweden[19)]	114 523	11.2
オーストリア	Austria[19)]	84 952	9.6	スイス	Switzerland[19)]	86 172	10.0
チェコ共和国	CzechRep	☆110 200	☆10.3	イギリス	U.K.	☆683 180	☆10.2
デンマーク	Denmark[19)]	61 167	10.5	オーストラリア	Australia[19)]	305 832	12.1
フィンランド	Finland	☆46 452	☆8.4	ニュージーランド	NewZealand	57 576	11.3

（注）「国民衛生の動向」2022/2023
＊人口動態統計
☆暫定値
NOTE：13)2013　17)2017　19)2019　21)2021
☆Provisional
SOURCES：＊Vital Statistics of Japan
Journal of Health and Welfare Statistics, Vol.69, Number 9, 2022/2023
UN, Demographic Yearbook

第71表　諸外国の乳児死亡率及び新生児死亡率（昭和55年～令和２年）

Infant Mortality Rate, and Neonatal Mortality Rate in Some Countries, 1980−2020

率（出生 千対）　**Rate**（per 1 000 live births）

国名 Country		乳児死亡率 Infant mortality rate 1980 昭和55	1990 平成2	2000 平成12	2010 平成22	2020 令和2	新生児死亡率 Neonatal mortality rate 1980 昭和55	1990 平成2	2000 平成12	2010 平成22	2020 令和2
日本	Japan*	7.5	4.6	3.2	2.3	1.7[21)]	4.9	2.6	1.8	1.1	0.8[21)]
カナダ	Canada	10.4	6.8	5.3	5.1[08)]	4.4[19)]	6.7	4.6	3.6	3.7[06)]	3.3[19)]
アメリカ合衆国	U.S.A.	12.6	9.1	6.9	6.1	5.6[19)]	8.4	5.8	4.6	4.2[09)]	3.8[18)]
オーストリア	Austria	14.3	7.9	4.8	3.9	2.9[19)]	9.3	4.4	3.3	2.7	2.3[19)]
デンマーク	Denmark	8.4	7.5	5.3	3.4	3.0[19)]	5.6	4.5	3.5[01)]	2.6	2.4[19)]
フランス	France	10.0	7.3[91)]	4.4	3.5	3.6[19)]	5.6	3.6	2.9[03)]	2.4[09)]	2.6[19)]
ドイツ	Germany**	12.6	7.0	4.4	3.4	3.1[19)]	7.8	3.5	2.3	2.7[07)]	2.3[19)]
ハンガリー	Hungary	23.2	14.8	9.2	5.3	3.5[19)]	17.8	10.8	6.2	3.5	2.2[19)]
イタリア	Italy	24.5	8.5	4.5	3.2	2.8[19)]	11.2	6.2	3.4[03)]	2.4[08)]	2.0[18)]
オランダ	Netherlands	8.6	7.1	5.1	3.8	3.8[19)]	5.7	5.7	3.9	2.9[09)]	2.7[19)]
ポーランド	Poland	21.3	16.0	8.1	5.0	3.8[19)]	13.3	11.6	5.6	3.5	2.8[19)]
スウェーデン	Sweden	6.9	5.6	3.4	2.5	2.1[19)]	4.9	4.9	2.5[01)]	1.6	1.4[19)]
スイス	Switzerland	9.1	7.1	4.9	3.8	3.3[19)]	5.9	3.8	3.6	3.1	2.7[19)]
イギリス	U.K.	12.1	7.4[91)]	5.6	4.3	3.9[19)]	7.7	4.5	3.9	3.2[09)]	2.9[19)]
オーストラリア	Australia	10.7	8.2	5.2	4.1	3.3[19)]	7.1	4.9	3.5	2.8	2.4[19)]
ニュージーランド	New Zealand	13.0	8.3[91)]	6.1	5.1	4.0	5.8	4.1	3.6	2.8[09)]	2.7

（注）「国民衛生の動向」2022/2023
＊人口動態統計
＊＊1990年までは，旧西ドイツの数値である。
NOTE：＊＊Until 1980, figure of F.R.G. is listed.
91)1991　01)2001　03)2003　06)2006　07)2007　08)2008　09)2009　13)2013　18)2018　19)2019　21)2021
SOURCES：＊Vital Statistics of Japan
Journal of Health and Welfare Statistics, Vol.69, Number 9, 2022/2023
UN, Demographic Yearbook

第11図　乳児死亡率の国際比較
Comparison of Infant Mortality Rate by Age in Selected Countries

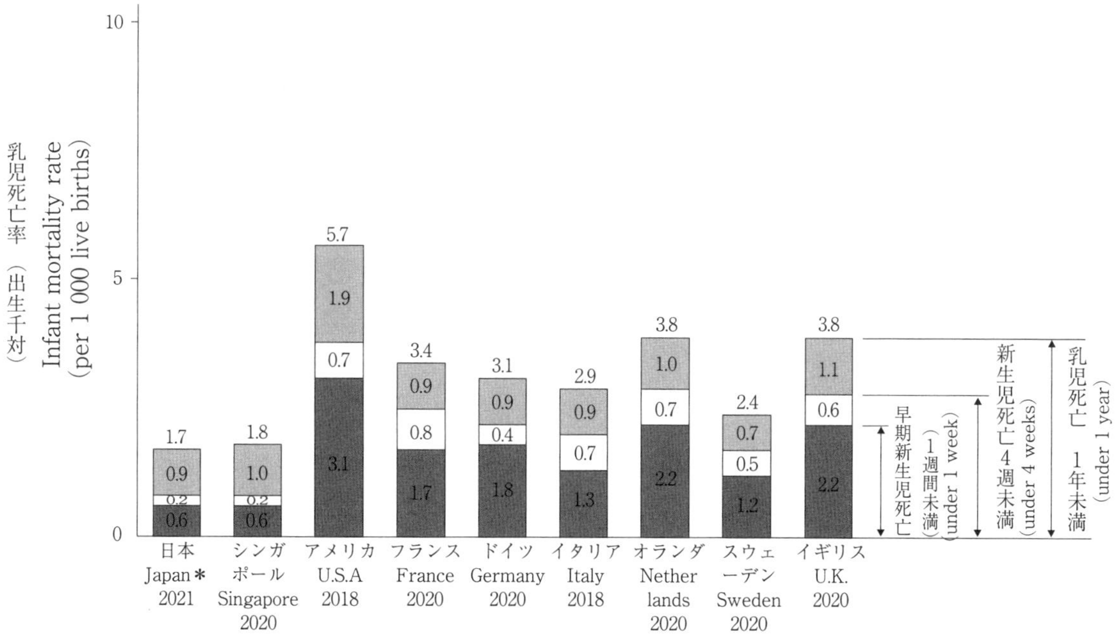

（注）　＊人口動態統計
SOURCES : UN, Demographic Yearbook, 2021　　＊Vital Statistics of Japan

第72表　諸外国の周産期死亡率（昭和45年～令和２年）
Perinatal Mortality Rate in Some Countries, 1970−2020

率（出生 千対）　Rate（per 1 000 live births）

国名 Country	1970 昭和45	1980 昭和55	1990 平成２	2000 平成12	2010 平成22	2015 平成27	2020 令和２ 周産期死亡率 Perinatal mortality rate	2020 令和２ 妊娠満28週以後死産比 Foetal death at 28 ratio weeks and over of gestation	2020 令和２ 早期新生児死亡率 Early neonatal mortality rate
日本 Japan*	21.7	11.7	5.7	3.8	2.9	2.5	2.2[21)]	1.6	0.6
カナダ Canada	22.0	10.9	7.7	6.2	6.1[06)]	5.8	5.8[18)]	2.8	3.0
アメリカ合衆国 U.S.A.	27.8	14.2	9.3	7.1	6.3[09)]	6.0	6.0[15)]	2.9	3.2
デンマーク Denmark	18.0	9.0	8.3	6.8[01)]	6.4	6.8[14)]	5.8[18)]	3.3	2.5
フランス France	20.7	13.0	8.3	6.6[99)]	11.8	11.8[10)]	11.8[10)]	10.2	1.6
ドイツ Germany**	26.7	11.6	6.0	6.2[99)]	5.5[07)]	5.6	5.6[18)]	3.8	1.8
ハンガリー Hungary	34.5	23.1	14.3	10.1	6.9	6.1	5.7[18)]	4.1	1.6
イタリア Italy	31.7	17.4	10.4	6.8[97)]	4.3	3.8[13)]	3.8[13)]	2.5	1.4
オランダ Netherlands	18.8	11.1	9.7	7.9[98)]	5.7[09)]	4.7	4.9[18)]	3.0	1.9
スペイン Spain	21.1[75)]	14.6	7.6	5.2[99)]	3.5	4.3	4.3[15)]	3.1	1.2
スウェーデン Sweden	16.5	8.7	6.5	5.3[02)]	4.8	5.0	4.7[18)]	3.8	0.9
イギリス U.K.***	23.8	13.4	8.2	8.2	7.6[09)]	6.5	6.2[18)]	4.0	2.2
オーストラリア Australia	21.5	13.5	8.5	6.0	6.7[08)]	5.7	3.0[18)]	1.1	1.8
ニュージーランド New Zealand	19.8	11.8	7.2	5.8	4.9[09)]	4.1	4.5[19)]	2.2	2.4

（注）「国民衛生の動向」2022/2023
＊人口動態統計　国際比較のため周産期死亡は変更前の定義（妊娠満28週以後の死産数に早期新生児死亡数を加えたもの，出生千対）を用いている。
＊＊1990年までは，旧西ドイツの数値である。
＊＊＊1980年までは，イングランド・ウェールズの数値である。

NOTES : ＊Perinatal deaths in this table refer to former definition（Foetal deaths after 28 weeks of pregnancy + Early neonatal deaths in a year）for international comparison.
＊＊Until 1990, figure of F.R.G. is listed.
＊＊＊Until 1980, figure of England and Wales is listed.
75)1975　97)1997　98)1998　99)1999　01)2001　02)2002　06)2006　07)2007　08)2008　09)2009　10)2010　13)2013　14)2014　15)2015　18)2018　19)2019　21)2021

SOURCES : ＊Vital Statistics of Japan
Journal of Health and Welfare Statistics, Vol.69, Number 9, 2022/2023
WHO, World Health Statistics Annual
UN, Demographic Yearbook

第12図　周産期死亡率の国際比較
Comparison of Perinatal Mortality Rate in Selected Countries

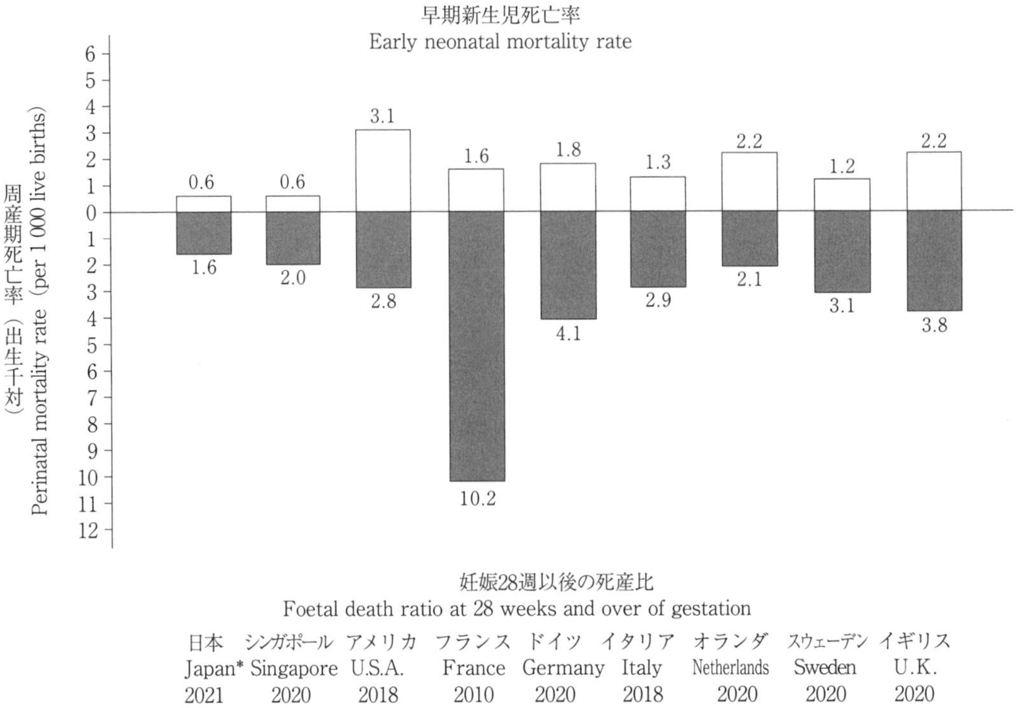

（注）　＊人口動態統計
SOURCES：UN, Demographic Yearbook, 2022　　＊Vital Statistics of Japan

第73表　諸外国の妊産婦死亡率（昭和50年～令和２年）
Maternal Mortality Rate in Some Countries, 1975−2020

率（出生10万対）　Rate (per 100 000 live births)

国　名 Country	1975 昭和50	1985 昭和60	1995 平成７	2005 平成17	2020 令和２
日本 Japan*	28.7	15.8	7.2	5.8	2.6 21)
カナダ Canada	7.5	4.0	4.5	5.9 04)	6.6 17)
アメリカ合衆国 U.S.A.	12.8	7.8	7.1	18.4	31.3 17)
フランス France	19.9	12.0	9.6	5.3	4.4 16)
ドイツ Germany**	39.6	10.7	5.4	4.1	2.8 17)
イタリア Italy	25.9	8.2	3.2	5.1 03)	2.7 16)
オランダ Netherlands	10.7	4.5	7.3	8.5	1.8 17)
スウェーデン Sweden	1.9	5.1	3.9	5.9	3.5 17)
スイス Switzerland	12.7	5.4	8.5	5.5	3.4 16)
イギリス U.K.***	12.8	7.0	7.0	7.1	6.6 16)
オーストラリア Australia	5.6	3.2	8.2	4.7 04)	1.6 17)
ニュージーランド New Zealand	23.0	13.5	3.5	10.4	9.8 15)

（注）「国民衛生の動向」2022/2023
＊人口動態統計
＊＊1985年までは旧西ドイツの数値である。
＊＊＊1985年まではイングランド・ウェールズの数値である。
☆暫定値
NOTES：＊＊Until 1985, figure of F.R.G is listed.
＊＊＊Until 1985, figure of England and Wales is listed.
03)2003　04)2004　15)2015　16)2016　17)2017　21)2021
☆Provisional
SOURCES：＊Vital Statistics of Japan
Journal of Health and Welfare Statistics, Vol.69, Number 9, 2022/2023
UN, Demographic Yearbook

第74表　諸外国の主な死因別，乳児死亡率（令和３年）

Infant Mortality Rate by Main Causes in Some Countries, 2021

率（出生千対）　Rate（per 1 000 live births）

国名 Country ＼ 死因 Cause of death		総数 All causes	呼吸器系の疾患 Diseases of the respiratory system	周産期に発生した病態 Conditions originating in the perinatal period	先天奇形，変形及び染色体異常 Congenital malformations, deformations and chromosomal abnormalities	不慮の事故 Accidents
日本	Japan	1.72	0.03	0.47	0.60	0.08
カナダ	Canada[13]	4.90	0.04	2.89	1.13	0.08
アメリカ	U.S.A.[15]	5.86	0.13	2.90	1.21	0.32
デンマーク	Denmark[18]	3.61	0.11	2.00	0.55	0.02
フィンランド	Finland[18]	2.08	0.04	0.97	0.48	0.02
フランス	France[14]	3.30	0.02	1.76	0.68	0.07
ドイツ	Germany[15]	3.26	0.02	1.70	0.86	0.03
イタリア	Italy[17]	2.91	0.05	1.64	0.74	0.02
オランダ	Netherlands[19]	3.64	0.02	2.13	0.99	0.05
ノルウェー	Norway[16]	2.00	-	1.07	0.59	-
スウェーデン	Sweden[18]	2.03	0.03	1.08	0.47	0.01
スイス	Switzerland[19]	3.28	0.01	1.83	0.94	-
イギリス	U.K.[20]	3.83	0.05	2.91	0.35	0.03
オーストラリア	Australia[20]	3.20	0.02	1.78	0.83	0.05
ニュージーランド	New Zealand[16]	4.20	0.05	2.22	0.93	0.40

（注）本表の死因分類については，15ページを参照。
　　日本は人口動態統計より算出したもの
NOTE：See notes on p.15 for the classification of causes of death in this table.
　　13）2013　14）2014　15）2015　16）2016　17）2017　18）2018　19）2019　20）2020
SOURCE：※Vital Statistics of Japan
　　WHO, Health statistics and health information systems, Mortality Database

第75表　諸外国の不慮の事故による死亡率（令和３年）

Mortality Rate by Age Caused by Accidents and Adverse Effects in Some Countries, 2021

国名 Country ＼ 年齢 Age		0歳（出生100 000対） 0y. (Per 100 000 live births)	1～4歳（人口100 000対） 1～4y. (Per 100 000 population)
日本	Japan	7.52	1.43
カナダ	Canada[13]	8.31	5.18
アメリカ	U.S.A.[15]	32.25	1.38
デンマーク	Denmark[18]	1.61	1.25
フィンランド	Finland[15]	-	3.29
フランス	France[14]	6.67	3.93
ドイツ	Germany[15]	3.25	2.59
イタリア	Italy[17]	1.96	1.95
オランダ	Netherlands[19]	5.30	2.18
ノルウェー	Norway[16]	-	1.22
スウェーデン	Sweden[18]	0.86	2.06
スイス	Switzerland[19]	-	1.42
イギリス	U.K.[20]	3.23	1.39
オーストラリア	Australia[20]	4.76	3.83
ニュージーランド	New Zealand[16]	39.71	4.89

（注）日本は人口動態統計より算出したもの
NOTE：13）2013　14）2014　15）2015　16）2016　17）2017　18）2018　19）2019　20）2020
SOURCE：※Vital Statistics of Japan
　　WHO, Health statistics and health information systems, Mortality Database

第76表　諸外国の合計特殊出生率（昭和45年～令和３年）
Total Fertility Rate in Some Countries, 1970−2021

国　　名 Country	1970 昭和45	1975 昭和50	1980 昭和55	1985 昭和60	1990 平成２	1995 平成７	2000 平成12	2005 平成17	2010 平成22	2021 令和３
日　　　本　Japan*	2.13	1.91	1.75	1.76	1.54	1.42	1.36	1.26	1.39	1.30
アメリカ合衆国　U.S.A.	2.46	1.79	1.83	1.84	2.08	2.02	2.13	2.05	1.93	1.64[20)]
スウェーデン　Sweden	1.94	1.78	1.68	1.74	2.13	1.74	1.54	1.77	1.99	1.67[20)]
イギリス　U.K.**	2.33	1.79	1.90	1.79	1.85	1.71	1.65	1.80	1.98	1.68[18)]
フランス　France	2.45	1.96	1.99	1.83	1.78	1.70	1.89	1.94	2.00	☆1.83[20)]
ドイツ　Germany***	2.02	1.45	1.46	1.30	1.45	1.25	1.36	1.34	1.39	1.53[20)]
イタリア　Italy	2.34	2.19	1.61	1.41	1.36	1.19	1.23	1.34	1.41	1.24[20)]

（注）「国民衛生の動向」
　＊人口動態統計
　＊＊イギリスは，1985年まではイングランド・ウェールズの数値である。
　＊＊＊ドイツは，1990年までは旧西ドイツの数値である。
　☆暫定値
NOTES：18)2018　20)2020
　＊＊U.K. figures to 1995 pertain to England and Wales.
　＊＊＊German figures to 1990 pertain to F.R.G.
　☆Provisional
SOURCES：＊Vital Statistics of Japan
　UN, Demographic Yearbook
　U.S. Department of Health and Human Services, National Vital Statistics Report
　Eurostat, Population and Social Conditions

第13図　諸外国の合計特殊出生率（昭和25年～令和元年）
Total Fertility Rate in Some Countries, 1950−2019

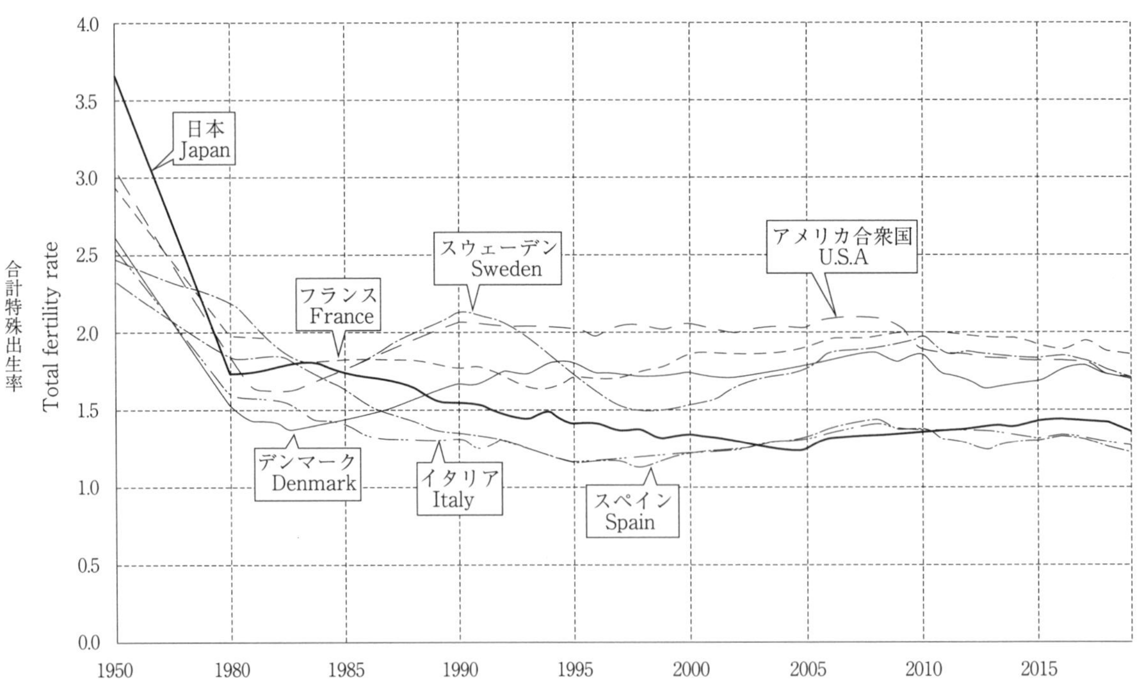

（注）国立社会保障・人口問題研究所「人口統計資料集」2022
SOURCES：National Institute of Population and Social Security Research：Popalation Statistics, 2022
　UN, Demographic Yearbook
　Council of Europe, Recent Demographic Developments in Europe
　U.S.Department of Health and Human Services, National Vital Statistics Report
　Eurostat, Population and Social Conditions

第77表　諸外国の母の年齢別，出生率（令和３年）
Birth Rate by Age of Mother in Some Countries, 2021

率（女性人口　千対） Rate (per 1 000 females)

国名 Country ＼ 母の年齢 Age of mother	全年齢 Total	15～19歳	20～24	25～29	30～34	35～39	40～44	45～49
日本* Japan	34.4	2.1	20.8	72.2	96.2	55.5	12.4	0.3
カナダ Canada[20]	41.8	5.5	29.3	75.9	100.9	54.9	12.2	0.8
アメリカ U.S.A.[18]	50.8	17.4	68.0	95.3	99.7	52.6	11.8	0.8
香港 Hong Kong[20]	22.1	1.6	10.9	31.2	55.7	34.1	7.6	0.5
デンマーク Denmark[20]	48.3	1.6	25.5	105.5	128.1	61.8	12.7	0.8
フィンランド Finland	40.8	3.8	32.8	77.3	94.4	52.9	12.5	0.9
フランス France[20]	50.1	5.7	43.2	109.4	120.0	62.1	15.8	0.9
ドイツ Germany[20]	46.0	6.5	32.5	81.5	109.8	62.8	13.7	0.7
イタリア Italy[20]	33.5	3.3	22.4	58.8	87.3	59.5	15.4	1.4
オランダ Netherlands[20]	44.5	2.3	22.2	86.2	126.2	61.8	11.6	0.5
ノルウェー Norway[20]	43.8	1.6	25.4	89.6	111.6	56.3	11.8	0.7
スウェーデン Sweden[20]	51.1	2.9	34.5	97.5	120.3	65.2	15.1	1.1
スイス Switzerland[20]	44.7	1.7	21.5	74.8	112.3	67.6	14.7	1.1
イギリス U.K.[20]	46.3	9.8	44.1	83.2	101.3	59.2	14.5	1.0
オーストラリア Australia[20]	48.5	7.8	37.5	79.7	110.1	66.3	15.2	1.1
ニュージーランド New Zealand	49.6	10.3	46.8	86.5	108.2	62.5	13.5	0.6

（注）第14表の注参照。
　　＊人口動態統計
NOTES：See notes of table 14.
　18）2018　20）2020
SOURCES：＊Vital Statistics of Japan
　UN, Demographic Yearbook, 2021

第78表　諸外国の年齢別，人工妊娠中絶件数（令和３年度）
Induced Abortions by Age of Woman in Some Countries, FY2021

国名 Country ＼ 年齢 Age of woman	全年齢 Total	15歳未満 Under 15y.	15～19	20～24	25～29	30～34	35～39	40～44	45～49	50歳以上 50y. and over	不詳 Not stated
日本* Japan	126 174	125	8 968	30 882	26 087	23 386	23 435	12 018	1 252	19	2
香港 Hong Kong[20]	10 847	18	616	1 572	2 094	2 567	2 547	1 279	139	15	-
シンガポール Singapore[17]	6 815	1 357			1 627	1 674	1 492	605	60		-
デンマーク Denmark[14]	15 097	2 051		4 023	3 324	2 609	2 045	967	78		…
フィンランド Finland[19]	8 707	19	914	2 093	2 070	1 811	1 301	459	39	-	1
フランス France[09]	208 290	…	29 004	52 360	46 237	36 351	30 125	12 805	1 408	…	…
ドイツ Germany[20]	99 948	264	6 892	19 113	22 593	24 370	18 655	7 411	627	23	…
ハンガリー Hungary[14]	32 663	161	4 245	7 109	6 562	6 035	6 066	2 325	157	3	-
アイスランド Iceland[11]	969	2	174	289	187	169	109	35	4	-	-
イタリア Italy[20]	65 757	120	4 098	10 725	13 236	15 155	14 216	7 290	816	34	67
スペイン Spain[20]	88 269	257	8 407	18 288	19 279	18 569	15 738	7 057	674		…
スウェーデン Sweden[19]	36 151	2 583		6 886	9 823	8 406	5 728	2 714			11
スイス Switzerland[20]	10 775	11	696	1 933	2 471	2 545	2 029	966	103	8	13
イギリス U.K.[16]	197 659	492	25 761	53 834	49 248	36 146	23 219	8 181	749	29	-
ニュージーランド New Zealand[19]	12 948	23	1 219	3 191	3 397	2 686	1 720	642	70		…

（注）09）2009　11）2011　14）2014　17）2017　18）2018　19）2019　20）2020
　　＊衛生行政報告例
SOURCES：＊Report on Public Health Administration and Services
　UN, Demographic Yearbook, 2021

第79表―1　諸外国の

The Indices of Maternal and

国・地域 Countries and areas	人口指標 Demographics 人口（千人） Ppulation (1 000) 2020 令和2	年間出生数（千人） Annual no. of births (1 000) 2020 令和2	合計特殊出生率 Total fertility 2020 令和2	出生時の平均余命（年） Life expectancy at birth (years) 2020 令和2	子どもの死亡率に関する指標 Child mortality 5歳未満児死亡率（出生千対） Under-5 mortality rate (per 1 000 live births) 1990 平成2	5歳未満児死亡率 2019 令和元	乳児死亡率（1歳未満）（出生千対） Infant mortality rate (under 1) (per 1 000 live births) 1990 平成2	乳児死亡率 2019 令和元	5歳未満児の年間死亡数 Under-5 deaths 2019 令和元	近代的手法で家族計画を実施した割合（%） Demand for family planning satisfied with modern methods (%) 2015-2020* 平成27-令和2
1 アフガニスタン	38 928	1 216	4.2	65	178	60	120	47	72 186	42
2 アルバニア	2 878	33	1.6	79	41	10	35	9	327	6
3 アルジェリア	43 851	995	2.9	77	49	23	42	20	23 598	77[x]
4 アンドラ	77	–	–	–	13	3	9	3	2	–
5 アンゴラ	32 866	1 311	5.4	61	222	75	131	50	92 690	30
6 アンギラ	15	–	–	–	–	–	–	–	–	–
7 アンティグア・バーブーダ	98	1	2.0	77	14	7	11	6	10	–
8 アルゼンチン	45 196	752	2.2	77	29	9	25	8	6 977	–
9 アルメニア	2 963	39	1.8	75	49	12	42	11	482	40
10 オーストラリア	25 500	318	1.8	84	9	4	8	3	1 146	–
11 オーストリア	9 006	90	1.6	82	10	3	8	3	306	–
12 アゼルバイジャン	10 139	157	2.0	73	95	20	76	18	3 370	22[x]
13 バハマ	393	5	1.7	74	23	13	20	11	68	–
14 バーレーン	1 702	22	1.9	77	23	7	20	6	151	–
15 バングラデシュ	164 689	2 890	2.0	73	144	31	100	26	89 796	77
16 バルバドス	287	3	1.6	79	18	13	16	12	39	70[x]
17 ベラルーシ	9 449	108	1.7	75	15	3	12	2	360	73[x]
18 ベルギー	11 590	124	1.7	82	10	3	8	3	424	–
19 ベリーズ	398	8	2.2	75	38	12	31	11	98	65
20 ベナン	12 123	430	4.7	62	175	90	106	59	37 100	28
21 ブータン	772	13	1.9	72	127	28	89	24	369	85[x]
22 ボリビア	11 673	247	2.7	72	122	26	84	21	6 399	50
23 ボスニア・ヘルツェゴビナ	3 281	26	1.2	78	18	6	16	5	158	22[x]
24 ボツワナ	2 352	55	2.8	70	48	42	36	32	2 320	–
25 ブラジル	212 559	2 859	1.7	76	63	14	52	12	40 429	89[x]
26 ヴァージン諸島	30	–	–	–	–	–	–	–	–	–
27 ブルネイ	437	6	1.8	76	13	11	10	10	73	–
28 ブルガリア	6 948	61	1.6	75	18	7	15	6	422	–
29 ブルキナファソ	20 903	775	5.0	62	199	88	99	54	64 744	53
30 ブルンジ	11 891	450	5.2	62	174	56	105	40	24 412	40
31 カボヴェルデ	556	10	2.2	73	61	15	47	13	157	73[x]
32 カンボジア	16 719	360	2.5	70	116	27	85	23	9 647	57[x]
33 カメルーン	26 546	915	4.4	60	136	75	84	50	66 071	45
34 カナダ	37 742	387	1.5	83	8	5	7	4	1 873	–
35 中央アフリカ共和国	4 830	169	4.6	54	177	110	115	81	18 095	28
36 チャド	16 426	678	5.6	55	212	114	112	69	73 024	18
37 チリ	19 116	227	1.6	80	19	7	16	6	1 612	–
38 中国	1 439 324	16 233	1.7	77	54	8	42	7	132 256	97[x]
39 コロンビア	50 883	727	1.8	77	35	14	29	12	10 091	87
40 コモロ	870	27	4.1	65	124	63	87	48	1 656	29[x]
41 コンゴ	5 518	177	4.3	65	90	48	59	35	8 204	43
42 クック諸島	18	–	–	–	24	8	20	7	2	–
43 コスタリカ	5 094	68	1.7	80	17	9	14	8	599	81
44 コートジボワール	26 378	929	4.5	58	152	79	104	59	70 330	44
45 クロアチア	4 105	35	1.4	79	13	5	11	4	176	–
46 キューバ	11 327	111	1.6	79	14	5	11	4	591	87
47 キプロス	1 207	12	1.3	81	11	2	10	2	29	–
48 チェコ	10 709	108	1.7	80	12	3	10	3	350	86[x]
49 朝鮮民主主義人民共和国	25 779	355	1.9	72	43	17	33	13	6 116	90
50 コンゴ民主共和国	89 561	3 598	5.7	61	185	85	119	66	290 859	33
51 デンマーク	5 792	63	1.8	81	9	4	7	3	232	–
52 ジブチ	988	20	2.6	67	118	57	92	48	1 173	–
53 ドミニカ	72	–	–	–	16	35	13	31	33	–
54 ドミニカ共和国	10 848	204	2.3	74	60	28	46	23	5 768	82[x]
55 エクアドル	17 643	337	2.4	77	54	14	42	12	4 696	79[x]
56 エジプト	102 334	2 563	3.2	72	86	20	63	17	52 291	80[x]
57 エルサルバドル	6 486	116	2.0	74	60	13	46	11	1 552	80[x]
58 赤道ギニア	1 403	45	4.3	59	178	82	120	60	3 519	21[x]
59 エリトリア	3 546	104	3.9	67	153	40	94	30	4 247	21[x]

母子保健関連指標
Child Health in Many Countries

母親と新生児の健康指標 Maternal and newborn health		子どもの保健指標 Child health					栄養指標 Nutrition	教育指標 Education		社会的養護と公平性指標 Social protection and equity		国・地域
専門技能者が付き添う出産（%） Skilled birth attendant（%）	妊産婦死亡率（出生10万対） Maternal mortality ratio (per 100 000 live births)	ワクチンで予防できる病気の予防接種の実施率（%） Immunization for vaccine preventable diseases（%） 2020 令和2					低出生体重（%） Low birthweight（%）	若者（15～24歳）の識字率（%） Youth（15-24years）literacy rate（%） 2019 令和元		世帯所得分布（%） Share of household income（%） 2010-2018* 平成22-平成30		Countries and areas
2015-2020* 平成27-令和2	2017 平成29	BCG BCG	3種混合 DPT1	3種混合 DPT3	ポリオ3 Polio3	はしか MCV1	2015 平成27	男 male	女 female	下位 bottom 40%	上位 top 20%	
59	638	87	78	70	75	66	– z	74	56	–	–	1 Afghanistan
100	15	–	–	–	–	–	5	99	100	–	37.8	2 Albania
99	112	–	–	–	–	–	7	98	97	–	37.2	3 Algeria
100	–	–	99	99	99	98	7	–	–	–	–	4 Andorra
50	241	58	61	51	51	44	15	–	–	–	–	5 Angola
–	–	–	–	–	–	–	–	–	–	–	–	6 Anguilla
100	42	–	98	96	95	89	9	–	–	–	–	7 Antigua and Barbuda
100	39	75	79	74	74	77	7	99	100	15.3	46.0	8 Argentina
100	26	–	–	–	–	–	9	–	–	20.8	42.4	9 Armenia
99	6	–	98	95	95	95	7	–	–	18.8	43.0	10 Australia
98	5	–	90	85	85	94	7	–	–	21.1	38.4	11 Austria
99	26	94	85	79	85	82	7	–	–	–	–	12 Azerbaijan
99	70	–	–	–	–	–	13	–	–	–	–	13 Bahamas
100	14	–	99	98	98	99	12	100	99	–	–	14 Bahrain
59	173	99	99	98	98	97	28	94	96	21.0	41.4	15 Bangladesh
99	27	–	86	85	85	89	– z	–	–	–	–	16 Barbados
100	2	97	97	97	97	97	5	100	100	24.1	35.5	17 Belarus
–	5	–	–	–	–	–	7	–	–	22.6	36.5	18 Belgium
94	36	76	79	79	79	82	9	–	–	–	–	19 Belize
78	397	88	83	72	73	65	17	70	52	–	52.1	20 Benin
96	183	98	96	95	96	93	12	–	–	–	44.4	21 Bhutan
81	155	82	79	68	68	74	7	–	–	–	–	22 Bolivia (Plurinational State of)
100	10	–	–	–	–	–	3	–	–	–	40.7	23 Bosnia and Herzegovina
100	144	98	98	95	96	87	16	–	–	–	58.5	24 Botswana
99	60	67	88	77	74	79	8	99	99	–	57.8	25 Brazil
–	–	–	–	–	–	–	–	–	–	–	–	26 British Virgin Islands
100	31	99	99	99	99	99	11	100	100	–	–	27 Brunei Darussalam
100	10	97	94	91	91	88	10	–	–	17.8	43.9	28 Bulgaria
80	320	98	95	91	91	88	13	62	55	–	44.3	29 Burkina Faso
85	548	83	98	93	93	90	15	–	–	–	46.3	30 Burundi
97	58	98	93	93	94	95	– z	–	–	–	–	31 Cabo Verde
89	160	98	94	92	94	84	12	–	–	–	–	32 Cambodia
69	529	80	77	69	70	62	12	88	82	–	51.7	33 Cameroon
98	10	–	94	91	92	90	6	–	–	18.9	40.7	34 Canada
40	829	61	54	42	46	41	15	48	29	–	–	35 Central African Rep.
24	1 140	60	69	52	52	47	– z	–	–	–	48.8	36 Chad
100	13	98	98	93	93	91	6	–	–	–	52.9	37 Chile
100	29	99	99	99	99	99	5	100	100	17.0	45.4	38 China
99	83	89	92	88	88	90	10	99	99	12.4	54.8	39 Colombia
82 x	273	91	93	87	81	89	24	78	78	–	50.4	40 Comoros
91	378	72	77	73	73	68	12	85	79	–	53.7	41 Congo
100 x	–	–	–	–	–	–	3	–	–	–	–	42 Cook Islands
99	27	99	96	95	94	95	7	99	100	12.8	54.0	43 Costa Rica
74	617	86	93	80	74	70	15	64	53	–	47.8	44 Côte d' Ivoire
100	8	–	–	–	–	–	5	–	–	20.4	38.4	45 Croatia
100	36	99	99	99	98	98	5	–	–	–	–	46 Cuba
99	6	–	–	–	–	–	– z	–	–	20.0	42.1	47 Cyprus
100	3	–	–	–	–	–	8	–	–	24.4	35.9	48 Czech Rep.
100	89	99	98	97	70	99	– z	–	–	–	–	49 Dem. People's Rep. of Korea
85	473	73	66	57	59	57	11	–	–	–	48.4	50 Dem. Rep. of Congo
95	4	–	97	97	97	94	5	–	–	23.3	37.7	51 Denmark
87 x	248	77	76	70	70	62	– z	–	–	–	47.6	52 Djibouti
100	–	98	99	97	97	92	– z	–	–	–	–	53 Dominica
100	95	85	86	82	80	82	11	–	–	13.9	51.5	54 Dominican Rep.
96	59	81	74	70	72	81	11	–	–	14.1	50.1	55 Ecuador
92	37	96	95	94	95	94	– z	–	–	21.9	41.5	56 Egypt
100	46	79	79	72	64	71	10	98	98	17.4	44.7	57 El Salvador
68 x	301	85	77	53	55	53	– z	–	–	–	–	58 Equatorial Guinea
34 x	480	97	97	95	95	93	– z	94	93	–	–	59 Eritrea

第79表—2 諸外国の
The Indices of Maternal and

国・地域 Countries and areas	人口指標 Demographics 人口（千人） Ppulation (1 000) 2020 令和2	年間出生数（千人） Annual no. of births (1 000) 2020 令和2	合計特殊出生率 Total fertility 2020 令和2	出生時の平均余命（年） Life expectancy at birth (years) 2020 令和2	子どもの死亡率に関する指標 Child mortality 5歳未満児死亡率（出生千対） Under-5 mortality rate (per 1 000 live births) 1990 平成2	 2019 令和元	乳児死亡率（1歳未満）（出生千対） Infant mortality rate (under 1) (per 1 000 live births) 1990 平成2	 2019 令和元	5歳未満児の年間死亡数 Under-5 deaths 2019 令和元	近代的手法で家族計画を実施した割合（%） Demand for family planning satisfied with modern methods (%) 2015-2020* 平成27-令和2
60 エストニア	1 327	13	1.6	79	18	2	14	2	33	–
61 エスワティニ	1 160	29	2.9	61	67	49	51	39	1 468	83[x]
62 エチオピア	114 964	3 619	4.0	67	200	51	119	37	177 849	64
63 フィジー	896	18	2.7	68	29	26	24	22	482	–
64 フィンランド	5 541	49	1.5	82	7	2	6	2	122	–
65 フランス	65 274	719	1.8	83	9	4	7	4	3 251	96[x]
66 ガボン	2 226	67	3.9	67	92	42	60	31	2 807	44[x]
67 ガンビア	2 417	91	5.1	62	167	52	82	36	4 504	40
68 ジョージア	3 989	51	2.0	74	48	10	41	9	513	51
69 ドイツ	83 784	790	1.6	81	9	4	7	3	2 959	–
70 ガーナ	31 073	889	3.8	64	127	46	80	34	40 168	40
71 ギリシャ	10 423	76	1.3	82	10	4	9	3	302	–
72 グレナダ	113	2	2.0	72	22	17	18	15	30	–
73 グアテマラ	17 916	428	2.8	75	80	25	59	21	10 364	66
74 ギニア	13 133	468	4.6	62	231	99	137	64	44 114	38
75 ギニアビサウ	1 968	67	4.3	59	221	78	131	52	5 111	60
76 ガイアナ	787	15	2.4	70	60	29	46	24	453	52[x]
77 ハイチ	11 403	269	2.8	64	145	63	100	48	16 890	45
78 バチカン	<1	–	–	–	–	–	–	–	–	–
79 ホンジュラス	9 905	209	2.4	75	58	17	45	14	3 480	76[x]
80 ハンガリー	9 660	91	1.5	77	17	4	15	3	335	–
81 アイスランド	341	4	1.7	83	6	2	5	2	8	–
82 インド	1 380 004	24 068	2.2	70	126	34	89	28	824 448	73
83 インドネシア	273 524	4 771	2.3	72	84	24	62	20	114 994	77
84 イラン	83 993	1 503	2.1	77	56	14	44	12	21 248	69[x]
85 イラク	40 223	1 136	3.5	71	53	26	42	22	28 801	54
86 アイルランド	4 938	59	1.8	82	9	3	8	3	203	–
87 イスラエル	8 656	170	3.0	83	12	4	10	3	624	–
88 イタリア	60 462	438	1.3	84	10	3	8	3	1 432	–
89 ジャマイカ	2 961	46	2.0	75	30	14	25	12	652	83[x]
90 日本	126 476	909	1.4	85	6	2	5	2	2 343	–
91 ヨルダン	10 203	214	2.6	75	36	16	30	13	3 355	57
92 カザフスタン	18 777	368	2.7	74	52	10	44	9	3 976	73
93 ケニア	53 771	1 506	3.4	67	101	43	65	32	63 623	74
94 キリバス	119	3	3.5	69	95	51	69	40	164	53
95 クウェート	4 271	54	2.1	76	17	8	15	7	448	–
96 キルギス	6 524	151	2.9	72	65	18	54	16	2 824	65
97 ラオス	7 276	165	2.6	68	153	46	105	36	7 520	72
98 ラトビア	1 886	20	1.7	75	17	4	13	3	74	–
99 レバノン	6 825	116	2.1	79	32	7	27	6	839	–
100 レソト	2 142	56	3.1	55	85	86	68	68	4 831	83
101 リベリア	5 058	164	4.2	64	263	85	175	62	13 365	41
102 リビア	6 871	122	2.2	73	42	12	36	10	1 448	24[x]
103 リヒテンシュタイン	38	–	–	–	–	–	–	–	–	–
104 リトアニア	2 722	28	1.7	76	15	4	12	3	106	–
105 ルクセンブルク	626	6	1.4	82	9	3	7	2	18	–
106 マダガスカル	27 691	892	4.0	67	157	51	96	36	43 110	66
107 マラウイ	19 130	642	4.1	65	243	42	141	31	25 712	74
108 マレーシア	32 366	532	2.0	76	17	9	14	7	4 513	–
109 モルディブ	541	7	1.8	79	86	8	63	7	54	29
110 マリ	20 251	823	5.7	60	230	94	120	60	73 632	41
111 マルタ	442	4	1.5	83	11	7	10	6	30	–
112 マーシャル諸島	59	–	–	–	49	32	39	26	44	81[x]
113 モーリタニア	4 650	153	4.4	65	118	73	71	50	10 699	30
114 モーリシャス	1 272	13	1.4	75	23	16	20	14	206	41[x]
115 メキシコ	128 933	2 192	2.1	75	45	14	36	12	31 368	80
116 ミクロネシア連邦	115	3	3.0	68	55	29	43	25	75	–
117 モナコ	39	–	–	–	8	3	6	3	2	–
118 モンゴル	3 278	74	2.8	70	108	16	77	13	1 183	64

母子保健関連指標

Child Health in Many Countries

母親と新生児の健康指標 Maternal and newborn health		子どもの保健指標 Child health					栄養指標 Nutrition	教育指標 Education		社会的養護と公平性指標 Social protection and equity		国・地域
専門技能者が付き添う出産（%） Skilled birth attendant（%）	妊産婦死亡率（出生10万対） Maternal mortality ratio（per 100 000 live births）	ワクチンで予防できる病気の予防接種の実施率（%） Immunization for vaccine preventable diseases（%） 2020 令和2					低出生体重（%） Low birthweight（%）	若者（15～24歳）の識字率（%） Youth（15-24years）literacy rate（%） 2019 令和元		世帯所得分布（%） Share of household income（%） 2010-2018* 平成22-平成30		
										下位	上位	Countries and areas
2015-2020* 平成27-令和2	2017 平成29	BCG BCG	3種混合 DPT1	3種混合 DPT3	ポリオ3 Polio3	はしか MCV1	2015 平成27	男 male	女 female	bottom 40%	top 20%	
100	9	91	92	91	91	91	4	–	–	20.0	40.4	60 Estonia
88	437	97	87	83	82	76	10	94	97	–	–	61 Eswatini
50	401	70	76	71	74	60	–[z]	–	–	17.6	46.7	62 Ethiopia
100	34	–	–	–	–	–	–[z]	–	–	–	44.7	63 Fiji
100	3	–	98	91	91	96	4	–	–	23.4	36.7	64 Finland
98	8	–	–	–	–	–	7	–	–	20.7	40.9	65 France
89[x]	252	85	69	63	62	53	14	88	91	–	44.4	66 Gabon
84	597	–	–	–	–	–	17	–	–	19.0	43.6	67 Gambia
100	25	96	95	88	88	91	6	–	–	17.4	44.5	68 Georgia
99	7	–	–	–	–	–	7	–	–	20.7	39.7	69 Germany
79	308	93	94	94	92	88	14	93	92	–	48.6	70 Ghana
100	3	–	99	99	99	97	9	99	99	17.7	41.8	71 Greece
100	25	–	79	72	72	83	–[z]	–	–	–	–	72 Grenada
70	95	86	92	83	83	88	11	–	–	–	53.6	73 Guatemala
55	576	73	62	47	48	47	–[z]	70	43	–	41.5	74 Guinea
54	667	–	–	–	–	–	21	–	–	12.8	56.7	75 Guinea-Bissau
96	169	94	99	99	91	98	16	–	–	–	–	76 Guyana
42	480	73	75	51	51	65	–[z]	–	–	–	47.1	77 Haiti
–	–	–	–	–	–	–	–	–	–	–	–	78 Holy See
74	65	83	85	80	80	82	11	95	98	11.0	54.6	79 Honduras
100	12	–	–	–	–	–	9	–	–	21.1	38.4	80 Hungary
98	4	–	–	–	–	–	4	–	–	23.2	37.3	81 Iceland
81	145	85	87	85	85	89	–[z]	93	90	–	44.4	82 India
95	177	87	83	77	76	76	10	100	100	17.5	45.2	83 Indonesia
99	16	98	99	99	99	99	–[z]	–	–	–	46.7	84 Iran (Islamic Republic of)
96	79	99	90	74	78	76	–[z]	–	–	–	38.5	85 Iraq
100	5	–	98	94	94	92	6	–	–	20.9	40.2	86 Ireland
–	3	–	99	98	98	99	8	–	–	15.9	44.2	87 Israel
100	2	–	94	94	94	92	7	100	100	18.0	41.3	88 Italy
100	80	99	97	96	95	93	15	–	–	–	–	89 Jamaica
100	5	95	98	96	96	98	9	–	–	–	–	90 Japan
100	46	76	78	77	76	76	14	99	99	20.3	42.4	91 Jordan
100	10	93	94	88	88	93	5	100	100	23.4	37.4	92 Kazakhstan
70	342	92	94	89	89	88	11	88	88	–	47.5	93 Kenya
92	92	93	99	92	91	82	–[z]	–	–	–	–	94 Kiribati
100	12	–	–	–	–	–	10	99	100	–	–	95 Kuwait
100	60	96	90	87	87	92	6	100	100	23.6	37.4	96 Kyrgyzstan
64	185	90	87	79	78	79	17	–	–	–	44.6	97 Lao People's Democratic Republic
100	19	99	99	99	99	99	5	100	100	19.4	41.5	98 Latvia
98[x]	29	–	87	71	67	74	9	100	100	–	40.0	99 Lebanon
87	544	87	92	87	83	75	15	–	–	9.6	58.2	100 Lesotho
84	661	85	82	65	67	61	–[z]	–	–	–	42.8	101 Liberia
100[x]	72	74	74	73	73	73	–[z]	–	–	–	–	102 Libya
–	–	–	–	–	–	–	–	–	–	–	–	103 Liechtenstein
100	8	96	95	91	91	90	5	–	–	17.7	44.1	104 Lithuania
100[x]	5	–	99	99	99	99	7	–	–	19.3	41.0	105 Luxembourg
46	335	73	73	68	76	59	17	82	81	15.7	49.4	106 Madagascar
90	349	87	95	94	93	90	14	–	–	16.2	51.7	107 Malawi
100	29	99	99	98	98	95	11	97	97	–	47.3	108 Malaysia
100	53	99	99	99	99	99	12	–	–	–	–	109 Maldives
67	562	78	75	70	65	62	–[z]	58	43	–	–	110 Mali
100	6	–	99	98	98	95	6	99	100	21.9	38.1	111 Malta
92	–	–	–	–	–	–	–[z]	–	–	–	–	112 Marshall Islands
69	766	80	79	71	76	72	–[z]	–	–	–	40.2	113 Mauritania
100	61	96	94	93	94	89	17	99	99	–	43.9	114 Mauritius
97	33	28	79	74	74	89	8	99	99	15.5	50.1	115 Mexico
100[x]	88	84	98	83	82	79	–[z]	–	–	–	46.0	116 Micronesia (Federated States of)
–	–	–	–	–	–	–	5	–	–	–	–	117 Monaco
99	45	99	98	96	97	97	5	98	99	20.4	40.6	118 Mongolia

第79表—3　諸外国の

The Indices of Maternal and

国・地域 Countries and areas	人口指標 Demographics				子どもの死亡率に関する指標 Child mortality					
	人口(千人) Ppulation (1 000)	年間出生数(千人) Annual no. of births (1 000)	合計特殊出生率 Total fertility	出生時の平均余命(年) Life expectancy at birth (years)	5歳未満児死亡率(出生千対) Under-5 mortality rate (per 1 000 live births)		乳児死亡率(1歳未満)(出生千対) Infant mortality rate (under 1) (per 1 000 live births)		5歳未満児の年間死亡数 Under-5 deaths	近代的手法で家族計画を実施した割合(%) Demand for family planning satisfied with modern methods (%)
	2020 令和2	2020 令和2	2020 令和2	2020 令和2	1990 平成2	2019 令和元	1990 平成2	2019 令和元	2019 令和元	2015-2020* 平成27-令和2
119 モンテネグロ	628	7	1.7	77	16	2	15	2	17	33
120 モントセラト	5	–	–	–	–	–	–	–	–	–
121 モロッコ	36 911	668	2.4	77	79	21	62	18	14 511	72
122 モザンビーク	31 255	1 153	4.7	61	243	74	162	55	81 507	56
123 ミャンマー	54 410	939	2.1	67	115	45	81	36	41 896	75
124 ナミビア	2 541	70	3.3	64	72	42	49	31	2 954	80[x]
125 ナウル	11	–	–	–	60	31	47	26	9	43[x]
126 ネパール	29 137	562	1.8	71	140	31	97	26	17 296	62
127 オランダ	17 135	173	1.7	82	8	4	7	3	696	–
128 ニュージーランド	4 822	60	1.9	82	11	5	9	4	283	–
129 ニカラグア	6 625	131	2.3	75	66	17	51	14	2 212	90[x]
130 ニジェール	24 207	1 098	6.7	63	329	80	133	47	81 635	46
131 ナイジェリア	206 140	7 639	5.2	55	210	117	124	74	857 899	36
132 ニウエ	2	–	–	–	13	23	12	20	1	–
133 北マケドニア	2 083	22	1.5	76	36	6	32	5	137	30
134 ノルウェー	5 421	60	1.7	83	9	2	7	2	145	–
135 オマーン	5 107	90	2.8	78	39	11	31	10	1 034	40[x]
136 パキスタン	220 892	6 046	3.4	67	139	67	107	56	399 418	49
137 パラオ	18	–	–	–	35	17	30	16	4	–
138 パナマ	4 315	80	2.4	79	31	15	26	13	1 175	65
139 パプアニューギニア	8 947	237	3.5	65	85	45	62	36	10 393	49
140 パラグアイ	7 133	143	2.4	74	45	19	36	17	2 774	79
141 ペルー	32 972	575	2.2	77	80	13	57	10	7 563	67
142 フィリピン	109 581	2 183	2.5	71	57	27	40	22	59 751	56
143 ポーランド	37 847	362	1.4	79	17	4	15	4	1 624	–
144 ポルトガル	10 197	78	1.3	82	15	4	12	3	295	–
145 カタール	2 881	27	1.8	80	21	7	18	6	172	69[x]
146 韓国	51 269	359	1.1	83	15	3	13	3	1 200	–
147 モルドバ	4 034	39	1.3	72	33	14	27	12	584	64
148 ルーマニア	19 238	184	1.6	76	31	7	24	6	1 317	47[x]
149 ロシア連邦	145 934	1 766	1.8	73	22	6	18	5	10 556	72[x]
150 ルワンダ	12 952	398	3.9	69	150	34	92	26	13 310	63
151 セントクリストファー・ネーヴィス	53	–	–	–	30	15	25	13	11	–
152 セントルシア	184	2	1.4	76	22	22	18	20	48	72[x]
153 セントビンセント・グレナディーン	111	2	1.9	73	24	15	20	13	23	–
154 サモア	198	5	3.8	73	30	15	25	13	72	39[x]
155 サンマリノ	34	–	–	–	14	2	12	1	0	–
156 サントメ・プリンシペ	219	7	4.2	71	108	30	69	23	198	58
157 サウジアラビア	34 814	585	2.2	75	44	7	36	6	3 964	–
158 セネガル	16 744	560	4.5	68	139	45	71	33	24 651	53
159 セルビア	8 737	81	1.4	76	28	5	24	5	441	38
160 セーシェル	98	2	2.4	73	16	14	14	12	23	–
161 シエラレオネ	7 977	258	4.1	55	260	109	154	81	27 580	53
162 シンガポール	5 850	50	1.2	84	8	3	6	2	128	–
163 スロバキア	5 460	56	1.5	78	15	6	13	5	325	–
164 スロベニア	2 079	19	1.6	81	10	2	9	2	42	–
165 ソロモン諸島	687	22	4.3	73	38	20	31	17	416	38
166 ソマリア	15 893	660	5.9	58	178	117	107	74	72 126	2
167 南アフリカ	59 309	1 172	2.4	64	57	34	44	28	40 631	80
168 南スーダン	11 194	390	4.5	58	250	96	148	62	36 916	4[x]
169 スペイン	46 755	380	1.4	84	9	3	7	3	1 221	–
170 スリランカ	21 413	326	2.2	77	22	7	19	6	2 378	74
171 パレスチナ	5 101	144	3.5	74	44	19	36	17	2 771	61
172 スーダン	43 849	1 383	4.3	66	131	58	82	41	78 028	30[x]
173 スリナム	587	11	2.4	72	45	18	39	16	191	58
174 スウェーデン	10 099	120	1.8	83	7	3	6	2	305	87
175 スイス	8 655	89	1.5	84	8	4	7	4	353	–
176 シリア	17 501	421	2.7	74	37	22	30	18	9 195	53[x]
177 タジキスタン	9 538	278	3.5	71	102	34	81	30	9 377	52

母子保健関連指標

Child Health in Many Countries

母親と新生児の健康指標 Maternal and newborn health		子どもの保健指標 Child health					栄養指標 Nutrition	教育指標 Education		社会的養護と公平性指標 Social protection and equity		国・地域
専門技能者が付き添う出産(%) Skilled birth attendant (%)	妊産婦死亡率(出生10万対) Maternal mortality ratio (per 100 000 live births)	ワクチンで予防できる病気の予防接種の実施率(%) Immunization for vaccine preventable diseases (%) 2020 令和2					低出生体重(%) Low birthweight (%)	若者(15～24歳)の識字率(%) Youth (15-24years) literacy rate (%) 2019 令和元		世帯所得分布(%) Share of household income (%) 2010-2018* 平成22-平成30		Countries and areas
										下位	上位	
2015-2020* 平成27-令和2	2017 平成29	BCG BCG	3種混合 DPT1	3種混合 DPT3	ポリオ3 Polio3	はしか MCV1	2015 平成27	男 male	女 female	bottom 40%	top 20%	
99	6	67	94	84	84	24	5	99	99	20.8	40.5	119 Montenegro
–	–	–	–	–	–	–	–	–	–	–	–	120 Montserrat
87	70	–	–	–	–	–	17	98	97	–	47.0	121 Morocco
73	289	91	83	79	73	81	14	–	–	–	59.5	122 Mozambique
60	250	87	87	84	86	91	12	–	–	–	45.7	123 Myanmar
88[x]	195	–	–	–	–	–	16	94	96	–	63.7	124 Namibia
97[x]	–	99	99	95	95	98	–[z]	–	–	–	–	125 Nauru
77	186	92	89	84	84	87	22	94	91	20.4	41.5	126 Nepal
–	5	–	–	–	–	–	6	–	–	22.8	37.3	127 Netherlands
96	9	–	94	92	92	91	6	–	–	–	–	128 New Zealand
96	98	93	94	92	93	97	11	–	–	–	52.1	129 Nicaragua
39	509	94	93	81	81	79	–[z]	51	36	–	42.4	130 Niger
43	917	67	65	57	57	54	–[z]	82	68	–	–	131 Nigeria
100[x]	–	–	–	–	–	–	–[z]	–	–	–	–	132 Niue
100	7	–	–	–	–	–	9	–	–	17.3	41.1	133 North Macedonia
99	2	–	98	97	97	97	4	–	–	23.1	36.5	134 Norway
99	19	–	–	–	–	–	11	98	99	–	–	135 Oman
71	140	91	83	77	83	83	–[z]	–	–	21.1	42.8	136 Pakistan
100	–	–	99	96	96	93	–[z]	–	–	–	–	137 Palau
93	52	99	93	74	74	80	10	99	99	11.5	54.2	138 Panama
56	145	52	48	39	41	47	–[z]	–	–	–	–	139 Papua New Guinea
98	84	84	84	79	78	80	8	98	99	13.2	54.0	140 Paraguay
94	88	–	–	–	–	–	9	99	99	14.4	48.4	141 Peru
84	121	64	74	71	72	72	20	–	–	–	47.3	142 Philippines
100	2	–	–	–	–	–	6	–	–	21.3	39.5	143 Poland
100	8	–	–	–	–	–	9	100	100	18.7	42.7	144 Portugal
100	9	98	89	82	89	90	7	–	–	–	–	145 Qatar
100	11	–	–	–	–	–	6	–	–	20.3	39.0	146 Republic of Korea
100	19	95	86	86	87	84	5	–	–	24.1	36.1	147 Republic of Moldova
95	19	97	95	87	87	87	8	99	99	16.9	40.7	148 Romania
100	17	98	97	97	97	97	6	100	100	18.0	45.3	149 Russian Federation
94	248	89	91	91	91	94	8	84	89	15.8	50.8	150 Rwanda
100	–	98	99	99	99	99	–[z]	–	–	–	–	151 Saint Kitts and Nevis
100	117	89	90	86	88	89	–[z]	–	–	–	–	152 Saint Lucia
99	68	99	99	97	99	99	–[z]	–	–	–	–	153 Saint Vincent and the Grenadines
89	43	99	94	79	76	57	–[z]	99	99	–	46.4	154 Samoa
–	–	–	92	89	89	90	3	100	100	–	–	155 San Marino
97	130	–	–	–	–	–	7	98	98	21.1	39.5	156 Sao Tome and Principe
99	17	95	96	95	95	96	–[z]	–	–	–	–	157 Saudi Arabia
75	315	95	93	91	84	88	18	–	–	–	46.9	158 Senegal
100	12	–	–	–	–	–	5	–	–	22.5	37.7	159 Serbia
99[x]	53	99	99	97	97	97	12	99	100	–	53.0	160 Seychelles
87	1 120	72	93	91	90	87	14	71	63	–	42.4	161 Sierra Leone
100	8	–	–	–	–	–	10	100	100	–	–	162 Singapore
98	5	–	99	97	97	96	8	–	–	23.1	35.0	163 Slovakia
100[x]	7	–	98	95	95	94	6	–	–	24.1	35.1	164 Slovenia
86	104	82	98	94	92	81	–[z]	–	–	–	44.6	165 Solomon Islands
32	829	37	52	42	47	46	–[z]	–	–	–	–	166 Somalia
97	119	86	88	84	84	84	14	–	–	7.2	68.2	167 South Africa
19[x]	1 150	52	51	49	50	49	–[z]	48	47	–	–	168 South Sudan
100	4	–	98	98	98	98	8	100	100	17.5	42.1	169 Spain
100	36	99	96	96	96	96	16	99	99	–	47.6	170 Sri Lanka
100	27	99	99	99	99	99	8	99	99	19.2	41.1	171 State of Palestine
78	295	92	96	90	90	86	–[z]	73	73	–	–	172 Sudan
98	120	–	60	51	51	45	15	99	98	–	–	173 Suriname
–	4	26	98	97	97	97	2	–	–	22.1	37.6	174 Sweden
–	5	–	98	96	96	97	6	–	–	20.3	40.2	175 Switzerland
96[x]	31	74	65	49	53	59	–[z]	–	–	–	–	176 Syrian Arab Republic
95	17	98	98	97	97	98	6	–	–	–	41.7	177 Tajikistan

第79表—4　諸外国の

The Indices of Maternal and

国・地域 Countries and areas	人口指標 Demographics				子どもの死亡率に関する指標 Child mortality					
	人口（千人） Ppulation (1 000)	年間出生数（千人） Annual no. of births (1 000)	合計特殊出生率 Total fertility	出生時の平均余命（年） Life expectancy at birth (years)	5歳未満児死亡率（出生千対） Under-5 mortality rate (per 1 000 live births)		乳児死亡率（1歳未満）（出生千対） Infant mortality rate (under 1) (per 1 000 live births)		5歳未満児の年間死亡数 Under-5 deaths	近代的手法で家族計画を実施した割合（%） Demand for family planning satisfied with modern methods (%)
	2020 令和2	2020 令和2	2020 令和2	2020 令和2	1990 平成2	2019 令和元	1990 平成2	2019 令和元	2019 令和元	2015-2020* 平成27-令和2
178 タイ	69 800	697	1.5	77	37	9	30	8	6 444	88
179 東ティモール	1 318	38	3.9	70	175	44	131	38	1 645	46
180 トーゴ	8 279	268	4.2	61	144	67	89	46	17 331	40
181 トケラウ	1	–	–	–	–	–	–	–	–	–
182 トンガ	106	3	3.5	71	22	17	19	14	42	50
183 トリニダード・トバゴ	1 399	17	1.7	74	30	18	27	16	312	58[x]
184 チュニジア	11 819	196	2.2	77	55	17	43	14	3 398	63
185 トルコ	84 339	1 301	2.0	78	74	10	55	9	13 149	60
186 トルクメニスタン	6 031	135	2.7	68	80	42	65	36	5 793	80
187 タークス・カイコス諸島	39	–	–	–	–	–	–	–	–	–
188 ツバル	12	–	–	–	53	24	42	20	7	41[x]
189 ウガンダ	45 741	1 670	4.7	64	182	46	107	33	74 053	55
190 ウクライナ	43 734	396	1.4	72	19	8	17	7	3 514	68[x]
191 アラブ首長国連邦	9 890	100	1.4	78	17	7	14	6	750	–
192 英国	67 886	771	1.7	81	9	4	8	4	3 313	87[x]
193 タンザニア	59 734	2 153	4.8	66	165	50	100	36	103 222	55
194 米国	331 003	3 958	1.8	79	11	6	9	6	25 352	78
195 ウルグアイ	3 474	47	2.0	78	23	7	20	6	337	–
196 ウズベキスタン	33 469	677	2.4	72	72	17	59	16	12 045	–
197 バヌアツ	307	9	3.7	71	35	26	29	22	224	51[x]
198 ベネズエラ	28 436	509	2.2	72	30	24	25	21	12 620	–
199 ベトナム	97 339	1 567	2.0	75	51	20	37	16	31 689	70[x]
200 イエメン	29 826	875	3.6	66	126	58	88	44	50 312	41[x]
201 ザンビア	18 384	654	4.5	64	179	62	107	42	38 460	66
202 ジンバブエ	14 863	432	3.5	62	77	55	50	38	24 166	85
地域別要約										
東アジアと太平洋諸国	2 389 387	30 215	1.8	76	57	14	43	12	434 762	86
ヨーロッパと中央アジア	924 613	10 721	1.7	78	31	8	25	7	88 075	77
東ヨーロッパと中央アジア	426 820	5 915	1.9	74	46	11	37	10	69 538	69
西ヨーロッパ	497 793	4 806	1.6	82	11	4	9	3	18 537	83
ラテンアメリカとカリブ海諸国	653 962	10 384	2.0	76	55	16	43	14	169 465	83
中東と北アフリカ	463 375	10 012	2.8	74	65	22	50	18	218 910	69
北アメリカ	368 870	4 344	1.7	79	11	6	9	5	27 225	81
南アジア	1 856 377	35 127	2.3	70	130	40	92	33	1 405 945	71
サハラ以南のアフリカ	1 138 215	39 158	4.6	62	178	76	107	52	2 844 490	55
東部・南部アフリカ	589 625	18 879	4.1	65	162	55	99	39	1 008 693	64
西部・中部アフリカ	548 590	20 278	5.1	59	196	95	114	63	1 835 797	41
後発開発途上国	1 057 438	32 546	4.0	66	175	63	108	45	1 968 312	58
世界	7 794 799	139 975	2.4	73	93	38	65	28	5 188 872	77

（注）ユニセフ（国際連合児童基金）発行の「世界子供白書　2019、2021」より転載
　x: データが各列の見出しで指定されている年次もしくは期間以外のもの。このようなデータは地域別・世界全体の平均値の算出には含まれていない。
　z: 最新の調査の部分的なデータに基づいた推定値のため、個々の国・地域では表示されないが、地域別・世界全体の平均値の算出には含まれている。
　＊データが，列の見出しで指定されている期間内に入手できた直近の年次のものであることを示す。
　DPT1　ジフテリア・百日咳・破傷風３種混合ワクチンの初回接種を受けた生存している乳児の割合。
　DPT3　ジフテリア・百日咳・破傷風３種混合ワクチンの予防接種を3回受けた生存している乳児の割合。

母子保健関連指標

Child Health in Many Countries

母親と新生児の健康指標 Maternal and newborn health		子どもの保健指標 Child health					栄養指標 Nutrition	教育指標 Education		社会的養護と公平性指標 Social protection and equity		国・地域
専門技能者が付き添う出産（%） Skilled birth attendant（%）	妊産婦死亡率（出生10万対） Maternal mortality ratio（per 100 000 live births）	ワクチンで予防できる病気の予防接種の実施率（%） Immunization for vaccine preventable diseases（%） 2020 令和2					低出生体重（%） Low birthweight（%）	若者（15～24歳）の識字率（%） Youth（15-24years） literacy rate（%） 2019 令和元		世帯所得分布（%） Share of household income（%） 2010-2018* 平成22-平成30		
										下位	上位	Countries and areas
2015-2020* 平成27-令和2	2017 平成29	BCG BCG	3種混合 DPT1	3種混合 DPT3	ポリオ3 Polio3	はしか MCV1	2015 平成27	男 male	女 female	bottom 40%	top 20%	
99	37	–	–	–	–	–	11	98	99	18.4	44.1	178 Thailand
57	142	88	87	86	86	79	–[z]	82	85	–	38.4	179 Timor-Leste
69	396	96	87	82	80	69	16	–	–	–	48.6	180 Togo
–	–	–	–	–	–	–	–	–	–	–	–	181 Tokelau
98	52	99	99	99	99	99	–[z]	99	100	–	45.4	182 Tonga
100	67	–	–	–	–	–	12	–	–	–	–	183 Trinidad and Tobago
100	43	85	92	92	92	93	7	–	–	20.1	40.9	184 Tunisia
97	17	96	99	98	98	95	11	–	–	15.6	48.3	185 Turkey
100	7	98	99	98	98	98	5	–	–	–	–	186 Turkmenistan
–	–	–	–	–	–	–	–	–	–	–	–	187 Turks and Caicos Islands
93[x]	–	99	99	95	90	93	–[z]	–	–	17.4	46.4	188 Tuvalu
74	375	91	94	89	88	87	–[z]	89	90	–	49.8	189 Uganda
100	19	93	93	81	84	85	6	–	–	24.5	35.1	190 Ukraine
99	3	86	90	90	80	99	13	–	–	–	–	191 United Arab Emirates
–	7	–	97	93	93	91	7	–	–	19.7	40.6	192 United Kingdom
64	524	87	88	86	65	84	10	–	–	–	45.8	193 United Republic of Tanzania
99	19	–	97	93	92	91	8	–	–	15.2	46.9	194 United States
100	17	99	98	92	91	95	8	99	99	16.5	45.8	195 Uruguay
100	29	99	96	95	97	99	5	100	100	–	–	196 Uzbekistan
89[x]	72	77	84	78	76	78	11	96	97	17.8	44.8	197 Vanuatu
99	125	82	73	54	62	76	9	–	–	–	–	198 Venezuela (Bolivarian Republic of)
94	43	95	96	94	80	97	8	98	98	18.8	42.5	199 Viet Nam
45[x]	164	71	83	72	66	68	–[z]	–	–	–	44.7	200 Yemen
80	213	85	88	84	83	96	12	93	92	8.9	61.3	201 Zambia
86	458	88	93	86	86	85	13	–	–	–	49.7	202 Zimbabwe
												Summary Indicators
96	69	93	94	92	91	92	8	99	99	17.3	45.1	East Asia and Pacific
99	13	94	97	94	94	94	7	100	100	19.7	41.4	Europe and Central Asia
99	19	97	96	94	95	94	7	100	100	18.9	43.1	Eastern Europe and Central Asia
99	5	68	98	95	94	94	7	–	–	20.2	40.1	Western Europe
95	74	68	85	77	76	83	9	99	98	14.5	53.2	Latin America and Caribbean
95	57	93	93	88	88	87	11	88	92	–	42.7	Middle East and North Africa
99	18	–	97	93	92	91	8	–	–	15.6	46.3	North America
77	163	88	87	84	85	88	27	88	92	21.0	43.9	South Asia
64	533	78	78	72	71	68	14	74	79	14.1	49.7	Sub-Saharan Africa
69	384	80	83	78	77	75	14	80	80	–	51.3	Eastern and Southern Africa
60	674	76	74	65	65	62	14	67	78	–	47.4	West and Central Africa
66	415	81	82	76	75	73	16	76	80	18.5	46.0	Least developed countries
83	211	85	87	83	83	84	15	91	93	18.2	45.6	World

SOURCE：UNICEF：THE STATE OF THE WORLD'S CHILDREN 2019,2021

NOTE：x：Data refer to years or periods other than those specified in the column heading. Such data are not included in the calculation of regional and global averages.

z：The estimate is based on partial data for the most recent survey, therefore modeled estimates are not shown for the individual country but have been used in regional and global estimates.

＊Data refer to the most recent year available during the period specified in the column heading.

DPT1-Percentage of serviving infants who received their first dose of diphtheria, pertussis and tetanus vaccine.

DPT3-Percentage of serviving infants who received three doses of diphtheria, pertussis and tetanus vaccine.

第80表　諸外国の婚姻率及び離婚率（令和２年）
Marriage Rate and Divorce Rate in Some Countries, 2020

率（人口千対）　Rate（per 1 000 population）

国　名 Country		婚姻率 Marriage rate	離婚率 Divorce rate	国　名 Country		婚姻率 Marriage rate	離婚率 Divorce rate
日　本	Japan	4.3	1.57	デンマーク*	Denmark	4.9	2.69
エジプト	Egypt[19)]	9.4	2.28	フィンランド**	Finland[19)]	3.7	2.39
キューバ	Cuba[19)]	5.4	2.94	フランス	France[16)]	3.5	1.93
メキシコ	Mexico[18)]	4.0	1.25	ドイツ	Germany[19)]	5.0	1.79
アメリカ	U.S.A[19)]	6.1	2.28	ギリシャ	Greek[17)]	4.7	1.78
ペルー	Peru[19)]	2.6	0.51	ハンガリー	Hungary	6.9	1.54
イラン	Iran[19)]	6.4	2.10	イタリア	Italy[19)]	3.1	1.43
イスラエル	Israel[19)]	5.3	1.77	オランダ	Netherlands[19)]	3.7	1.73
韓　国	Korea, Rep. of	4.2	2.07	ノルウェー	Norway[19)]	4.0	1.92
シンガポール	Singapore	5.6	1.66	ポーランド	Poland[19)]	4.8	1.72
トルコ	Turkey	5.8	1.62	ポルトガル	Portugal[19)]	3.2	1.99
オーストリア	Austria	4.6	1.67	ルーマニア	Romania[19)]	6.6	1.56
ベルギー	Belgium[19)]	3.8	1.95	スペイン	Spain[19)]	3.5	1.95
ブルガリア	Bulgaria	3.2	1.30	スウェーデン	Sweden[19)]	4.7	2.48
チェコ	Czech Rep.[19)]	5.1	2.26	オーストラリア	Australia[19)]	4.5	1.94

（注）　国立社会保障・人口問題研究所「人口統計資料集」2022
　　＊フェロー諸島およびグリーンランドを除く。
　　＊＊オーランド諸島を除く。

NOTE：16)2016　17)2017　18)2018　19)2019　20)2020
　＊Not cover Faeroe Islands and Greenland.
　＊＊Not cover Aland Islands.

SOURCE：National Institute of Population and Social Security Research：Population Statistics, 2022
UN, Demographic Yearbook, 2020
Vital Statistics of Japan

第81表　諸外国の平均初婚年齢（昭和55年～令和元年）
Average Age of First Marriage in Some Countries, 1980−2019

歳　Age

国　名 Country		夫 husband					妻 wife				
		1980 昭和55	1990 平成２	2000 平成12	2010 平成22	2019 令和元	1980 昭和55	1990 平成２	2000 平成12	2010 平成22	2019 令和元
日　本	Japan	27.8	28.4	28.8	30.5	31.2	25.2	25.9	27.0	28.8	29.6
オーストリア	Austria	24.6	26.5	29.8	31.9	33.0	21.9	24.3	27.3	29.3	30.8
ベルギー	Belgium	24.3	25.9	28.3	31.0	…	21.8	23.9	26.0	28.7	…
デンマーク	Denmark	27.5	30.2	32.5	34.2	35.0	24.8	27.6	30.1	31.7	32.7
フィンランド	Finland	25.5	28.5	30.9	32.6	34.2	23.7	26.5	28.6	30.3	32.1
ドイツ	Germany	26.1	28.4	31.2	33.2	34.5	23.4	25.9	28.4	30.3	32.1
ハンガリー	Hungary	24.5	24.7	27.2	31.4	32.8	21.8	22.0	24.7	28.7	30.1
オランダ	Netherlands	25.5	28.1	30.3	31.6	33.0	23.1	25.9	27.8	29.3	30.9
ノルウェー	Norway	27.4	30.3	32.2	33.2	34.7	24.9	27.9	29.8	31.0	33.0
ポーランド	Poland	24.1	24.1	25.0	27.3	28.9	21.9	21.6	23.0	25.4	27.0
ポルトガル	Portugal	25.4	26.2	27.5	30.8	33.9	23.3	24.2	25.7	29.2	32.4
ルーマニア	Romania	25.0	25.0	26.9	29.1	31.6	22.0	22.0	23.6	26.0	28.3
スロバキア	Slovakia	…	25.4	26.4	29.9	31.9	…	22.7	23.9	27.3	29.4
スペイン	Spain	26.1	27.8	30.1	32.9	35.6	23.8	25.6	28.1	30.9	33.6
スウェーデン	Sweden	29.0	30.2	33.1	35.5	36.3	26.4	27.6	30.6	32.9	33.9
スイス	Switzerland	27.4	29.1	30.3	31.6	32.3	25.0	26.7	27.9	29.4	30.1
アメリカ	U.S.A	24.7	26.1	26.8	28.2	29.8	22.0	23.9	25.1	26.1	28.0

（注）　国立社会保障・人口問題研究所「人口統計資料集」2022

SOURCE：National Institute of Population and Social Security Research：Population Statistics, 2022
UNECE, Gender Statistics Database
Vital Statistics of Japan

第14図　諸外国の年齢階級別，未婚率（男）
Rate of Unmarried Men by Age in Some Countries

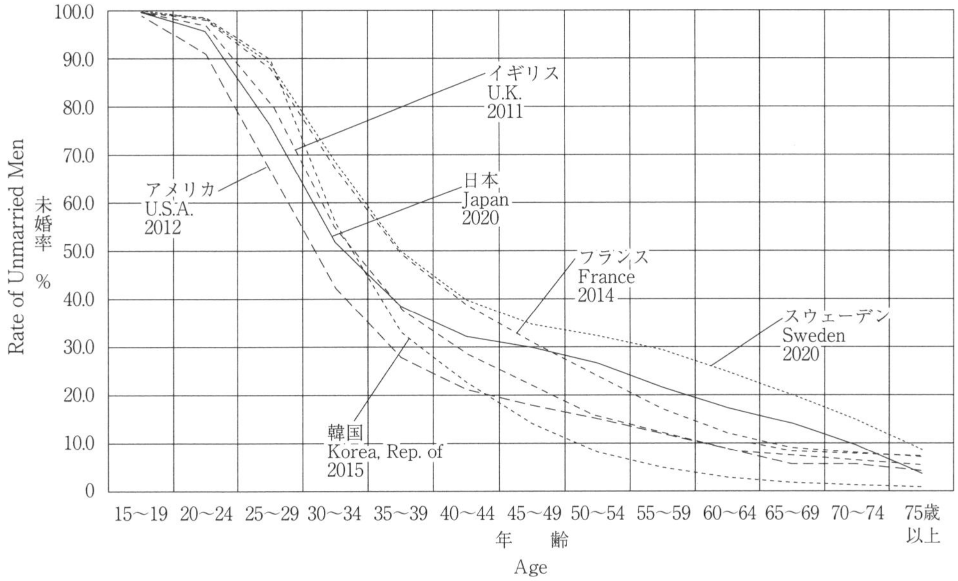

（注） 国立社会保障・人口問題研究所「人口統計資料集」2022
SOURCE：National Institute of Population and Social Security Research：Population Statistics, 2022
UN, Population Censuses' Datasets

第15図　諸外国の年齢階級別，未婚率（女）
Rate of Unmarried Women by Age in Some Countries

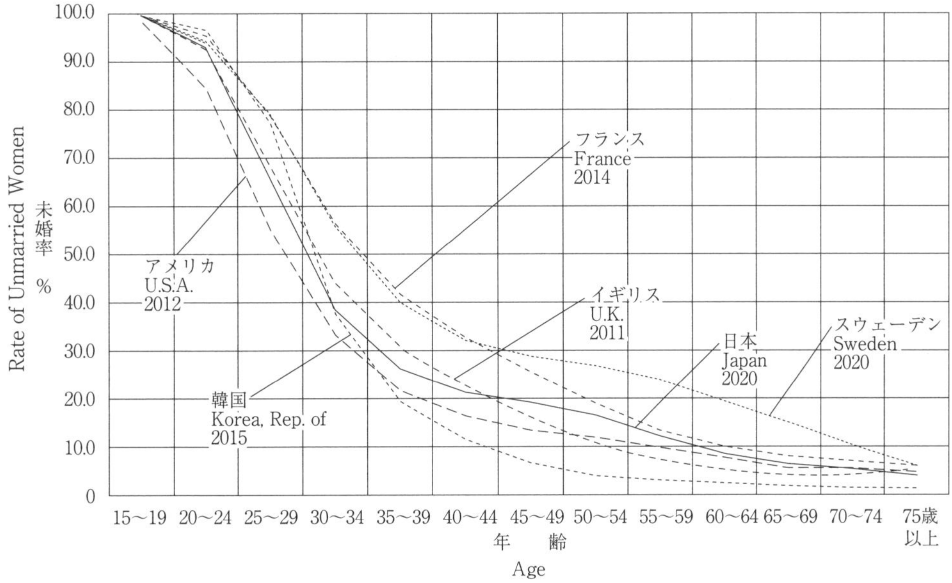

（注） 国立社会保障・人口問題研究所「人口統計資料集」2022
SOURCE：National Institute of Population and Social Security Research：Population Statistics, 2022
UN, Population Censuses' Datasets

第16図　諸外国の年齢階級別，労働力率（男）（令和元年）
Rate of Labor Force by Age, Men, 2019

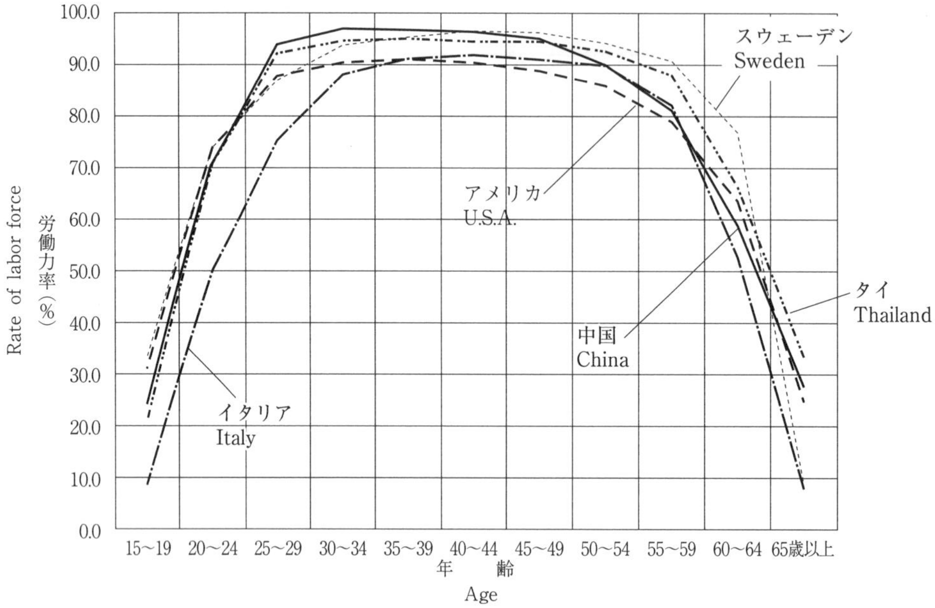

（注）　国立社会保障・人口問題研究所「人口統計資料集」2022
SOURCE：National Institute of Population and Social Security Research：Population Statistics, 2022
ILO, ILOSTAT

第17図　諸外国の年齢階級別，労働力率（女）（令和元年）
Rate of Labor Force by Age, Women, 2019

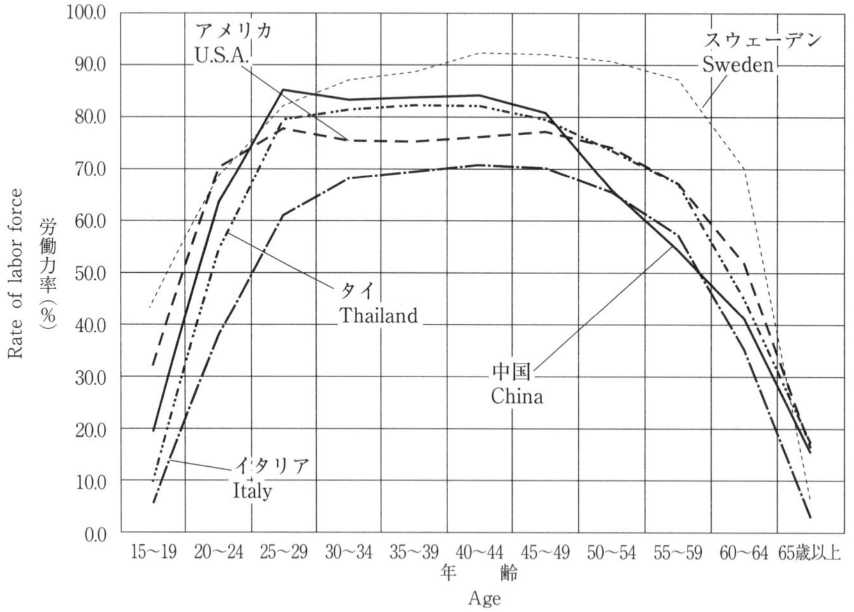

（注）　国立社会保障・人口問題研究所「人口統計資料集」2022
SOURCE：National Institute of Population and Social Security Research：Population Statistics, 2022
ILO, ILOSTAT

Ⅺ その他 OTHERS

第82表　医療関係者数の年次推移（昭和30年～令和２年）
Trends in Number of Health Personnels, 1955−2020

年次 Year		医師 Physicians	歯科医師 Dentists	薬剤師 Pharmacists	保健師 Public Health Nurses	助産師 Midwives	看護師 准看護師 Nurses
1955	昭和30	94 563	31 109	52 418	12 369	55 356	129 860
1960	35	103 131	33 177	60 257	13 010	52 337	185 592
1970	45	118 990	37 859	79 393	14 007	28 087	273 572
1980	55	156 235	53 602	116 056	17 957	25 867	487 169
1982	57	167 952	58 362	124 390	19 137	25 416	540 971
1984	59	181 101	63 145	129 700	20 858	24 649	590 177
1986	61	191 346	66 797	135 990	22 050	24 056	639 936
1988	63	201 658	70 572	143 429	23 559	23 320	694 999
1990	平成2	211 797	74 028	150 627	25 303	22 918	745 301
1992	4	219 704	77 416	162 021	26 909	22 690	795 810
1994	6	230 519	81 055	176 871	29 008	23 048	862 013
1996	8	240 908	85 518	194 300	31 581	23 615	928 896
1998	10	248 611	88 061	205 953	34 468	24 202	985 821
2000	12	255 792	90 857	217 477	36 781	24 511	1 042 468
2002	14	262 687	92 874	229 744	38 366	24 340	1 097 326
2004	16	270 371	95 197	241 369	39 195	25 257	1 146 181
2006	18	277 927	97 198	252 533	40 191	25 775	1 194 121
2008	20	286 699	99 426	267 751	43 446	27 789	1 252 224
2010	22	295 049	101 576	276 517	45 028	29 672	1 320 871
2012	24	303 268	102 551	280 052	47 279	31 835	1 373 521
2014	26	311 205	103 972	288 151	48 452	33 956	1 426 932
2016	28	319 480	104 533	301 323	51 280	35 774	1 472 508
2018	30	327 210	104 908	311 289	52 955	36 911	1 523 085
2020	令和2	339 623	107 443	321 982	55 595	37 940	1 565 500

（注）１．医師，歯科医師，薬剤師については「医師・歯科医師・薬剤師統計」（各年末現在）
２．保健師，助産師，看護師については「衛生行政報告例」（各年末現在）

SOURCES：1. The source of data on physicians, dentists and pharmacists is Survey on Physicians, Dentists and Pharmacists (as of the end of each year).
2. The source of data on public health nurses, midwives and nurses is Statistics on Health Activities of Local Governments (as of the end of each year).

第83表　小児科及び産婦人科医師数の年次推移（昭和30年～令和２年）
Number of Pediatricians, Obstetricians and Gynecologists, 1955−2020

年次 Year		医師 Physicians	小児科 Pediatrician		産婦人科 Obstetrician and Gynecologist		産科 Obstetrician		婦人科 Gynecologist	
				複数回答* Figures are duplicate.		複数回答* Figures are duplicate.		複数回答* Figures are duplicate.		複数回答* Figures are duplicate.
1955	昭和30	94 563	3 290	26 675	6 623	12 710	…	…	…	…
1960	35	103 131	3 483	29 521	7 295	13 931	…	…	…	…
1970	45	118 990	4 390	32 041	8 325	13 841	…	…	…	…
1980	55	156 235	7 342	33 286	8 422	11 830	28	1 524	240	2 522
1982	57	167 952	8 071	34 742	8 445	11 892	41	1 333	248	2 338
1984	59	181 101	8 873	35 026	8 931	12 181	41	1 228	234	2 307
1986	61	191 346	9 053	34 614	8 628	11 978	39	1 272	277	2 409
1988	63	201 658	9 779	34 692	9 015	11 963	46	1 190	331	2 419
1990	平成2	211 797	10 128	34 603	9 001	11 746	34	1 174	370	2 539
1992	4	219 704	10 512	33 832	8 827	11 351	46	1 228	423	2 618
1994	6	230 519	13 346	33 506	11 039	11 707	352	633	1 005	2 161
1996	8	240 908	13 781	34 745	10 847	11 509	417	726	1 158	2 332
1998	10	248 611	13 989	34 064	10 916	11 478	353	645	1 188	2 302
2000	12	255 792	14 156	33 580	10 585	11 177	474	767	1 361	2 511
2002	14	262 687	14 481	32 706	10 618	11 041	416	717	1 366	2 522
2004	16	270 371	14 677	32 151	10 163	10 555	431	727	1 562	2 633
2006	18	277 927	14 700	31 009	9 592	9 919	482	832	1 709	2 719
2008	20	286 699	15 236	30 009	10 012	10 310	377	590	1 572	2 339
2010	22	295 049	15 870	30 344	10 227	10 462	425	699	1 717	2 456
2012	24	303 268	16 340	29 855	10 412	10 655	456	784	1 840	2 552
2014	26	311 205	16 758	29 878	10 575	10 785	510	805	1 803	2 569
2016	28	319 480	16 937	27 761	10 854	11 042	495	721	1 805	2 376
2018	30	327 210	17 321	27 608	10 778	10 964	554	782	1 944	2 487
2020	令和2	339 623	17 997	27 928	11 219	11 436	459	661	1 995	2 500

（注）「医師,歯科医師,薬剤師統計」（各年末現在）
＊２以上の診療科に従事している場合，各々の科に重複計上している。

NOTE：＊In case of professing plural speciality, numbers of physicians are cumulated on each division.
SOURCE：Survey on Physicians, Dentists and Pharmacists (as of the end of each year)

第84表　都道府県別，医療関係者数（令和２年）
Number of Health Personnels by Prefecture, 2020

都道府県 Prefecture	医師 Physicians	歯科医師 Dentists	薬剤師 Pharmacists	保健師 Public Health Nurses	助産師 Midwives	看護師 准看護師 Nurses	人口10万対 医師数 Number of Physicians/100 000 Population
全国 Total	**339 623**	**107 443**	**321 982**	**55 595**	**37 940**	**1 565 500**	**269.2**
01 北海道	13 702	4 419	11 804	3 065	1 620	81 646	262.8
02 青森	2 724	731	2 366	718	336	17 848	224.0
03 岩手	2 656	1 024	2 503	758	390	16 742	223.0
04 宮城	6 098	1 914	5 618	1 136	767	26 090	258.5
05 秋田	2 421	612	2 075	619	309	14 458	254.7
06 山形	2 567	670	2 091	662	359	14 618	244.2
07 福島	3 748	1 375	3 735	1 094	522	23 903	215.9
08 茨城	5 238	1 851	6 855	1 295	757	30 587	203.6
09 栃木	4 606	1 412	4 291	968	555	23 363	246.9
10 群馬	4 628	1 425	4 133	1 031	518	26 853	244.2
11 埼玉	10 412	4 897	19 377	2 258	1 767	67 258	185.2
12 千葉	11 411	5 095	17 401	2 124	1 583	57 415	213.2
13 東京	57 041	18 510	44 021	4 464	4 322	132 112	342.2
14 神奈川	19 232	7 310	26 299	2 482	2 384	81 494	231.4
15 新潟	4 730	2 082	4 547	1 178	759	28 492	218.2
16 富山	2 706	640	2 825	672	411	15 915	273.7
17 石川	3 654	748	2 877	564	354	17 710	307.8
18 福井	2 043	456	1 479	485	255	11 760	270.5
19 山梨	2 044	587	1 859	650	265	10 373	259.4
20 長野	5 182	1 647	4 613	1 691	900	27 930	254.7
21 岐阜	4 304	1 677	4 019	1 061	645	24 413	231.5
22 静岡	7 833	2 336	8 563	1 727	976	40 513	227.7
23 愛知	18 176	6 228	16 082	2 848	2 386	77 739	236.6
24 三重	4 133	1 142	3 625	798	464	22 348	242.8
25 滋賀	3 267	844	3 635	688	495	16 066	247.3
26 京都	9 973	1 980	6 676	1 238	897	32 930	355.1
27 大阪	24 202	7 663	25 098	2 446	2 896	98 771	299.1
28 兵庫	16 541	4 498	17 223	1 903	1 493	67 140	276.9
29 奈良	4 225	1 139	4 073	555	399	15 676	287.7
30 和歌山	2 983	727	2 425	467	235	14 143	318.8
31 鳥取	1 938	370	1 237	354	257	9 623	338.1
32 島根	2 034	408	1 402	536	340	11 781	314.1
33 岡山	6 440	1 810	4 230	1 069	553	28 391	333.1
34 広島	7 758	2 636	7 450	1 323	671	43 261	278.8
35 山口	3 524	942	3 445	752	429	24 104	274.4
36 徳島	2 567	853	2 655	396	283	12 720	356.7
37 香川	2 851	737	2 524	605	320	15 693	303.7
38 愛媛	3 837	939	3 035	731	325	22 238	288.2
39 高知	2 287	497	1 783	558	196	14 317	333.3
40 福岡	17 285	5 794	12 946	2 002	1 487	80 219	326.8
41 佐賀	2 281	551	1 815	511	256	15 688	301.3
42 長崎	4 368	1 203	2 920	753	453	24 874	335.2
43 熊本	5 364	1 354	4 033	1 038	502	33 530	311.5
44 大分	3 261	738	2 328	776	344	20 206	299.9
45 宮崎	2 855	730	2 285	700	351	20 413	269.2
46 鹿児島	4 615	1 356	3 270	1 027	618	31 751	293.0
47 沖縄	3 878	886	2 436	819	536	20 385	264.9

（注）１．医師，歯科医師，薬剤師については令和２年「医師・歯科医師・薬剤師統計」（令和２年末現在）
２．保健師，助産師，看護師・准看護師については令和２年度「衛生行政報告例」（令和２年末現在）

SOURCES：1. The source of data on physicians, dentists and pharmacists is Survey on Physicians, Dentists and Pharmacists (as of the end of 2020)
2. The source of data on public health nurses, midwives and nurses is Statistics on Health Activities of Local Governments (as of the end of 2020)

第85表　病院における集中治療室保有状況（平成17年～令和２年）
Number of ICU, MFICU, NICU, GCU, and PICU in Hospital, 2005−2020

年次 Year	2005 平成17		2008 平成20		2011 平成23		2014 平成26		2017 平成29		2020 令和２	
	施設数 Number of institutions	病床数 Number of beds	施設数 Number of institutions	病床数 Number of beds	施設数 Number of institutions	病床数 Number of beds	施設数 Number of institutions	病床数 Number of beds	施設数 Number of institutions	病床数 Number of beds	施設数 Number of institutions	病床数 Number of beds
病院　Hospital	9 026	…	8 794	…	8 605	…	8 493	…	8 412	…	8 238	…
特定集中治療室** (ICU)	670	5 453	806	6 087	825*	6 538*	781	6 556	713	6 301	674	6 345
母体・胎児集中治療室*** (MFICU)	63	473	77	512	96*	624*	110	715	123	850	131	867
新生児特定集中治療室**** (NICU)	280	2 341	265	2 310	308*	2 765*	330	3 052	353	3 289	352	3 394
新生児治療回復室***** (GCU)	…	…	…	…	254*	3 486*	281	3 942	293	4 057	299	4 090
小児集中治療室****** (PICU)	…	…	22	145	32*	238*	41	256	42	337	37	345

（注）「医療施設調査」（各年10月１日現在）　＊宮城県の石巻医療圏,気仙沼医療圏及び福島県の全域を除いた数値である。
NOTES：＊Not cover Ishinomaki district and Kesennuma district in Miyagi, and Fukushima
＊＊intensive care unit
＊＊＊maternal and fetal intensive care unit
＊＊＊＊neonatal intensive care unit
＊＊＊＊＊Growing Care Unit
＊＊＊＊＊＊pediatic intensive care unit
SOURCE：Report on Survey of Medical Institutions（as of October 1 in each year）

第86表　施設別，分娩及び帝王切開娩出術の件数（昭和59年～令和２年）
Number of Childbirths and Caesarean Operations by Institution, 1984−2020

年次 Year		病院 Hospital with 20 beds and over 分娩（正常分娩を含む） Childbirth (including normal)	病院 Hospital with 20 beds and over 帝王切開娩出術（再掲） Caesarean operation (listed again)	診療所 Clinic with less than 20 beds 分娩（正常分娩を含む） Childbirth (including normal)	診療所 Clinic with less than 20 beds 帝王切開娩出術（再掲） Caesarean operation (listed again)
1984	昭和59	68 452	5 633	47 671	2 895
1987	62	59 939	5 933	45 040	2 948
1990	平成２	53 497	5 981	35 233	2 919
1993	5	54 065	7 486	40 347	3 687
1996	8	52 976	7 791	43 034	4 270
1999	11	50 959	8 852	40 097	4 571
2002	14	49 629	8 900	41 498	4 938
2005	17	44 865	9 623	40 247	5 156
2008	20	47 626	11 089	42 792	5 553
2011*	23	46 386	11 198	40 309	5 464
2014	26	46 451	11 543	38 765	5 254
2017	29	41 778	10 761	35 175	4 926
2020	令和２	38 086	10 417	31 847	4 671

（注）「医療施設調査」（各年９月中）　＊宮城県の石巻医療圏，気仙沼医療圏及び福島県の全域を除いた数値である。
SOURCE：Report on Survey of Medical Institutions（in the month of September in each year）
NOTE：＊Not cover Ishinomaki district and Kesennuma district in Miyagi, and Fukushima

第87表　都道府県（特別区－指定都市再掲）別，診療科目（重複計上）別，

Number of Pediatric, Obstetrical and Gynecological Medical Institution,

都道府県 Prefecture	小児科 Pediatric 一般病院* Hospital with 20 beds and over	小児科 Pediatric 診療所** Clinic 有床 with less than 20 beds	小児科 Pediatric 診療所** Clinic 無床 Non bed	小児外科 Pediatric surgery 一般病院* Hospital with 20 beds and over	小児外科 Pediatric surgery 診療所** Clinic 有床 with less than 20 beds	小児外科 Pediatric surgery 診療所** Clinic 無床 Non bed	産婦人科 Obstetrical and Gynecological 一般病院* Hospital with 20 beds and over	産婦人科 Obstetrical and Gynecological 診療所** Clinic 有床 with less than 20 beds
全国 Total	2 497	1 001	17 797	401	53	319	1 083	1 424
01 北海道	144	56	443	12	1	5	62	58
02 青　森	35	33	127	2	-	2	15	17
03 岩　手	38	6	88	3	-	2	18	19
04 宮　城	45	14	265	9	-	5	18	26
05 秋　田	23	5	117	5	-	3	16	6
06 山　形	26	10	106	4	-	1	16	13
07 福　島	35	16	271	9	-	5	24	15
08 茨　城	69	21	357	9	1	6	25	28
09 栃　木	35	17	340	4	2	7	10	28
10 群　馬	39	7	318	6	1	5	15	22
11 埼　玉	110	51	922	21	3	17	34	63
12 千　葉	102	26	748	23	4	23	39	59
13 東　京	170	44	2 452	27	4	45	86	121
14 神奈川	103	24	1 142	19	-	17	55	73
15 新　潟	50	8	254	7	1	-	29	14
16 富　山	29	2	114	3	1	3	13	9
17 石　川	36	4	115	6	1	3	19	19
18 福　井	30	22	118	5	2	3	11	8
19 山　梨	27	6	129	3	1	2	7	11
20 長　野	68	4	309	11	-	7	28	12
21 岐　阜	48	38	503	6	3	10	24	26
22 静　岡	53	16	425	7	1	8	30	54
23 愛　知	116	84	1 630	26	4	25	48	73
24 三　重	41	15	240	3	1	5	17	24
25 滋　賀	31	6	242	4	-	2	15	16
26 京　都	64	11	392	11	-	3	25	27
27 大　阪	132	31	1 296	23	-	18	59	93
28 兵　庫	88	10	762	13	-	10	51	60
29 奈　良	28	3	230	5	-	8	14	15
30 和歌山	26	16	193	4	1	2	12	14
31 鳥　取	18	3	115	2	4	1	9	12
32 島　根	26	4	143	3	-	2	16	10
33 岡　山	48	30	333	6	1	3	20	23
34 広　島	61	17	338	9	1	8	30	27
35 山　口	38	14	167	7	-	4	20	16
36 徳　島	33	24	158	2	2	1	11	9
37 香　川	26	12	105	5	1	-	14	7
38 愛　媛	36	10	129	7	1	2	16	21
39 高　知	32	15	61	3	-	-	8	10
40 福　岡	95	59	612	17	3	18	26	83
41 佐　賀	22	28	113	2	1	2	6	19
42 長　崎	38	24	153	5	1	7	14	32
43 熊　本	50	53	197	14	2	4	16	37
44 大　分	27	31	108	8	1	2	9	25
45 宮　崎	25	14	99	3	-	4	9	20
46 鹿児島	43	49	154	12	2	5	12	28
47 沖　縄	38	8	164	6	1	4	12	22
特別区－指定都市（再掲）Special ward-Designated city (Regrouped)								
50 東京都区部	121	31	1 854	21	2	26	59	82
51 札幌市	24	15	144	7	-	1	11	30
52 仙台市	19	4	139	5	-	3	9	11
53 さいたま市	14	6	168	2	-	2	7	10
54 千葉市	11	3	128	4	-	5	5	10
55 横浜市	38	10	465	6	-	8	21	27
56 川崎市	16	4	188	6	-	5	10	11
57 相模原市	11	1	98	1	-	-	5	4
58 新潟市	13	-	102	4	1	-	8	5
59 静岡市	11	1	60	2	-	1	7	10
60 浜松市	10	4	109	2	-	2	5	10
61 名古屋市	41	28	586	12	-	8	19	27
62 京都市	28	4	225	4	-	2	11	15
63 大阪市	42	9	472	9	-	9	14	29
64 堺　市	7	2	97	-	-	-	6	13
65 神戸市	23	3	197	3	-	4	11	19
66 岡山市	18	14	133	2	1	2	8	11
67 広島市	17	9	137	5	1	2	11	11
68 北九州市	22	8	110	6	-	6	9	12
69 福岡市	19	19	153	4	1	4	3	21
70 熊本市	16	19	88	10	2	1	5	17

（注）＊「医療施設調査」（令和３年10月１日現在）
　　＊＊「医療施設調査」（令和２年10月１日現在）
　　＊＊＊「衛生行政報告例」（令和２年末現在）による助産所開設者数を計上

医療施設及び助産所数

and Maternity Home by Prefecture（Special ward-Designated city（Regrouped））

	産科 Obstetrical			婦人科 Gynecological			助産所***
	一般病院*	診療所** Clinic		一般病院*	診療所** Clinic		
無床 Non bed	Hospital with 20 beds and over	有床 with less than 20 beds	無床 Non bed	Hospital with 20 beds and over	有床 with less than 20 beds	無床 Non bed	Maternity Home
1 402	**200**	**188**	**129**	**869**	**295**	**1 544**	**1 319**
17	11	10	1	31	17	32	44
13	2	1	1	9	1	7	3
5	-	1	1	7	2	13	6
29	5	3	5	14	1	26	22
18	2	-	2	4	1	10	3
6	2	-	-	14	2	12	8
19	2	6	-	14	8	23	19
14	3	1	-	22	4	27	18
15	2	4	-	11	4	23	21
22	3	2	3	15	5	22	10
48	8	8	5	41	10	63	61
45	8	10	3	42	12	65	44
290	23	11	24	89	25	365	100
140	14	13	11	56	15	121	79
34	3	6	2	14	8	30	44
12	2	1	-	13	1	4	16
10	3	2	1	11	3	10	23
7	-	2	-	7	4	8	16
9	1	1	-	12	3	7	14
31	7	1	2	27	2	17	44
19	2	7	1	14	13	13	46
32	4	6	2	19	12	33	56
75	6	26	8	33	34	68	74
16	3	2	-	14	5	12	25
11	2	5	4	7	4	17	23
33	5	1	2	27	5	25	27
137	14	9	11	53	20	153	85
72	5	5	11	33	4	67	44
7	1	2	4	7	4	29	24
19	-	-	6	4	1	13	15
2	-	-	-	5	1	7	5
4	1	1	1	6	1	12	20
15	4	3	1	20	6	16	27
41	4	1	4	21	2	20	30
16	2	2	-	8	3	6	12
10	-	1	-	5	3	13	20
9	2	3	3	8	5	9	11
11	-	1	-	11	2	8	5
2	2	-	-	7	-	4	0
40	15	13	6	37	13	59	48
2	-	-	1	3	2	12	-
8	2	4	-	9	5	10	15
7	3	4	-	12	6	9	25
3	3	2	-	9	4	10	20
8	4	5	-	7	5	9	17
11	8	2	3	26	5	10	26
8	7	-	-	11	2	15	17
237	19	7	20	70	19	317	…
10	6	9	1	13	11	16	…
20	3	2	5	6	1	22	…
17	-	1	-	4	1	13	…
8	2	1	-	8	2	16	…
77	3	6	4	18	4	51	…
10	1	2	2	8	4	19	…
9	2	1	1	4	2	11	…
22	2	4	1	5	6	18	…
7	1	-	-	1	-	9	…
10	3	2	-	5	4	6	…
46	1	5	1	13	7	38	…
21	5	-	1	22	4	18	…
68	7	1	7	24	7	85	…
8	-	2	-	4	4	9	…
22	3	1	3	19	-	22	…
9	3	2	-	9	4	10	…
24	1	-	2	5	-	10	…
6	3	4	4	10	4	14	…
26	8	4	2	15	4	34	…
5	3	2	-	6	4	6	…

SOURCES：＊Survey of Medical Institutions（October 1, 2021）
＊＊Survey of Medical Institutions（October 1, 2020）
＊＊＊Report on Public Health Administration and Services（December 31, 2020）

第88表　都道府県，公立・私立別，助産施設の施設数，定員及び入所者数（令和３年）
Number of Private and Public Maternity Homes by Prefecture and Capacity/Actual Use, 2021

	総　数 Total			公　立 Public			私　立 Private		
	施設数 Maternity Homes	定員 Capacity	入所者数 Actual Use	施設数 Maternity Homes	定員 Capacity	入所者数 Actual Use	施設数 Maternity Homes	定員 Capacity	入所者数 Actual Use
総　数 Total	**382**	**3 120**	**3 363**	**192**	**1 694**	**1 357**	**190**	**1 426**	**2 006**
01 北海道	33	108	…	12	47	…	21	61	…
02 青　森	5	13	…	4	12	…	1	1	…
03 岩　手	-	-	…	-	-	…	-	-	…
04 宮　城	4	8	…	2	4	…	2	4	…
05 秋　田	9	211	…	3	71	…	6	140	…
06 山　形	6	20	…	5	16	…	1	4	…
07 福　島	4	44	…	1	8	…	3	36	…
08 茨　城	1	4	…	1	4	…	-	-	…
09 栃　木	2	4	…	-	-	…	2	4	…
10 群　馬	-	-	…	-	-	…	-	-	…
11 埼　玉	13	34	…	5	15	…	8	19	…
12 千　葉	11	49	…	4	12	…	7	37	…
13 東　京	36	532	…	12	196	…	24	336	…
14 神奈川	25	80	…	9	25	…	16	55	…
15 新　潟	3	31	…	1	20	…	2	11	…
16 富　山	9	44	…	6	31	…	3	13	…
17 石　川	5	28	…	5	28	…	-	-	…
18 福　井	5	31	…	3	10	…	2	21	…
19 山　梨	4	97	…	3	93	…	1	4	…
20 長　野	19	427	…	11	278	…	8	149	…
21 岐　阜	5	52	…	5	52	…	-	-	…
22 静　岡	10	47	…	5	15	…	5	32	…
23 愛　知	5	111	…	5	111	…	-	-	…
24 三　重	8	166	…	2	59	…	6	107	…
25 滋　賀	9	151	…	5	127	…	4	24	…
26 京　都	19	44	…	9	18	…	10	26	…
27 大　阪	40	238	…	18	77	…	22	161	…
28 兵　庫	10	20	…	7	15	…	3	5	…
29 奈　良	4	8	…	3	6	…	1	2	…
30 和歌山	7	54	…	5	51	…	2	3	…
31 鳥　取	6	71	…	5	63	…	1	8	…
32 島　根	1	2	…	1	2	…	-	-	…
33 岡　山	6	20	…	1	4	…	5	16	…
34 広　島	-	-	…	-	-	…	-	-	…
35 山　口	4	12	…	1	3	…	3	9	…
36 徳　島	1	30	…	1	30	…	-	-	…
37 香　川	3	33	…	1	20	…	2	13	…
38 愛　媛	2	70	…	-	-	…	2	70	…
39 高　知	6	32	…	4	28	…	2	4	…
40 福　岡	9	24	…	4	9	…	5	15	…
41 佐　賀	3	13	…	2	10	…	1	3	…
42 長　崎	5	18	…	5	18	…	-	-	…
43 熊　本	6	17	…	2	11	…	4	6	…
44 大　分	1	5	…	1	5	…	-	-	…
45 宮　崎	6	39	…	5	34	…	1	5	…
46 鹿児島	3	49	…	2	40	…	1	9	…
47 沖　縄	9	29	…	6	16	…	3	13	…

注）施設数，定員は「社会福祉施設等調査」（令和３年10月１日現在）
入所者数は令和３年度「福祉行政報告例」の措置人員

SOURCES：Data for "Maternity Homes" and "Capacity" from Report on Survey of Social Welfare and Similar Facilities（as of October 1, 2021）.
The data for "Actual Use" is the number of people who were recognized as needing aid as calculated in Statistical Report on Social Welfare Administration and Services（FY2021）.

第89表　乳児の月齢別，栄養状況（昭和35年～平成27年）
Feeding of Infants by Age, 1960−2015

百分率　Percentage

年次 Year		月齢 Month	総数 Total	母乳栄養 Breast Feeding	混合栄養 Mixed Feeding	人工栄養 Artificial Feeding
1960	昭和35	1～2月未満　1 month & over, under 2 months	100.0	70.5	9.0	20.5
		2～3月未満　2 months & over, under 3 months	100.0	62.1	12.2	25.7
		3～4月未満　3 months & over, under 4 months	100.0	56.4	16.5	27.1
1970	昭和45	1～2月未満　1 month & over, under 2 months	100.0	31.7	42.0	26.3
		2～3月未満　2 months & over, under 3 months	100.0	30.3	35.3	34.4
		3～4月未満　3 months & over, under 4 months	100.0	31.0	28.1	40.9
		4～5月未満　4 months & over, under 5 months	100.0	27.8	24.2	48.0
1980	昭和55	1～2月未満　1 month & over, under 2 months	100.0	45.7	35.0	19.3
		2～3月未満　2 months & over, under 3 months	100.0	40.2	29.4	30.4
		3～4月未満　3 months & over, under 4 months	100.0	34.6	24.9	40.5
		4～5月未満　4 months & over, under 5 months	100.0	29.8	18.0	52.2
1985*	昭和60	0か月時　0 month	100.0	59.9	32.0	8.1
		1か月時　1 month	100.0	49.5	41.4	9.1
		2か月時　2 months	100.0	45.4	33.7	20.8
		3か月時　3 months	100.0	39.6	32.0	28.5
		4か月時　4 months	100.0	35.9	22.4	41.8
		5か月時　5 months	100.0	33.4	18.8	47.8
		6か月時　6 months	100.0	30.7	17.4	51.9
1990	平成2	1～2月未満　1 month & over, under 2 months	100.0	44.1	42.8	13.1
		2～3月未満　2 months & over, under 3 months	100.0	41.5	34.1	24.4
		3～4月未満　3 months & over, under 4 months	100.0	37.5	29.4	33.1
		4～5月未満　4 months & over, under 5 months	100.0	35.3	23.0	41.7
1995*	平成7	0か月時　0 month	100.0	52.0	43.2	4.8
		1か月時　1 month	100.0	46.2	45.9	7.9
		2か月時　2 months	100.0	42.6	38.6	18.8
		3か月時　3 months	100.0	38.1	34.8	27.1
		4か月時　4 months	100.0	35.8	25.0	39.2
		5か月時　5 months	100.0	33.8	21.4	44.7
		6か月時　6 months	100.0	30.7	20.6	48.6
2000	平成12	1～2月未満　1 month & over, under 2 months	100.0	44.8	44.0	11.2
		2～3月未満　2 months & over, under 3 months	100.0	42.3	36.6	21.1
		3～4月未満　3 months & over, under 4 months	100.0	39.4	30.5	30.2
		4～5月未満　4 months & over, under 5 months	100.0	35.9	24.5	39.5
2005*	平成17	0か月時　0 month	100.0	48.6	48.0	3.5
		1か月時　1 month	100.0	42.4	52.5	5.1
		2か月時　2 months	100.0	41.4	45.7	12.8
		3か月時　3 months	100.0	38.0	41.0	21.0
		4か月時　4 months	100.0	36.8	32.5	30.7
		5か月時　5 months	100.0	35.9	28.5	35.6
		6か月時　6 months	100.0	34.7	25.9	39.4
2010	平成22	1～2月未満　1 month & over, under 2 months	100.0	51.6	43.8	4.6
		2～3月未満　2 months & over, under 3 months	100.0	55.0	35.5	9.5
		3～4月未満　3 months & over, under 4 months	100.0	56.8	30.0	13.2
		4～5月未満　4 months & over, under 5 months	100.0	55.8	26.1	18.1
2015*	平成27	0か月時　0 month	100.0	48.4	49.7	1.9
		1か月時　1 month	100.0	51.3	45.2	3.6
		2か月時　2 months	100.0	52.6	40.9	6.6
		3か月時　3 months	100.0	54.7	35.1	10.2
		4か月時　4 months	100.0	55.7	30.2	14.2
		5か月時　5 months	100.0	54.5	28.8	16.7
		6か月時　6 months	100.0	53.8	27.3	18.9

(注)「乳幼児身体発育調査報告」による。　＊「乳幼児栄養調査」による。
SOURCES：Surveys on the Growth of Infants and Preschool Children, 1960, 1970, 1980, 1990, 2000 and 2010.
＊Surveys on the Nutrition of Infants and Preschool Children, 1985, 1995, 2005 and 2015.

第90表　予防接種の種類（平成22年度）

Immunization Types, FY2010

百分率　Percentage

区分 Category	1歳 One-Year-Old Children	1歳6か月 One-and-a-Half-Year-Old Children	2歳 Two-Year-Old Children	3歳 Three-Year-Old Children	4歳 Four-Year-Old Children	5～6歳 Five/Six-Year-Old Children	合計 Total
総数	**1 028**	**1 074**	**792**	**623**	**649**	**931**	**5 097**
Total Responses	**(100.0)**	**(100.0)**	**(100.0)**	**(100.0)**	**(100.0)**	**(100.0)**	**(100.0)**
ポリオ生ワクチン	924	1 027	763	610	633	899	4 856
Poliomyelitis	(89.9)	(95.6)	(96.3)	(97.9)	(97.5)	(96.6)	(95.3)
BCG	1 019	1 056	783	610	635	897	5 000
BCG	(99.1)	(98.3)	(98.9)	(97.9)	(97.8)	(96.3)	(98.1)
DPT3種混合ワクチン	966	1 023	764	598	625	878	4 854
DPT	(94.0)	(95.3)	(96.5)	(96.0)	(96.3)	(94.3)	(95.2)
麻しん(はしか)	151	260	256	209	216	568	1 660
Measles	(14.7)	(24.2)	(32.3)	(33.5)	(33.3)	(61.0)	(32.6)
風しん(三日はしか)	112	213	215	177	180	535	1 432
Rubella	(10.9)	(19.8)	(27.1)	(28.4)	(27.7)	(57.5)	(28.1)
MR混合ワクチン(麻しん・風しん)	610	850	645	515	554	679	3 853
Measles, Rubella combined	(59.3)	(79.1)	(81.4)	(82.7)	(85.4)	(72.9)	(75.6)
日本脳炎	9	26	26	245	264	384	954
Japanese Encephalitis	(0.9)	(2.4)	(3.3)	(39.3)	(40.7)	(41.2)	(18.7)
流行性耳下腺炎(おたふくかぜ)	80	209	184	205	222	323	1 223
Mumps	(7.8)	(19.5)	(23.2)	(32.9)	(34.2)	(34.7)	(24.0)
水痘(みずぼうそう)	90	231	198	190	210	287	1 206
Varicella	(8.8)	(21.5)	(25.0)	(30.5)	(32.4)	(30.8)	(23.7)
インフルエンザ	70	461	537	463	507	729	2 767
Influenza	(6.8)	(42.9)	(67.8)	(74.3)	(78.1)	(78.3)	(54.3)
Hib(ヒブ，インフルエンザ菌)ワクチン	360	397	219	103	57	30	1 166
Hib	(35.0)	(37.0)	(27.7)	(16.5)	(8.8)	(3.2)	(22.9)
肺炎球菌ワクチン	174	129	62	40	30	16	451
Streptococcus Pneumoniae	(16.9)	(12.0)	(7.8)	(6.4)	(4.6)	(1.7)	(8.8)
その他	19	11	11	6	6	7	60
Other	(1.8)	(1.0)	(1.4)	(1.0)	(0.9)	(0.8)	(1.2)
予防接種をしたことはない	1	4	-	2	-	2	9
Not Vaccinated	(0.1)	(0.4)	-	(0.3)	-	(0.2)	(0.2)
不明	3	6	2	4	6	14	35
Not Clear	(0.3)	(0.6)	(0.3)	(0.6)	(0.9)	(1.5)	(0.7)
合計	4 588	5 903	4 665	3 977	4 145	6 248	29 526
Total	(446.3)	(549.6)	(589.0)	(638.4)	(638.7)	(671.1)	(579.3)

（注）予防接種の種類は，複数回答。（%）は総数に対する割合。平成22年度「幼児健康度調査」（公益社団法人日本小児保健協会）より引用。

NOTE：The types of immunization are the multiple responses. The percentages（%）are the ratio compared to the total number of responses for that category.

SOURCE：National health survey on preschool children（2010）by the Japanese Society of Child Health.

第91表　平成22年乳幼児身体発育調査結果に基づく，パーセンタイル値（体重）

Percentile Values of Weight for Japanese Preschool Children by Sex, 2010

(kg)

年・月・日齢 Age	男子 Male							女子 Female						
	パーセンタイル値 Percentile values							パーセンタイル値 Percentile values						
	3	10	25	50 (中央値) Median	75	90	97	3	10	25	50 (中央値) Median	75	90	97
出生時 at birth	2.10	2.45	2.72	3.00	3.27	3.50	3.76	2.13	2.41	2.66	2.94	3.18	3.41	3.67
1 日 day	2.06	2.39	2.62	2.89	3.14	3.38	3.63	2.07	2.34	2.56	2.81	3.06	3.28	3.53
2	2.01	2.33	2.57	2.84	3.09	3.33	3.56	2.04	2.29	2.51	2.76	2.99	3.22	3.46
3	2.00	2.33	2.58	2.84	3.10	3.35	3.59	2.03	2.28	2.51	2.76	3.00	3.23	3.47
4	2.03	2.36	2.60	2.88	3.14	3.38	3.62	2.05	2.31	2.54	2.79	3.04	3.26	3.50
5	2.04	2.35	2.62	2.90	3.17	3.42	3.65	2.03	2.31	2.54	2.81	3.06	3.28	3.54
30	3.00	3.37	3.74	4.13	4.51	4.85	5.17	2.90	3.22	3.54	3.89	4.23	4.54	4.84
0年1～2月未満 Y M	3.53	3.94	4.35	4.79	5.22	5.59	5.96	3.39	3.73	4.08	4.47	4.86	5.20	5.54
2～3	4.41	4.88	5.34	5.84	6.33	6.76	7.18	4.19	4.58	4.97	5.42	5.86	6.27	6.67
3～4	5.12	5.61	6.10	6.63	7.16	7.62	8.07	4.84	5.25	5.67	6.15	6.64	7.08	7.53
4～5	5.67	6.17	6.67	7.22	7.76	8.25	8.72	5.35	5.77	6.21	6.71	7.23	7.70	8.18
5～6	6.10	6.60	7.10	7.66	8.21	8.71	9.20	5.74	6.17	6.62	7.14	7.67	8.17	8.67
6～7	6.44	6.94	7.44	8.00	8.56	9.07	9.57	6.06	6.49	6.95	7.47	8.02	8.53	9.05
7～8	6.73	7.21	7.71	8.27	8.84	9.36	9.87	6.32	6.75	7.21	7.75	8.31	8.83	9.37
8～9	6.96	7.44	7.94	8.50	9.08	9.61	10.14	6.53	6.97	7.43	7.97	8.54	9.08	9.63
9～10	7.16	7.64	8.13	8.70	9.29	9.83	10.37	6.71	7.15	7.62	8.17	8.74	9.29	9.85
10～11	7.34	7.81	8.31	8.88	9.48	10.03	10.59	6.86	7.31	7.78	8.34	8.93	9.49	10.06
11～12	7.51	7.98	8.48	9.06	9.67	10.23	10.82	7.02	7.46	7.95	8.51	9.11	9.68	10.27
1年0～1月未満 Y M	7.68	8.15	8.65	9.24	9.86	10.44	11.04	7.16	7.62	8.11	8.68	9.29	9.87	10.48
1～2	7.85	8.32	8.83	9.42	10.05	10.65	11.28	7.31	7.77	8.27	8.85	9.47	10.07	10.69
2～3	8.02	8.49	9.00	9.60	10.25	10.86	11.51	7.46	7.93	8.43	9.03	9.66	10.27	10.90
3～4	8.19	8.67	9.18	9.79	10.44	11.08	11.75	7.61	8.08	8.60	9.20	9.85	10.47	11.12
4～5	8.36	8.84	9.35	9.97	10.64	11.29	11.98	7.75	8.24	8.76	9.38	10.04	10.67	11.33
5～6	8.53	9.01	9.53	10.16	10.84	11.51	12.23	7.90	8.39	8.93	9.55	10.23	10.87	11.55
6～7	8.70	9.18	9.71	10.35	11.04	11.73	12.47	8.05	8.55	9.09	9.73	10.42	11.08	11.77
7～8	8.86	9.35	9.89	10.53	11.25	11.95	12.71	8.20	8.71	9.26	9.91	10.61	11.28	11.99
8～9	9.03	9.52	10.06	10.72	11.45	12.17	12.96	8.34	8.86	9.43	10.09	10.81	11.49	12.21
9～10	9.19	9.69	10.24	10.91	11.65	12.39	13.20	8.49	9.02	9.59	10.27	11.00	11.70	12.44
10～11	9.36	9.86	10.41	11.09	11.85	12.61	13.45	8.64	9.18	9.76	10.46	11.20	11.92	12.67
11～12	9.52	10.03	10.59	11.28	12.06	12.83	13.69	8.78	9.34	9.93	10.64	11.40	12.13	12.90
2年0～6月未満 Y M	10.06	10.60	11.19	11.93	12.76	13.61	14.55	9.30	9.89	10.53	11.29	12.11	12.90	13.73
6～12	10.94	11.51	12.17	12.99	13.93	14.90	16.01	10.18	10.85	11.56	12.43	13.36	14.27	15.23
3年0～6月未満 Y M	11.72	12.35	13.07	13.99	15.04	16.15	17.43	11.04	11.76	12.56	13.53	14.59	15.64	16.76
6～12	12.42	13.10	13.89	14.90	16.08	17.34	18.82	11.83	12.61	13.49	14.56	15.75	16.95	18.27
4年0～6月未満 Y M	13.07	13.80	14.65	15.76	17.08	18.51	20.24	12.56	13.39	14.33	15.51	16.84	18.21	19.73
6～12	13.71	14.50	15.42	16.62	18.09	19.71	21.72	13.27	14.15	15.15	16.41	17.89	19.43	21.20
5年0～6月未満 Y M	14.37	15.23	16.24	17.56	19.17	20.95	23.15	14.01	14.92	15.97	17.32	18.93	20.65	22.69
6～12	15.03	16.02	17.17	18.63	20.36	22.19	24.33	14.81	15.75	16.84	18.27	20.00	21.91	24.22
6年0～6月未満 Y M	15.55	16.84	18.24	19.91	21.70	23.43	25.25	15.71	16.68	17.81	19.31	21.15	23.21	25.77

SOURCE：National growth survey on preschool children, 2010

第92表　平成22年乳幼児身体発育調査結果に基づく，パーセンタイル値（身長）

Percentile Values of Height for Japanese Preschool Children by Sex, 2010

(cm)

年・月・日齢 Age	男子 Male パーセンタイル値 Percentile values							女子 Female パーセンタイル値 Percentile values						
	3	10	25	50 (中央値) Median	75	90	97	3	10	25	50 (中央値) Median	75	90	97
出生時 at birth	44.0	46.0	47.4	49.0	50.2	51.5	52.6	44.0	45.5	47.0	48.5	50.0	51.0	52.0
30日 D	48.7	50.4	51.9	53.5	55.0	56.3	57.4	48.1	49.7	51.1	52.7	54.1	55.3	56.4
0年1～2月未満 Y M	50.9	52.5	54.0	55.6	57.1	58.4	59.6	50.0	51.6	53.1	54.6	56.1	57.3	58.4
2～3	54.5	56.1	57.5	59.1	60.6	62.0	63.2	53.3	54.9	56.4	57.9	59.4	60.6	61.7
3～4	57.5	59.0	60.4	62.0	63.5	64.8	66.1	56.0	57.6	59.1	60.7	62.1	63.4	64.5
4～5	59.9	61.3	62.8	64.3	65.8	67.2	68.5	58.2	59.9	61.4	63.0	64.4	65.7	66.8
5～6	61.9	63.3	64.7	66.2	67.7	69.1	70.4	60.1	61.8	63.3	64.9	66.3	67.6	68.7
6～7	63.6	64.9	66.3	67.9	69.4	70.8	72.1	61.7	63.4	64.9	66.5	68.0	69.2	70.4
7～8	65.0	66.4	67.8	69.3	70.9	72.2	73.6	63.1	64.8	66.3	67.9	69.4	70.7	71.9
8～9	66.3	67.7	69.0	70.6	72.2	73.6	75.0	64.4	66.0	67.6	69.2	70.7	72.0	73.2
9～10	67.4	68.8	70.2	71.8	73.3	74.8	76.2	65.5	67.1	68.7	70.4	71.9	73.2	74.5
10～11	68.4	69.8	71.2	72.8	74.4	75.9	77.4	66.5	68.1	69.7	71.4	73.0	74.3	75.6
11～12	69.4	70.8	72.2	73.8	75.5	77.0	78.5	67.4	69.1	70.7	72.4	74.0	75.4	76.7
1年0～1月未満 Y M	70.3	71.7	73.2	74.8	76.5	78.0	79.6	68.3	70.0	71.7	73.4	75.0	76.4	77.8
1～2	71.2	72.7	74.1	75.8	77.5	79.1	80.6	69.3	71.0	72.6	74.4	76.0	77.5	78.9
2～3	72.1	73.6	75.1	76.8	78.5	80.1	81.7	70.2	71.9	73.6	75.3	77.0	78.5	79.9
3～4	73.0	74.5	76.0	77.7	79.5	81.1	82.8	71.1	72.9	74.5	76.3	78.0	79.6	81.0
4～5	73.9	75.4	77.0	78.7	80.5	82.2	83.8	72.1	73.8	75.5	77.3	79.0	80.6	82.1
5～6	74.8	76.3	77.9	79.7	81.5	83.2	84.8	73.0	74.7	76.4	78.2	80.0	81.6	83.2
6～7	75.6	77.2	78.8	80.6	82.5	84.2	85.9	73.9	75.6	77.3	79.2	81.0	82.7	84.2
7～8	76.5	78.1	79.7	81.5	83.4	85.1	86.9	74.8	76.5	78.2	80.1	82.0	83.7	85.3
8～9	77.3	78.9	80.6	82.4	84.4	86.1	87.9	75.7	77.4	79.2	81.1	83.0	84.7	86.3
9～10	78.1	79.8	81.4	83.3	85.3	87.1	88.8	76.6	78.3	80.0	82.0	83.9	85.6	87.4
10～11	78.9	80.6	82.3	84.2	86.2	88.0	89.8	77.5	79.2	80.9	82.9	84.8	86.6	88.4
11～12	79.7	81.4	83.1	85.1	87.1	88.9	90.7	78.3	80.0	81.8	83.8	85.7	87.6	89.4
2年0～6月未満 Y M	81.1	82.9	84.6	86.7	88.7	90.6	92.5	79.8	81.5	83.3	85.3	87.4	89.3	91.2
6～12	85.2	87.0	89.0	91.1	93.3	95.4	97.4	84.1	85.8	87.7	89.8	92.0	94.1	96.3
3年0～6月未満 Y M	88.8	90.7	92.8	95.1	97.4	99.6	101.8	87.7	89.6	91.5	93.8	96.2	98.4	100.6
6～12	92.0	94.1	96.2	98.6	101.1	103.4	105.8	90.9	92.9	95.0	97.4	99.9	102.2	104.5
4年0～6月未満 Y M	95.0	97.1	99.3	101.8	104.5	107.0	109.5	93.8	96.0	98.3	100.8	103.4	105.7	108.1
6～12	97.8	100.0	102.3	104.9	107.7	110.3	113.0	96.5	99.0	101.4	104.1	106.7	109.1	111.4
5年0～6月未満 Y M	100.5	102.8	105.2	108.0	111.0	113.7	116.5	99.1	101.8	104.5	107.3	110.1	112.5	114.8
6～12	103.3	105.8	108.4	111.3	114.3	117.1	119.9	101.6	104.7	107.6	110.6	113.4	115.9	118.2
6年0～6月未満 Y M	106.2	109.0	111.8	114.9	118.0	120.8	123.6	104.2	107.6	110.8	114.0	116.9	119.4	121.7

SOURCE：National growth survey on preschool children, 2010

第93表　平成22年乳幼児身体発育調査結果に基づく，パーセンタイル値（胸囲）

Percentile Values of Chest Circumference for Japanese Preschool Children by Sex, 2010

(cm)

年・月・日齢 Age	男子 Male パーセンタイル値 Percentile values 3	10	25	50（中央値）Median	75	90	97	女子 Female パーセンタイル値 Percentile values 3	10	25	50（中央値）Median	75	90	97
出生時 at birth	27.7	29.3	30.5	32.0	33.0	34.0	35.0	27.9	29.2	30.4	31.6	32.7	33.6	34.5
30 日 D	31.8	33.2	34.5	35.8	37.1	38.2	39.3	31.4	32.7	33.9	35.1	36.3	37.4	38.4
0年1～2月未満 Y M	33.5	34.8	36.1	37.5	38.9	40.0	41.1	32.9	34.1	35.3	36.6	37.9	39.0	40.0
2～3	36.0	37.4	38.7	40.1	41.5	42.7	43.8	35.1	36.4	37.6	38.9	40.2	41.4	42.5
3～4	37.8	39.1	40.4	41.8	43.2	44.5	45.7	36.8	38.0	39.2	40.5	41.9	43.0	44.2
4～5	39.0	40.3	41.5	42.9	44.3	45.6	46.8	37.9	39.1	40.3	41.6	43.0	44.2	45.4
5～6	39.8	41.0	42.2	43.6	45.0	46.3	47.6	38.7	39.9	41.0	42.4	43.7	44.9	46.2
6～7	40.4	41.6	42.8	44.1	45.5	46.8	48.1	39.3	40.4	41.6	42.9	44.3	45.5	46.8
7～8	41.0	42.1	43.2	44.6	46.0	47.2	48.6	39.8	40.9	42.1	43.4	44.7	46.0	47.2
8～9	41.4	42.5	43.6	44.9	46.3	47.6	48.9	40.2	41.3	42.4	43.7	45.1	46.3	47.6
9～10	41.8	42.8	44.0	45.3	46.6	47.9	49.3	40.6	41.6	42.7	44.0	45.4	46.6	48.0
10～11	42.1	43.1	44.2	45.5	46.9	48.2	49.6	40.9	41.9	43.0	44.3	45.6	46.9	48.2
11～12	42.4	43.4	44.5	45.8	47.2	48.5	49.8	41.1	42.2	43.3	44.5	45.9	47.2	48.5
1年0～1月未満 Y M	42.7	43.7	44.8	46.1	47.4	48.7	50.1	41.4	42.4	43.5	44.8	46.1	47.4	48.7
1～2	42.9	43.9	45.0	46.3	47.7	49.0	50.3	41.6	42.6	43.7	45.0	46.3	47.6	49.0
2～3	43.2	44.2	45.3	46.5	47.9	49.2	50.6	41.9	42.9	44.0	45.2	46.6	47.9	49.2
3～4	43.5	44.4	45.5	46.8	48.1	49.5	50.8	42.1	43.1	44.2	45.5	46.8	48.1	49.4
4～5	43.7	44.7	45.8	47.0	48.4	49.7	51.1	42.3	43.3	44.4	45.7	47.0	48.3	49.7
5～6	43.9	44.9	46.0	47.2	48.6	49.9	51.3	42.6	43.6	44.7	45.9	47.3	48.6	49.9
6～7	44.2	45.2	46.2	47.5	48.8	50.2	51.5	42.8	43.8	44.9	46.2	47.5	48.8	50.1
7～8	44.4	45.4	46.4	47.7	49.1	50.4	51.8	43.0	44.0	45.1	46.4	47.7	49.0	50.4
8～9	44.6	45.6	46.7	47.9	49.3	50.6	52.0	43.2	44.2	45.3	46.6	48.0	49.3	50.6
9～10	44.8	45.8	46.9	48.1	49.5	50.8	52.2	43.4	44.4	45.5	46.8	48.2	49.5	50.8
10～11	45.0	46.0	47.1	48.3	49.7	51.0	52.4	43.6	44.6	45.7	47.0	48.4	49.7	51.1
11～12	45.2	46.2	47.3	48.6	49.9	51.2	52.7	43.8	44.8	45.9	47.2	48.6	49.9	51.3
2年0～6月未満 Y M	45.9	46.9	47.9	49.2	50.6	52.0	53.4	44.4	45.5	46.6	47.9	49.3	50.6	52.0
6～12	46.8	47.8	48.9	50.3	51.7	53.1	54.6	45.3	46.4	47.6	48.9	50.4	51.8	53.3
3年0～6月未満 Y M	47.6	48.7	49.8	51.2	52.7	54.2	55.8	46.0	47.2	48.4	49.8	51.4	52.9	54.5
6～12	48.3	49.4	50.6	52.0	53.6	55.3	57.1	46.7	47.9	49.2	50.7	52.4	54.0	55.8
4年0～6月未満 Y M	49.0	50.1	51.4	52.9	54.6	56.4	58.4	47.5	48.7	50.0	51.6	53.4	55.2	57.2
6～12	49.7	50.9	52.2	53.8	55.7	57.6	59.8	48.3	49.6	50.9	52.6	54.6	56.5	58.8
5年0～6月未満 Y M	50.3	51.6	53.0	54.8	56.8	58.8	61.2	49.2	50.4	51.8	53.6	55.7	57.8	60.4
6～12	50.9	52.3	53.8	55.7	57.9	60.0	62.5	49.9	51.2	52.6	54.5	56.6	59.0	61.8
6年0～6月未満 Y M	51.5	53.0	54.7	56.7	58.9	61.2	63.6	50.4	51.7	53.2	55.1	57.4	59.8	62.8

SOURCE：National growth survey on preschool children, 2010

第94表　平成22年乳幼児身体発育調査結果に基づく，パーセンタイル値（頭囲）
Percentile Values of Head Circumference for Japanese Preschool Children by Sex, 2010

(cm)

年・月・日齢 Age	男子 Male							女子 Female						
	パーセンタイル値 Percentile values							パーセンタイル値 Percentile values						
	3	10	25	50 (中央値) Median	75	90	97	3	10	25	50 (中央値) Median	75	90	97
出生時 at birth	30.5	31.5	32.5	33.5	34.5	35.0	36.0	30.5	31.2	32.0	33.0	34.0	34.5	35.5
30日 D	33.8	34.7	35.7	36.7	37.6	38.3	39.1	33.1	34.1	34.9	35.9	36.7	37.5	38.2
0年1～2月未満 Y M	35.1	36.1	37.0	38.0	38.9	39.6	40.4	34.3	35.2	36.1	37.0	37.9	38.7	39.4
2～3	37.1	38.1	39.0	39.9	40.9	41.6	42.4	36.2	37.1	38.0	38.9	39.7	40.5	41.2
3～4	38.6	39.5	40.4	41.4	42.2	43.0	43.7	37.5	38.4	39.3	40.2	41.1	41.8	42.5
4～5	39.7	40.6	41.4	42.3	43.2	44.0	44.7	38.5	39.4	40.3	41.2	42.0	42.7	43.4
5～6	40.4	41.3	42.1	43.0	43.9	44.7	45.4	39.3	40.1	41.0	41.9	42.7	43.4	44.1
6～7	41.0	41.9	42.7	43.6	44.5	45.2	45.9	39.9	40.7	41.6	42.4	43.3	44.0	44.7
7～8	41.6	42.4	43.3	44.2	45.0	45.8	46.5	40.4	41.3	42.1	43.0	43.8	44.5	45.2
8～9	42.1	42.9	43.8	44.6	45.5	46.3	47.0	40.9	41.8	42.6	43.5	44.3	45.0	45.7
9～10	42.5	43.4	44.2	45.1	46.0	46.7	47.5	41.4	42.2	43.1	43.9	44.8	45.5	46.2
10～11	42.9	43.7	44.6	45.5	46.4	47.2	47.9	41.7	42.6	43.5	44.3	45.2	45.9	46.6
11～12	43.2	44.1	44.9	45.9	46.8	47.5	48.3	42.1	43.0	43.8	44.7	45.6	46.3	47.0
1年0～1月未満 Y M	43.5	44.4	45.3	46.2	47.1	47.9	48.7	42.4	43.3	44.2	45.1	45.9	46.7	47.4
1～2	43.8	44.7	45.6	46.5	47.4	48.2	49.0	42.7	43.6	44.5	45.4	46.2	47.0	47.7
2～3	44.1	45.0	45.8	46.8	47.7	48.5	49.3	43.0	43.9	44.7	45.6	46.5	47.3	48.0
3～4	44.3	45.2	46.1	47.0	48.0	48.8	49.6	43.2	44.1	45.0	45.9	46.8	47.6	48.3
4～5	44.5	45.4	46.3	47.2	48.2	49.0	49.9	43.4	44.3	45.2	46.1	47.0	47.8	48.6
5～6	44.7	45.6	46.5	47.4	48.4	49.2	50.1	43.6	44.5	45.4	46.3	47.2	48.0	48.8
6～7	44.9	45.8	46.6	47.6	48.6	49.4	50.3	43.8	44.7	45.5	46.5	47.4	48.2	49.0
7～8	45.0	45.9	46.8	47.8	48.7	49.6	50.5	44.0	44.8	45.7	46.6	47.6	48.4	49.1
8～9	45.2	46.1	46.9	47.9	48.9	49.8	50.6	44.1	45.0	45.8	46.8	47.7	48.5	49.3
9～10	45.3	46.2	47.1	48.1	49.0	49.9	50.8	44.3	45.1	46.0	46.9	47.8	48.7	49.5
10～11	45.4	46.3	47.2	48.2	49.2	50.0	50.9	44.4	45.2	46.1	47.0	48.0	48.8	49.6
11～12	45.5	46.4	47.3	48.3	49.3	50.2	51.1	44.5	45.4	46.2	47.2	48.1	48.9	49.7
2年0～6月未満 Y M	45.9	46.8	47.7	48.7	49.7	50.6	51.5	44.9	45.7	46.6	47.5	48.5	49.3	50.2
6～12	46.5	47.4	48.3	49.2	50.2	51.1	52.0	45.5	46.3	47.2	48.2	49.1	50.0	50.8
3年0～6月未満 Y M	47.0	47.9	48.7	49.7	50.7	51.6	52.5	46.0	46.9	47.7	48.7	49.7	50.5	51.4
6～12	47.4	48.3	49.1	50.1	51.1	52.0	52.9	46.5	47.4	48.2	49.2	50.2	51.0	51.9
4年0～6月未満 Y M	47.8	48.6	49.5	50.5	51.4	52.3	53.2	47.0	47.8	48.7	49.6	50.6	51.5	52.3
6～12	48.1	49.0	49.8	50.8	51.7	52.6	53.5	47.4	48.2	49.1	50.0	51.0	51.9	52.7
5年0～6月未満 Y M	48.4	49.2	50.1	51.0	52.0	52.9	53.8	47.7	48.6	49.4	50.4	51.4	52.2	53.1
6～12	48.6	49.5	50.3	51.3	52.3	53.3	54.2	48.1	48.9	49.7	50.7	51.6	52.5	53.4
6年0～6月未満 Y M	48.8	49.7	50.6	51.6	52.7	53.7	54.7	48.3	49.1	50.0	50.9	51.9	52.8	53.7

SOURCE：National growth survey on preschool children, 2010

第95表　平成２年，平成12年及び平成22年の乳幼児身体発育調査結果（平均値）比較（体重，身長）
Mean Weight and Height for Japanese Preschool Children by Sex, 1990, 2000 and 2010

年・月齢 Age	男子 Male						女子 Female					
	体重(kg) Weight			身長(cm) Height			体重(kg) Weight			身長(cm) Height		
	1990	2000	2010	1990	2000	2010	1990	2000	2010	1990	2000	2010
	平成２	平成12	平成22	平成2	平成12	平成22	平成２	平成12	平成22	平成2	平成12	平成22
出生時 at birth	3.15	3.04	2.98	49.6	49.0	48.7	3.06	2.96	2.91	48.9	48.4	48.3
０年１～２月未満 Y M	5.10	4.87	4.78	56.7	56.2	55.5	4.66	4.60	4.46	55.6	54.9	54.5
２～３	6.16	5.88	5.83	60.3	60.0	59.0	5.61	5.53	5.42	58.9	58.7	57.8
３～４	6.88	6.72	6.63	63.2	62.9	61.9	6.32	6.22	6.16	61.5	61.6	60.6
４～５	7.38	7.32	7.22	65.4	65.2	64.3	6.84	6.75	6.73	63.6	63.7	62.9
５～６	7.75	7.79	7.67	67.1	66.8	66.2	7.23	7.18	7.17	65.4	65.4	64.8
６～７	8.09	8.17	8.01	68.5	68.3	67.9	7.54	7.54	7.52	66.8	66.9	66.4
７～８	8.40	8.48	8.30	69.7	69.6	69.3	7.82	7.82	7.79	68.1	68.1	67.9
８～９	8.69	8.74	8.53	70.9	70.9	70.6	8.09	8.05	8.01	69.3	69.3	69.1
９～10	8.95	8.94	8.73	72.0	72.0	71.8	8.35	8.26	8.20	70.6	70.5	70.3
10～11	9.18	9.13	8.91	73.2	73.2	72.9	8.60	8.46	8.37	71.8	71.6	71.3
11～12	9.39	9.33	9.09	74.3	74.4	73.9	8.83	8.67	8.54	73.0	72.7	72.3
１年０～１月未満 Y M	9.58	9.51	9.28	75.4	75.5	74.9	9.04	8.88	8.71	74.2	73.8	73.3
１～２	9.75	9.68	9.46	76.5	76.5	75.8	9.24	9.08	8.89	75.3	74.9	74.3
２～３	9.95	9.85	9.65	77.6	77.5	76.8	9.42	9.26	9.06	76.4	76.0	75.3
３～４	10.15	10.02	9.84	78.6	78.4	77.8	9.58	9.46	9.24	77.4	77.0	76.3
４～５	10.36	10.19	10.03	79.7	79.4	78.8	9.76	9.67	9.42	78.4	78.0	77.2
５～６	10.56	10.37	10.22	80.6	80.2	79.7	9.95	9.86	9.61	79.4	79.1	78.2
６～７	10.75	10.55	10.41	81.5	81.1	80.6	10.14	10.04	9.79	80.3	80.0	79.2
７～８	10.95	10.75	10.61	82.4	82.1	81.6	10.34	10.23	9.98	81.1	81.0	80.1
８～９	11.14	10.92	10.80	83.2	83.0	82.5	10.53	10.42	10.16	81.9	81.9	81.1
９～10	11.33	11.10	10.99	84.0	83.9	83.4	10.71	10.59	10.35	82.7	82.7	82.0
10～11	11.51	11.28	11.18	84.6	84.8	84.3	10.90	10.78	10.54	83.3	83.6	82.9
11～12	11.70	11.43	11.37	85.3	85.5	85.1	11.09	10.97	10.73	83.9	84.4	83.8
２年０～６月未満 Y M	12.33	12.07	12.03	87.4	87.1	86.7	11.72	11.55	11.39	86.0	86.0	85.4
６～12	13.35	13.12	13.10	91.3	91.0	91.2	12.79	12.58	12.50	90.1	89.9	89.9
３年０～６月未満 Y M	14.32	14.13	14.10	95.0	94.7	95.1	13.83	13.62	13.59	94.0	93.7	93.9
６～12	15.28	15.15	15.06	98.6	98.3	98.7	14.85	14.63	14.64	97.7	97.4	97.5
４年０～６月未満 Y M	16.24	16.15	15.99	102.1	101.6	102.0	15.88	15.73	15.65	101.3	101.0	100.9
６～12	17.22	17.27	16.92	105.4	104.6	105.1	16.92	16.79	16.65	104.7	104.3	104.1
５年０～６月未満 Y M	18.27	18.36	17.88	108.6	108.1	108.2	17.99	17.92	17.64	107.9	107.6	107.3
６～12	19.38	19.48	18.92	111.6	111.4	111.4	19.11	18.94	18.64	110.9	110.8	110.5
６年０～６月未満 Y M	20.60	20.56	20.05	114.5	114.9	114.9	20.14	20.04	19.66	113.8	113.8	113.7

SOURCE：National growth survey on preschool children, 1990, 2000 and 2010

第96表　平成２年，平成12年及び平成22年の乳幼児身体発育調査結果（平均値）比較（胸囲，頭囲）
Mean Chest Circumference and Head Circumference for Japanese Preschool Children by Sex, 1990, 2000 and 2010

年・月齢 Age	男子 Male						女子 Female					
	胸囲(cm) Chest circumference			頭囲(cm) Head circumference			胸囲(cm) Chest circumference			頭囲(cm) Head circumference		
	1990	2000	2010	1990	2000	2010	1990	2000	2010	1990	2000	2010
	平成２	平成12	平成22	平成2	平成12	平成22	平成２	平成12	平成22	平成2	平成12	平成22
出生時 at birth	32.2	31.8	31.6	33.5	33.3	33.5	32.0	31.6	31.5	33.1	32.9	33.1
0年1～2月未満 Y M	38.6	37.8	37.5	38.3	37.9	37.9	37.6	37.0	36.6	37.3	37.1	37.0
2～3	41.0	40.3	40.0	40.0	39.7	39.9	39.8	39.4	38.9	38.9	38.8	38.9
3～4	42.2	41.9	41.8	41.1	41.1	41.3	41.0	40.9	40.5	40.0	40.1	40.2
4～5	43.0	43.0	42.9	42.1	42.1	42.3	41.8	41.9	41.7	40.9	41.1	41.2
5～6	43.6	43.6	43.7	42.9	42.9	43.0	42.5	42.6	42.4	41.7	41.9	41.9
6～7	44.2	44.2	44.2	43.6	43.7	43.6	43.1	43.1	43.0	42.4	42.6	42.4
7～8	44.7	44.7	44.7	44.3	44.3	44.1	43.6	43.5	43.5	43.0	43.2	43.0
8～9	45.2	45.1	45.0	44.8	44.9	44.6	44.1	44.0	43.8	43.6	43.6	43.5
9～10	45.6	45.4	45.4	45.3	45.3	45.1	44.5	44.3	44.1	44.1	44.0	43.9
10～11	45.9	45.7	45.6	45.7	45.7	45.5	44.9	44.6	44.4	44.5	44.4	44.3
11～12	46.2	45.9	45.9	46.1	46.0	45.9	45.2	44.8	44.6	44.9	44.7	44.7
1年0～1月未満 Y M	46.5	46.2	46.1	46.3	46.3	46.2	45.4	45.1	44.8	45.1	45.0	45.1
1～2	46.7	46.4	46.4	46.6	46.5	46.5	45.6	45.4	45.1	45.3	45.4	45.4
2～3	46.9	46.7	46.6	46.8	46.7	46.8	45.8	45.6	45.3	45.6	45.7	45.6
3～4	47.2	46.9	46.9	47.0	46.9	47.0	46.0	45.8	45.5	45.8	45.9	45.9
4～5	47.5	47.2	47.1	47.2	47.2	47.3	46.2	46.0	45.8	46.0	46.2	46.1
5～6	47.7	47.4	47.3	47.4	47.4	47.4	46.4	46.2	46.0	46.2	46.4	46.3
6～7	47.9	47.6	47.6	47.6	47.5	47.6	46.7	46.5	46.2	46.4	46.5	46.5
7～8	48.2	47.8	47.8	47.7	47.7	47.8	47.0	46.7	46.5	46.6	46.7	46.6
8～9	48.4	48.0	48.0	47.9	47.9	47.9	47.2	46.9	46.7	46.7	46.8	46.8
9～10	48.6	48.2	48.3	48.1	48.0	48.0	47.3	47.0	46.9	46.9	47.0	46.9
10～11	48.8	48.4	48.5	48.2	48.1	48.2	47.6	47.2	47.1	47.0	47.1	47.0
11～12	49.0	48.5	48.7	48.4	48.2	48.3	47.7	47.3	47.3	47.2	47.3	47.2
2年0～6月未満 Y M	49.6	49.2	49.4	48.8	48.6	48.6	48.3	47.8	48.0	47.6	47.6	47.5
6～12	50.6	50.3	50.4	49.3	49.1	49.2	49.2	48.7	49.0	48.1	48.2	48.2
3年0～6月未満 Y M	51.6	51.3	51.3	49.7	49.6	49.7	50.1	49.6	49.9	48.7	48.7	48.7
6～12	52.7	52.2	52.2	50.1	50.0	50.1	51.2	50.6	50.8	49.2	49.2	49.2
4年0～6月未満 Y M	53.7	53.2	53.1	50.5	50.4	50.5	52.4	51.7	51.8	49.7	49.6	49.6
6～12	54.6	54.2	54.1	50.7	50.7	50.8	53.4	52.9	52.9	50.0	50.0	50.0
5年0～6月未満 Y M	55.5	55.3	55.1	51.0	51.1	51.1	54.4	54.0	53.9	50.3	50.4	50.4
6～12	56.4	56.3	56.0	51.2	51.3	51.3	55.4	55.1	54.8	50.7	50.6	50.7
6年0～6月未満 Y M	57.6	57.2	56.9	51.4	51.6	51.6	56.3	56.2	55.5	50.9	50.9	50.9

SOURCE：National growth survey on preschool children, 1990, 2000 and 2010

第97表　傷病大分類別，全国推計患者数（令和２年）
Estimated Number of Patients by Classification of Diseases, 2020

総　数（入院＋外来）　**Total**（Inpatients＋Outpatients）　（×1 000）

傷病大分類 Classification of Diseases	総数 Total	0歳 0Year	1～4歳 1～4Y.	5～9歳 5～9Y.	10～14歳 10～14Y.	15～19歳 15～19Y.
総数 Total	**8 348.8**	**70.0**	**239.3**	**249.9**	**183.4**	**131.3**
Ⅰ 感染症及び寄生虫症	146.6	1.3	5.5	9.7	8.3	4.7
Ⅱ 新生物	373.7	0.5	0.9	1.0	1.1	1.5
Ⅲ 血液及び造血器の疾患並びに免疫機構の障害	23.8	0.2	0.4	0.4	0.5	0.5
Ⅳ 内分泌，栄養及び代謝疾患	463.1	0.3	0.8	1.4	1.7	1.3
Ⅴ 精神及び行動の障害	503.1	0.2	4.6	9.7	7.7	8.6
Ⅵ 神経系の疾患	291.5	0.3	1.4	2.3	3.1	3.1
Ⅶ 眼及び付属器の疾患	309.1	1.0	3.6	10.5	11.3	6.4
Ⅷ 耳及び乳様突起の疾患	97.9	1.8	10.3	8.5	3.6	2.4
Ⅸ 循環器系の疾患	1 021.0	0.2	0.8	1.1	2.2	2.1
Ⅹ 呼吸器系の疾患	543.1	15.7	99.7	64.6	34.9	14.2
XI 消化器系の疾患	1 331.3	1.9	20.3	52.8	31.7	23.1
XII 皮膚及び皮下組織の疾患	323.5	11.1	20.9	15.1	13.5	17.0
XIII 筋骨格系及び結合組織の疾患	980.3	0.2	1.5	2.4	9.6	7.3
XIV 腎尿路生殖器系の疾患	355.8	0.4	0.9	1.2	1.0	2.3
XV 妊娠，分娩及び産じょく	27.5	-	-	-	0.0	0.3
XVI 周産期に発生した病態	9.6	8.0	0.8	0.3	0.1	0.1
XVII 先天奇形，変形及び染色体異常	19.2	3.1	3.5	2.2	1.6	0.8
XVIII 症状，徴候及び異常臨床所見・異常検査所見で他に分類されないもの	87.0	1.0	1.9	2.9	2.3	1.8
XIX 損傷，中毒及びその他の外因の影響	423.4	1.5	8.5	12.3	17.8	15.2
XXI 健康状態に影響を及ぼす要因及び保健サービスの利用	1 011.4	21.3	52.9	51.5	31.4	18.2
XXII 特殊目的用コード	6.7	0.0	0.1	0.1	0.1	0.3

入　院　Inpatients　（×1 000）

傷病大分類 Classification of Diseases	総数 Total	0歳 0Year	1～4歳 1～4Y.	5～9歳 5～9Y.	10～14歳 10～14Y.	15～19歳 15～19Y.
総数 Total	**1 211.3**	**8.9**	**5.0**	**3.7**	**5.3**	**7.0**
Ⅰ 感染症及び寄生虫症	16.3	0.1	0.2	0.1	0.1	0.1
Ⅱ 新生物	126.7	0.1	0.5	0.4	0.4	0.4
Ⅲ 血液及び造血器の疾患並びに免疫機構の障害	5.7	0.0	0.1	0.1	0.1	0.0
Ⅳ 内分泌，栄養及び代謝疾患	30.0	0.1	0.1	0.1	0.2	0.1
Ⅴ 精神及び行動の障害	236.6	0.0	0.1	0.2	1.3	1.7
Ⅵ 神経系の疾患	125.8	0.2	0.4	0.6	0.9	1.0
Ⅶ 眼及び付属器の疾患	10.2	0.0	0.0	0.1	0.0	0.0
Ⅷ 耳及び乳様突起の疾患	2.4	0.0	0.0	0.0	0.0	0.0
Ⅸ 循環器系の疾患	198.2	0.1	0.1	0.1	0.2	0.2
Ⅹ 呼吸器系の疾患	74.9	0.2	1.0	0.4	0.2	0.4
XI 消化器系の疾患	60.5	0.1	0.2	0.2	0.3	0.4
XII 皮膚及び皮下組織の疾患	12.0	0.1	0.1	0.0	0.0	0.1
XIII 筋骨格系及び結合組織の疾患	74.3	0.1	0.3	0.2	0.3	0.3
XIV 腎尿路生殖器系の疾患	51.5	0.2	0.2	0.1	0.1	0.1
XV 妊娠，分娩及び産じょく	14.5	-	-	-	0.0	0.2
XVI 周産期に発生した病態	6.4	5.8	0.1	0.0	0.0	0.0
XVII 先天奇形，変形及び染色体異常	5.6	1.3	0.9	0.4	0.4	0.2
XVIII 症状，徴候及び異常臨床所見・異常検査所見で他に分類されないもの	12.5	0.1	0.1	0.0	0.1	0.0
XIX 損傷，中毒及びその他の外因の影響	134.5	0.1	0.3	0.3	0.5	1.3
XXI 健康状態に影響を及ぼす要因及び保健サービスの利用	10.1	0.2	0.0	0.1	0.1	0.2
XXII 特殊目的用コード	2.9	0.0	0.0	0.0	0.0	0.1

(注) 令和２年「患者調査」による。
SOURCE：Patient Survey, 2020

第98表　年齢別，むし歯有病者率（平成17年，平成23年，平成28年）

Prevalence of Caries by Age, 2005, 2011 and 2016

1～14歳・乳歯
Deciduous teeth from 1 to 14 years of age

（%）

年齢 Age	2005 平成17	2011 平成23	2016 平成28
1	3.1	-	-
2	17.8	7.5	7.4
3	24.4	25.0	8.6
4	44.2	34.8	36.0
5	60.5	50.0	39.0
6	63.4	42.1	45.5
7	67.3	55.6	35.3
8	61.7	69.2	55.8
9	72.1	46.7	65.6
10	62.5	52.1	27.3
11	38.3	26.3	28.1
12	17.1	27.0	3.4
13	2.4	14.3	11.1
14	3.2	-	-

5～14歳・乳歯＋永久歯
Deciduous teeth and permanent teeth from 5 to 14 years of age

（%）

年齢 Age	2005 平成17	2011 平成23	2016 平成28
5	60.5	50.0	39.0
6	63.4	42.1	45.5
7	67.3	57.8	38.2
8	61.7	69.2	60.5
9	75.4	53.3	71.9
10	81.3	62.5	36.4
11	68.1	42.1	34.4
12	58.5	45.9	10.3
13	70.7	42.9	44.4
14	71.0	52.6	38.1

5～14歳・永久歯
Permanent teeth from 5 to 14 years of age

（%）

年齢 Age	2005 平成17	2011 平成23	2016 平成28
5	-	-	-
6	9.8	-	-
7	12.7	8.9	5.9
8	17.0	11.5	16.3
9	27.9	24.4	21.9
10	45.8	29.2	13.6
11	55.3	31.6	12.5
12	51.2	32.4	10.3
13	70.7	39.3	33.3
14	71.0	52.6	38.1

（注）「歯科疾患実態調査」
平成17年，平成23年，平成28年では，それぞれ未処置歯の診断基準が異なる。
SOURCE : Survey of Dental Diseases
NOTE : The standards used for de-ter-mining untreated teeth in 2005, 2011 and 2016 differ.

第18図　年齢別，う蝕有病者率の年次推移（乳歯）

Shift in the Prevalence of Tooth Decay and Related Diseases by Age (Deciduous Teeth)

（注）　平成17年，平成23年，平成28年では，それぞれ未処置歯の判断基準が異なる。
NOTE : The standards used for determining untreated teeth in 2005, 2011 and 2016 differ.

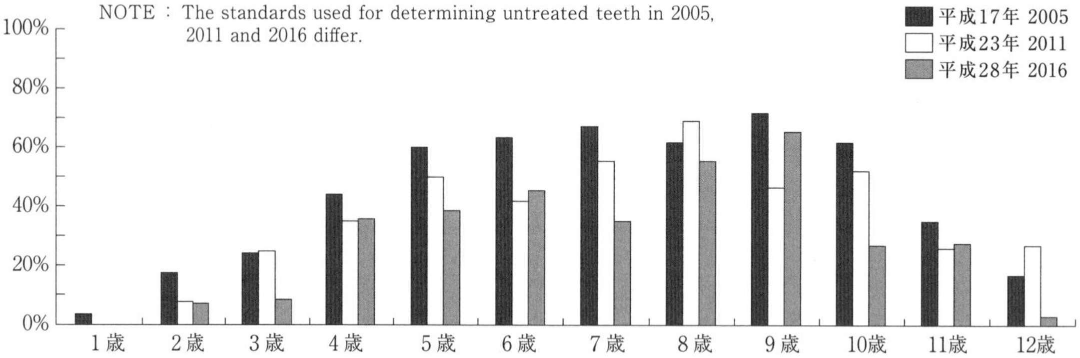

第19図　年齢別，う蝕有病者率の年次推移（永久歯）

Shift in the Prevalence of Tooth Decay and Related Diseases by Age (Permanent Teeth)

（注）　平成17年，平成23年，平成28年では，それぞれ未処置歯の判断基準が異なる。
NOTE : The standards used for determining untreated teeth in 2005, 2011 and 2016 differ.

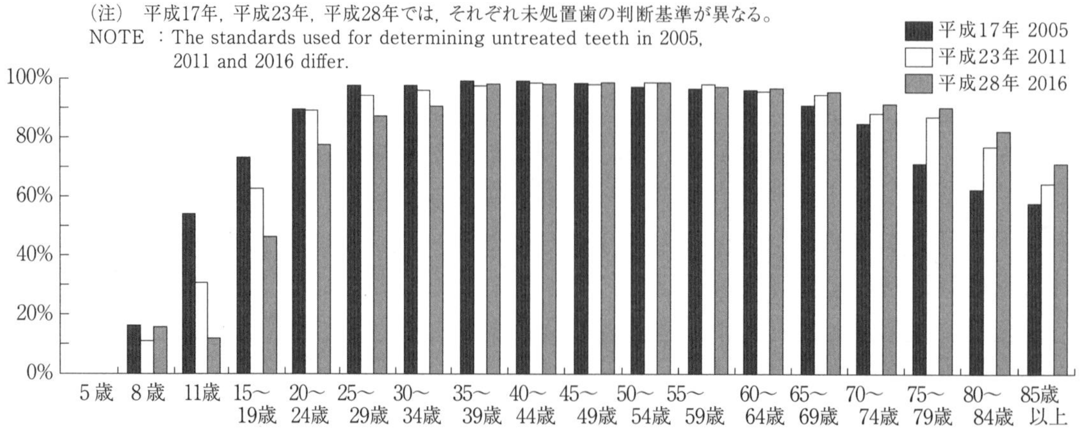

第99表　平均寿命（0歳の平均余命）（明治24年～令和3年）
The Average Span of Life (Life Expectancy at Age 0), 1891−2021

年　次 Year		男 Male	女 Female
1891～1898	明治24～31	42.8	44.3
1899～1903	32～36	43.97	44.85
1909～1913	42～大正2	44.25	44.73
1921～1925	大正10～14	42.06	43.20
1926～1930	昭和1～5	44.82	46.54
1935～1936	10～11	46.92	49.63
1947	22	50.06	53.96
1950～1952	25～27	59.57	62.97
1955	30	63.60	67.75
1960	35	65.32	70.19
1965	40	67.74	72.92
1970	45	69.31	74.66
1975	50	71.73	76.89
1980	55	73.35	78.76
1985	60	74.78	80.48
1990	平成2	75.92	81.90
1995	7	76.38	82.85
2000	12	77.72	84.60
2001*	13	78.07	84.93
2002*	14	78.32	85.23
2003*	15	78.36	85.33
2004*	16	78.64	85.59
2005	17	78.56	85.52
2006*	18	79.00	85.81
2007*	19	79.19	85.99
2008*	20	79.29	86.05
2009*	21	79.59	86.44
2010	22	79.55	86.30
2011*	23	79.44	85.90
2012*	24	79.94	86.41
2013*	25	80.21	86.61
2014*	26	80.50	86.83
2015	27	80.75	86.99
2016*	28	80.98	87.14
2017*	29	81.09	87.26
2018*	30	81.25	87.32
2019*	令和元	81.41	87.45
2020	2	81.56	87.71
2021*	3	81.47	87.57

（注）＊印は「簡易生命表」，その他は「完全生命表」による。昭和45年までは，沖縄県を除く値である。
SOURCE：Complete Life Table. ＊Abridged Life Table.
NOTE：The date until 1970 do not cover Okinawa prefecture.

第100表　年齢階級別，人口割合の将来予測
Projected Populations in Various Age Groups

年次 Year		人口（千人） Population（×1 000）	割合（%） Percentage 総数 Total	A 0～14歳 0～14y.	B 15～64歳 15～64y.	C 65歳以上 65y.～	従属人口指数（%） (A+C)/B	老年化指数（%） C/A
2015	平成27	127 095	100.0	12.5	60.8	26.6	64.5	212.4
2020	32	125 325	100.0	12.0	59.1	28.9	69.2	240.1
2025	37	122 544	100.0	11.5	58.5	30.0	70.9	261.3
2030	42	119 125	100.0	11.1	57.7	31.2	73.3	281.3
2035	47	115 216	100.0	10.8	56.4	32.8	77.4	303.6
2040	52	110 919	100.0	10.8	53.9	35.3	85.6	328.5
2045	57	106 421	100.0	10.7	52.5	36.8	90.6	344.3
2050	62	101 923	100.0	10.6	51.8	37.7	93.2	356.7
2055	67	97 441	100.0	10.4	51.6	38.0	93.8	365.9
2060	72	92 840	100.0	10.2	51.6	38.1	93.7	372.3
2065	77	88 077	100.0	10.2	51.4	38.4	94.5	376.7

（注）「日本の将来推計人口（平成29年4月推計）」（国立社会保障・人口問題研究所）
各年10月1日現在の総人口，平成27（2015）年は，総務省統計局『国勢調査』の年齢・国籍不詳をあん分した人口による。
SOURCE：National Institute of Population and Social Security Research : Population Projections for Japan : 2020～2065
As of October 1 each year. The population for 2015 is based on the 2015 Population Census conducted by the Ministry of Public Management, Home Affairs, Posts and Telecommunications (people whose ages were not known were prorated).

第101表　都道府県別，母の年齢別出生率及び合計特殊出生率（令和３年）
Age-group-specific Fertility Rate and Total Fertility Rate by Prefecture, 2021

都道府県 Prefecture	15～19歳 Years	20～24	25～29	30～34	35～39	40～44	45～49	合計特殊出生率 Total fertility rate
全　国	**0.0100**	**0.1035**	**0.3615**	**0.4820**	**0.2799**	**0.0641**	**0.0018**	**1.3029**
01 北海道	0.0130	0.1236	0.3677	0.4164	0.2283	0.0498	0.0009	1.1998
02 青　森	0.0100	0.1510	0.4224	0.4380	0.2375	0.0464	0.0013	1.3065
03 岩　手	0.0088	0.1580	0.4250	0.4326	0.2232	0.0529	0.0011	1.3016
04 宮　城	0.0108	0.0924	0.3258	0.4284	0.2417	0.0522	0.0017	1.1530
05 秋　田	0.0042	0.1242	0.4073	0.4272	0.2152	0.0446	0.0010	1.2238
06 山　形	0.0100	0.1145	0.4268	0.4596	0.2570	0.0458	0.0013	1.3150
07 福　島	0.0079	0.1744	0.4490	0.4449	0.2341	0.0472	0.0012	1.3587
08 茨　城	0.0115	0.1276	0.3990	0.4538	0.2523	0.0507	0.0010	1.2959
09 栃　木	0.0116	0.1217	0.4034	0.4680	0.2545	0.0516	0.0007	1.3116
10 群　馬	0.0103	0.1308	0.4158	0.4851	0.2568	0.0538	0.0014	1.3539
11 埼　玉	0.0075	0.0843	0.3301	0.4712	0.2653	0.0584	0.0014	1.2181
12 千　葉	0.0099	0.0808	0.3318	0.4598	0.2702	0.0605	0.0020	1.2150
13 東　京	0.0057	0.0439	0.2112	0.4222	0.3105	0.0832	0.0029	1.0797
14 神奈川	0.0083	0.0664	0.2903	0.4800	0.3000	0.0685	0.0020	1.2155
15 新　潟	0.0063	0.1145	0.4023	0.4824	0.2620	0.0530	0.0011	1.3217
16 富　山	0.0059	0.1166	0.4403	0.5333	0.2728	0.0532	0.0014	1.4235
17 石　川	0.0052	0.1031	0.4477	0.5050	0.2698	0.0503	0.0015	1.3826
18 福　井	0.0076	0.1439	0.5050	0.5474	0.3055	0.0568	0.0013	1.5676
19 山　梨	0.0114	0.1171	0.4100	0.5306	0.2934	0.0622	0.0018	1.4264
20 長　野	0.0083	0.1306	0.4153	0.5284	0.2985	0.0608	0.0019	1.4437
21 岐　阜	0.0077	0.1141	0.4500	0.5228	0.2544	0.0456	0.0010	1.3956
22 静　岡	0.0084	0.1238	0.4159	0.4917	0.2582	0.0564	0.0014	1.3558
23 愛　知	0.0091	0.0978	0.4076	0.5468	0.2837	0.0594	0.0016	1.4059
24 三　重	0.0117	0.1350	0.4389	0.5203	0.2684	0.0531	0.0011	1.4284
25 滋　賀	0.0100	0.1076	0.4302	0.5600	0.2854	0.0604	0.0015	1.4551
26 京　都	0.0075	0.0739	0.3055	0.4753	0.2921	0.0656	0.0016	1.2216
27 大　阪	0.0114	0.1033	0.3380	0.4670	0.2827	0.0626	0.0017	1.2666
28 兵　庫	0.0106	0.1004	0.3882	0.5164	0.2788	0.0613	0.0019	1.3576
29 奈　良	0.0085	0.0905	0.3869	0.4834	0.2721	0.0580	0.0009	1.3003
30 和歌山	0.0192	0.1806	0.4626	0.4760	0.2470	0.0462	0.0015	1.4331
31 鳥　取	0.0125	0.1590	0.4623	0.5313	0.2920	0.0547	0.0016	1.5133
32 島　根	0.0125	0.1550	0.5192	0.5600	0.3075	0.0608	0.0023	1.6172
33 岡　山	0.0138	0.1367	0.4532	0.5142	0.2668	0.0629	0.0019	1.4495
34 広　島	0.0129	0.1364	0.4487	0.5035	0.2622	0.0554	0.0017	1.4207
35 山　口	0.0143	0.1742	0.4975	0.5010	0.2442	0.0536	0.0016	1.4863
36 徳　島	0.0150	0.1468	0.4473	0.4953	0.2742	0.0557	0.0028	1.4371
37 香　川	0.0152	0.1765	0.4889	0.5088	0.2646	0.0560	0.0019	1.5120
38 愛　媛	0.0130	0.1602	0.4600	0.4722	0.2444	0.0519	0.0015	1.4033
39 高　知	0.0107	0.1513	0.4500	0.4864	0.2850	0.0705	0.0008	1.4547
40 福　岡	0.0164	0.1273	0.3884	0.4888	0.2795	0.0637	0.0015	1.3655
41 佐　賀	0.0118	0.1738	0.5163	0.5268	0.2737	0.0592	0.0015	1.5631
42 長　崎	0.0107	0.1752	0.5171	0.5550	0.2828	0.0622	0.0011	1.6042
43 熊　本	0.0141	0.1769	0.4884	0.5444	0.2976	0.0663	0.0020	1.5897
44 大　分	0.0096	0.1655	0.5050	0.5258	0.2690	0.0612	0.0013	1.5374
45 宮　崎	0.0191	0.2233	0.5110	0.5263	0.2926	0.0661	0.0011	1.6395
46 鹿児島	0.0141	0.1714	0.5365	0.5692	0.2985	0.0622	0.0021	1.6540
47 沖　縄	0.0309	0.2287	0.5008	0.5646	0.3739	0.1002	0.0030	1.8022

（注）11頁の８.参照。本表の合計特殊出生率は，５歳年齢区分ごとの出生率に基づいて母子衛生研究会で算出した。
　　分母の人口は「令和3年10月1日現在推計人口」（総務省統計局）の都道府県，５歳階級別の女性の日本人人口を用いた。

NOTE：See note 8 on page 13.

SOURCE：Total fertility rate (TFR) in this table are calculated by Mothers' & Children's Health and Welfare Association on the basis of five-year-age-group-specific fertility rate.
The Total population of women by prefecture in five-year-age-group categories was used as a denominator.
The data is Current Population Estimates as of October 1, 2021 (Statistics Bureau, Ministry of Internal Affairs and Communications).

第102表　年齢別，初婚件数（昭和22年～令和３年）
Marriages by Age (First Marriage for Both), 1947−2021

実　数　Number

	年　次 Year		総　数 Total	～19歳 Years	20～24	25～29	30～34	35～39	40～44	45～49	50～	不　詳 Not stated
夫 Groom	1947	昭和22	**426 348**	12 726	154 852	203 364	44 759	6 483	1 825	804	696	839
	1950	25	**298 124**	7 526	123 730	136 090	24 265	4 139	1 143	562	603	66
	1955	30	**393 252**	2 812	113 355	232 903	37 926	4 390	1 044	417	405	-
	1965	40	**669 209**	2 637	169 498	384 668	95 901	12 793	2 504	648	560	-
	1975	50	**769 670**	5 077	210 292	430 929	104 611	14 325	3 083	849	461	43
	1980	55	**634 352**	5 304	137 768	325 327	142 437	18 875	3 330	856	443	12
	1985	60	**601 673**	6 577	126 761	288 236	138 164	34 783	5 317	1 229	597	9
	1990	平成２	**581 650**	7 683	118 866	274 447	129 444	37 101	10 893	2 225	984	7
	1995	7	**635 178**	8 693	136 347	287 105	140 354	42 848	13 516	4 777	1 520	18
	2000	12	**614 968**	10 745	117 347	284 162	135 078	44 912	13 490	5 789	3 439	6
	2005	17	**515 916**	6 789	79 730	208 908	143 700	50 031	15 976	6 026	4 754	2
	2010	22	**484 411**	5 354	66 151	184 591	131 093	64 350	21 055	7 114	4 703	-
	2019	令和元	**370 969**	3 458	47 627	139 243	93 060	47 930	23 129	10 413	6 109	-
	2020	2	**319 347**	2 943	43 149	123 519	78 103	39 795	18 409	8 477	4 951	1
	2021	3	**290 926**	2 280	39 341	114 849	70 170	35 462	16 283	7 621	4 920	-
妻 Bride	1947	昭和22	**426 965**	72 076	267 575	72 033	10 065	2 446	939	464	413	954
	1950	25	**308 431**	50 190	196 299	50 307	7 756	2 242	816	352	348	121
	1955	30	**411 062**	33 217	266 534	94 688	12 366	2 670	923	357	307	-
	1965	40	**688 957**	26 972	439 357	177 962	30 469	9 541	3 017	1 045	594	-
	1975	50	**783 246**	24 315	459 635	256 383	28 364	7 763	3 739	1 938	1 071	38
	1980	55	**643 514**	20 912	328 761	238 640	41 169	8 438	2 757	1 564	1 261	12
	1985	60	**610 389**	21 602	280 044	249 594	41 628	11 907	2 998	1 302	1 313	1
	1990	平成２	**592 262**	22 327	233 032	270 575	48 641	11 320	3 814	1 415	1 136	2
	1995	7	**647 004**	19 271	233 964	299 855	72 600	14 676	3 679	1 661	1 294	4
	2000	12	**626 764**	21 480	175 387	308 790	92 933	20 926	4 351	1 387	1 509	1
	2005	17	**529 391**	15 434	119 549	238 978	115 380	30 728	6 407	1 724	1 189	2
	2010	22	**497 645**	11 435	98 523	212 012	114 827	46 290	10 742	2 430	1 386	-
	2019	令和元	**382 421**	6 194	67 627	161 074	86 327	38 970	14 622	5 026	2 581	-
	2020	2	**328 670**	5 256	59 320	141 559	71 833	32 307	11 848	4 245	2 301	1
	2021	3	**299 095**	4 225	53 722	131 006	64 245	29 013	10 639	3 893	2 352	-

百分率　Percentage

	年　次 Year		総　数 Total	～19歳 Years	20～24	25～29	30～34	35～39	40～44	45～49	50～
夫 Groom	1947	昭和22	**100.0**	3.0	36.4	47.8	10.5	1.5	0.4	0.2	0.2
	1950	25	**100.0**	2.5	41.5	45.7	8.1	1.4	0.4	0.2	0.2
	1955	30	**100.0**	0.7	28.8	59.2	9.6	1.1	0.3	0.1	0.1
	1965	40	**100.0**	0.4	25.3	57.5	14.3	1.9	0.4	0.1	0.1
	1975	50	**100.0**	0.7	27.3	56.0	13.6	1.9	0.4	0.1	0.1
	1980	55	**100.0**	0.8	21.7	51.3	22.5	3.0	0.5	0.1	0.1
	1985	60	**100.0**	1.1	21.1	47.9	23.0	5.8	0.9	0.2	0.1
	1990	平成２	**100.0**	1.3	20.4	47.2	22.3	6.4	1.9	0.4	0.2
	1995	7	**100.0**	1.4	21.5	42.5	22.1	6.7	2.1	0.8	0.2
	2000	12	**100.0**	1.7	19.1	46.2	22.0	7.3	2.2	0.9	0.6
	2005	17	**100.0**	1.3	15.5	40.5	27.9	9.7	3.1	1.2	0.9
	2010	22	**100.0**	1.1	13.7	38.1	27.1	13.3	4.3	1.5	1.0
	2019	令和元	**100.0**	0.9	12.8	37.5	25.1	12.9	6.2	2.8	1.6
	2020	2	**100.0**	0.9	13.5	38.7	24.5	12.5	5.8	2.7	1.6
	2021	3	**100.0**	0.8	13.5	39.5	24.1	12.2	5.6	2.6	1.7
妻 Bride	1947	昭和22	**100.0**	16.9	62.8	16.9	2.4	0.6	0.2	0.1	0.1
	1950	25	**100.0**	16.3	63.7	16.3	2.5	0.7	0.3	0.1	0.1
	1955	30	**100.0**	8.1	64.8	23.0	3.0	0.6	0.2	0.1	0.1
	1965	40	**100.0**	3.9	63.8	25.8	4.4	1.4	0.4	0.2	0.1
	1975	50	**100.0**	3.1	58.7	32.7	3.6	1.0	0.5	0.2	0.1
	1980	55	**100.0**	3.2	51.1	37.1	6.4	1.3	0.4	0.2	0.2
	1985	60	**100.0**	3.5	45.9	40.9	6.8	2.0	0.5	0.2	0.2
	1990	平成２	**100.0**	3.8	39.3	45.7	8.2	1.9	0.6	0.2	0.2
	1995	7	**100.0**	3.0	36.2	46.3	11.2	2.3	0.6	0.3	0.2
	2000	12	**100.0**	3.4	28.0	49.3	14.8	3.3	0.7	0.2	0.2
	2005	17	**100.0**	2.9	22.6	45.1	21.8	5.8	1.2	0.3	0.2
	2010	22	**100.0**	2.3	19.8	42.6	23.1	9.3	2.2	0.5	0.3
	2019	令和元	**100.0**	1.6	17.7	42.1	22.6	10.2	3.8	1.3	0.7
	2020	2	**100.0**	1.6	18.0	43.1	21.9	9.8	3.6	1.3	0.7
	2021	3	**100.0**	1.4	18.0	43.8	21.5	9.7	3.6	1.3	0.8

（注）１．各年に同居し届け出たものについて集計している。
　　　２．年齢不詳を除いた初婚件数に対する百分率である。

NOTES：1. Numbers in this table are calculated from marriage reports submitted by couples living together.
　　　2. Percentage excludes those whose age was not stated.

第103表　女性の労働力人口（15歳以上）等の推移（昭和35年～令和３年）
Shift in the Population of Women Laborers (15 Years of Age and Older), 1960−2021

区　分 Category		15歳以上人口(A) Population(A) (万人) (Unit:10 000 people)	労働力人口(B) Labor force(B) (万人) (Unit:10 000 people)	非労働力人口 Non-worker (万人) (Unit: 10 000 people)	15歳以上人口に占める家事専業者の割合(%) Percentage(%)of Women 15Years of Age and Older Who Specialize in Housework	労働力率 (B)/(A)(%) Percentage of Labor Force	労働力人口の女性構成比(%) Women Constituents in the Labor Force Population(%)
1960	昭和35	3 370	1 838	1 526	29.8	54.5	40.7
1965	40	3 758	1 903	1 853	31.6	50.6	39.8
1970	45	4 060	2 024	2 032	33.8	49.9	39.3
1975	50	4 344	1 987	2 342	36.9	45.7	37.3
1980	55	4 591	2 185	2 391	34.0	47.6	38.7
1985	60	4 863	2 367	2 472	31.4	48.7	39.7
1990	平成２	5 178	2 593	2 562	29.2	50.1	40.6
1995	7	5 402	2 701	2 698	30.3	50.0	40.5
2000	12	5 583	2 753	2 824	31.1	49.3	40.7
2005	17	5 684	2 750	2 929	29.6	48.4	41.4
2006	18	5 693	2 759	2 930	29.4	48.5	41.4
2007	19	5 701	2 763	2 935	29.1	48.5	41.4
2008	20	5 706	2 762	2 942	28.9	48.4	41.5
2009	21	5 709	2 771	2 936	28.2	48.5	41.9
2010	22	5 712	2 768	2 940	28.0	48.5	42.0
2011*	23	5 455	2 632	2 821	28.2	48.2	42.0
2012	24	5 742	2 766	2 976	27.8	48.2	42.2
2013	25	5 738	2 804	2 932	26.6	48.9	42.6
2014	26	5 736	2 824	2 908	25.9	49.2	42.9
2015	27	5 733	2 842	2 888	25.4	49.6	43.1
2016	28	5 732	2 883	2 846	24.8	50.3	43.4
2017	29	5 743	2 937	2 803	24.1	51.1	43.7
2018	30	5 739	3 014	2 721	22.8	52.5	44.1
2019	令和元	5 733	3 058	2 670	22.0	53.3	44.4
2020	2	5 726	3 044	2 677	21.7	53.2	44.3
2021	3	5 711	3 057	2 650	20.8	53.5	44.6

(注)「労働力調査　基本集計（年平均)」(総務省統計局）＊岩手県，宮城県及び福島県を除く。
SOURCE : Labor Force Survey Basic Tabulation (year average) by Statistics Bureau, Ministry of Internal Affair and Communications.
NOTE : ＊Not including Iwate, Miyagi and Fukushima.

第20図　年齢階級別，女性労働力人口比率の推移（昭和45年～令和３年）
Shift in the Percentages of Women in the Labor Force by Age, 1970−2021

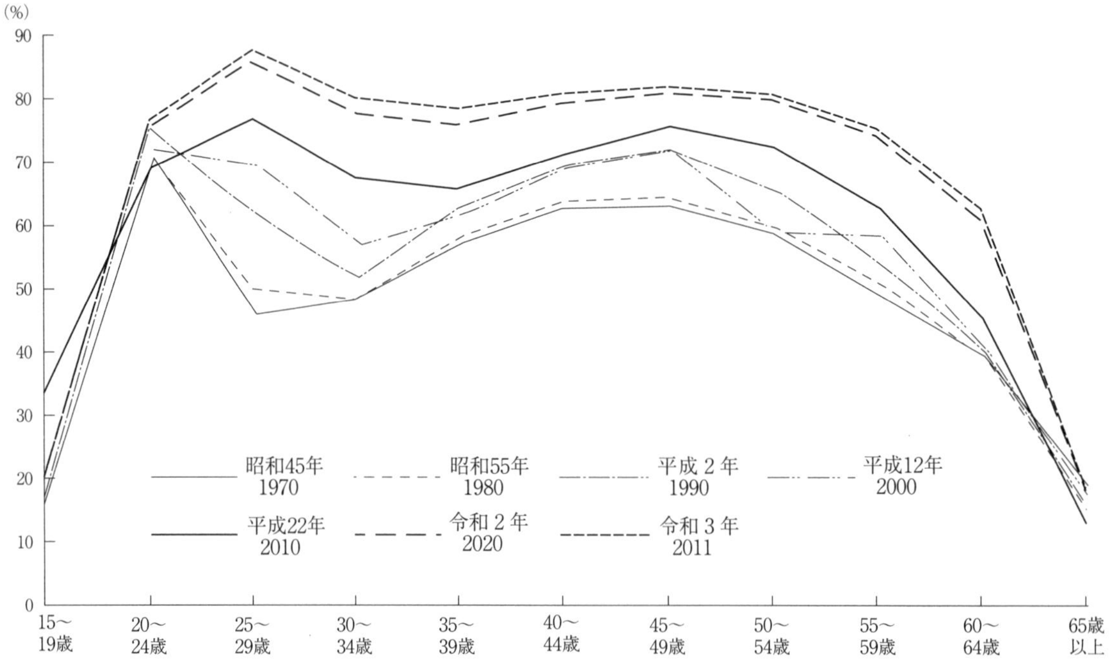

(注)「労働力調査　基本集計(年平均)」(総務省統計局)
SOURCE : Labor Force Survey Basic Tabulation (year average) by Statistics Bureau, Ministry of Internal Affair and Communications.

第104表　共働き世帯数の推移（昭和60年～令和３年）
Shift in the Number of Double-Income Households, 1985−2021

（単位　万世帯　Ten thousand/Households）

区分 Category		典型的一般世帯数 Number of Typical/General Households	共働き世帯数 Number of Double-Income Households	典型的一般世帯に占める割合（%） Double-Income Households among Typical/General Households（%）	子どものいる典型的一般世帯数 Typical/ General Households with Children	共働き世帯数 Number of Double-Income Households	子どものいる典型的一般世帯に占める割合（%） Double-Income Households among Typical/General Households with Children（%）
1985	昭和60年	2 591	722	27.9	1 940	576	29.7
1990	平成２	2 654	823	31.0	1 888	642	34.0
1995	7	2 766	908	32.8	1 835	665	36.2
2000	12	2 867	942	32.9	1 791	671	37.5
2005	17	2 910	988	34.0	1 742	695	39.9
2006	18	2 890	977	33.8	1 715	683	39.8
2007	19	2 926	1 013	34.6	1 726	710	41.1
2008	20	2 913	1 011	34.7	1 704	707	41.5
2009	21	2 920	995	34.1	1 697	695	41.0
2010	22	2 917	1 012	34.7	1 687	708	42.0
2011*	23	2 811	987	35.1	1 620	684	42.2
2012	24	2 942	1 054	35.8	1 701	746	43.9
2013	25	2 901	1 065	36.7	1 660	747	45.0
2014	26	2 899	1 077	37.2	1 622	739	45.6
2015	27	2 887	1 114	38.6	1 608	775	48.2
2016	28	2 870	1 129	39.3	1 579	771	48.8
2017	29	2 893	1 188	41.1	1 592	814	51.1
2018	30	2 881	1 219	42.3	1 591	838	52.7
2019	令和元	2 869	1 245	43.4	1 550	844	54.5
2020	2	2 843	1 240	43.6	1 534	831	54.2
2021	3	2 845	1 247	43.8	1 536	835	54.4

（注）平成12年までは「労働力調査　詳細調査特別調査」（各年２月現在）平成17年からは「労働力調査　詳細集計（年平均）」（ともに総務省統計局）
共働き世帯：夫と妻がともに就業者（うち非農林業雇用者）の世帯。＊岩手県，宮城県及び福島県を除く。

SOURCE：For the years up to 2000, Labor Force Survey Special Report（as of February in each year）. From 2005, Labor Force Survey Detailed Tabulation（year average）.（Both compiled by Statistics Bureau, Ministry of Internal Affairs and Communications.）

NOTE：Double-Income Household；Households in which both husband and wife are employed（includes those employed by non-agricultural/forestry industries）.
＊Not including Iwate, Miyagi and Fukushima.

第105表　末子の年齢階級別，子どものいる世帯の母の就業状態（令和３年）
Employment Status of Mothers by Age of the Youngest Child, 2021

（単位　万人　Ten thousand/Persons）

区分 Category	総数 Total	末子の年齢 Age of the Youngest Child 0～3歳	4～6	7～9	10～12	13～14	15～17	18歳以上
子どものいる世帯総数 Number of Households with Children	1 536 (100.0)	278 (100.0)	151 (100.0)	146 (100.0)	136 (100.0)	90 (100.0)	132 (100.0)	602 (100.0)
就業者 Employed	1 021 (66.5)	176 (63.3)	111 (73.5)	109 (74.7)	106 (77.9)	72 (80.0)	108 (81.8)	341 (56.6)
非農林業雇用者 Employed by Non・Agricultural/Forestry Industry	940 (61.2)	166 (59.7)	103 (68.2)	101 (69.2)	99 (72.8)	68 (75.6)	100 (75.8)	302 (50.2)
週間就業時間 Number of Working Hours per Week								
35時間未満 Less than 35 hours	524 (34.1)	68 (24.5)	61 (40.4)	60 (41.1)	58 (42.6)	38 (42.2)	57 (43.2)	182 (30.2)
35時間以上 35 hours or more	350 (22.8)	50 (18.0)	40 (26.5)	39 (26.7)	38 (27.9)	28 (31.1)	42 (31.8)	112 (18.6)
非労働力人口 Non-Working Population	496 (32.3)	101 (36.3)	39 (25.8)	35 (24.0)	29 (21.3)	16 (17.8)	22 (16.7)	256 (42.5)
就業希望者 Number of People Who Would Like to Work	78 (5.1)	30 (10.8)	11 (7.3)	8 (5.5)	7 (5.1)	4 (4.4)	4 (3.0)	13 (2.2)

（注）「労働力調査　詳細集計（令和３年平均）」（総務省統計局）

SOURCE：Labor Force Survey Detailed Tabulation（2021 average）by Statistics Bureau, Ministry of Internal Affairs and Communications.

第106表　育児休業者割合（令和３年度）
Percentage of Employees Taking Child Care Leave, FY2021

百分率　　Percentage

	育児休業者の男女比 Sex of those taking leave			出産した女性労働者に占める育児休業者の割合 Employees who took Child Care Leave within those who gave birth	配偶者が出産した男性労働者に占める育児休業者の割合 Employees who took Child Care Leave within those whose wives gave birth
	総計 Total	女性 Female	男性 Male		
【総計】 Total	100.0	84.0	16.0	85.1	13.97
【産業】 Industry					
鉱業，採石業，砂利採取業 Mining and Quarrying of Stone and Gravel	100.0	21.2	78.8	100.0	24.54
建設業 Construction	100.0	59.7	40.3	89.9	14.01
製造業 Manufacturing	100.0	73.4	26.6	89.9	15.23
電気・ガス・熱供給・水道業 Electricity, Gas, Heat Supply and Water	100.0	61.7	38.3	92.6	8.27
情報通信業 Information and Communications	100.0	71.9	28.1	97.6	19.11
運輸業，郵便業 Transport and Postal Activities	100.0	59.6	40.4	83.5	15.37
卸売業，小売業 Wholesale and Retail Trade	100.0	92.3	7.7	83.2	5.81
金融業，保険業 Finance and Insurance	100.0	78.6	21.4	86.9	40.64
不動産業，物品賃貸業 Real Estate and Goods Rental and Leasing	100.0	84.9	15.1	91.5	8.19
学術研究，専門・技術サービス業 Scienteific Research, Professional and Technical Services	100.0	70.8	29.2	87.2	16.33
宿泊業，飲食サービス業 Accommodations, Eating and Drinking Services	100.0	90.9	9.1	63.7	8.30
生活関連サービス業，娯楽業 Living-Related and Personal Services and Amusement Services	100.0	94.2	5.8	77.9	11.34
教育，学習支援業 Education, Learning Support	100.0	88.5	11.5	86.0	13.47
医療，福祉 Medical, Health Care and Welfare	100.0	94.9	5.1	88.1	13.24
複合サービス事業 Compound Services	100.0	84.0	16.0	90.9	18.00
サービス業(他に分類されないもの) Services, N.E.C.	100.0	72.2	27.8	87.5	24.45
【事業所規模】 Size					
500人以上 500 or More	100.0	77.1	22.9	91.7	17.00
100～499人	100.0	84.7	15.3	94.7	14.70
30～99人	100.0	87.7	12.3	79.3	13.08
５～29人	100.0	83.4	16.6	79.9	12.39
30人以上(再掲) 30 or More(Listed again)	100.0	84.2	15.8	87.4	14.77
【育児休業制度の有無】 System					
あり existence	100.0	84.4	15.6	86.5	14.07
なし noexistence	100.0	67.4	32.6	48.1	12.38

(注) 令和３年度「雇用均等基本調査」
　全事業所において，令和元年10月１日から令和２年９月30日までの１年間に出産した者（配偶者が出産した男性を含む）に占める令和３年10月１日までの間に育児休業を開始した者の割合である。

SOURCE : Basic Survey of Gender Equality in Employment Management, 2021

NOTE : Employees who took Child Care Leave refers to those who took leave before the holidays by October 1, 2021, among those who (or whose wives) gave birth between October 1, 2019, and September 30, 2020.

第107表　子の看護休暇取得者割合（令和３年度）

Percentage of Employees Taking Sick/Injured Child Care Leave, FY2021

百分率　　Percentage

	就学前までの子を持つ労働者計 Employees Taking Care of a Child Before The Time of Commencement of School	子の看護休暇取得者 Employees Taking Sick/Injured Child Care Leave		
		女性 Female	男性 Male	男女計 Total
【総計】 Total	100.0	16.2	6.7	10.8
【産業】　Industry				
鉱業，採石業，砂利採取業 Mining and Quarrying of Stone and Gravel	100.0	27.6	7.8	9.8
建設業 Construction	100.0	31.0	10.7	14.6
製造業 Manufacturing	100.0	32.6	8.7	14.2
電気・ガス・熱供給・水道業 Electricity, Gas, Heat Supply and Water	100.0	37.0	16.3	18.9
情報通信業 Information and Communications	100.0	34.9	8.2	14.3
運輸業，郵便業 Transport and Postal Activities	100.0	10.2	1.5	3.5
卸売業，小売業 Wholesale and Retail Trade	100.0	22.5	7.6	14.0
金融業，保険業 Finance and Insurance	100.0	39.3	8.0	23.7
不動産業，物品賃貸業 Real Estate and Goods Rental and Leasing	100.0	14.8	5.2	7.4
学術研究，専門・技術サービス業 Scienteific Research, Professional and Technical Services	100.0	28.3	18.6	20.7
宿泊業，飲食サービス業 Accommodations, Eating and Drinking Services	100.0	42.5	11.6	30.7
生活関連サービス業，娯楽業 Living-Related and Personal Services and Amusement Services	100.0	8.1	1.1	6.0
教育，学習支援業 Education, Learning Support	100.0	2.2	1.6	1.9
医療，福祉 Medical, Health Care and Welfare	100.0	25.9	9.8	21.4
複合サービス事業 Compound Services	100.0	25.7	6.1	14.6
サービス業(他に分類されないもの) Services, N.E.C.	100.0	30.9	17.1	23.7
【事業所規模】　Size				
500人以上 500 or More	100.0	6.1	3.8	4.8
100～499人	100.0	21.2	10.8	15.2
30～99人	100.0	27.7	7.6	16.6
５～29人	100.0	33.3	10.4	21.4
30人以上(再掲) 30 or More(Listed again)	100.0	13.1	6.1	9.1
【子の看護休暇制度の規定の有無】　System				
あり existence	100.0	16.0	6.8	10.8
なし noexistence	100.0	19.4	4.1	11.2

(注)令和３年度「雇用均等基本調査」
　　令和２年４月１日～令和３年３月31日の１年間に子の看護休暇を取得した者。
SOURCE : Basic Survey of Gender Equality in Employment Management, 2021.
NOTE : Employees taking sick/injured child care leave during the year from April 1, 2020 to March 31, 2021.

第108表　取得期間別育児

Percentage of Employees with Child

百分率　Percentage

	総計 Total	5日未満 Less than 5 days	5日～2週間未満	2週間～1か月未満	1か月～3か月未満	3～6	6～8	8～10	10～12	12～18	18～24	24～36	36か月以上 36 or longer
女性　Famale Employees													
【総計】 Total	100.0	0.5	0.0	0.1	0.8	3.5	6.4	8.7	30.0	34.0	11.1	4.5	0.6
【産業】 Industry													
鉱業，採石業，砂利採取業 Mining and Quarrying of Stone and Gravel	100.0	-	-	-	-	-	11.4	2.9	8.6	14.3	62.9	-	-
建設業 Construction	100.0	-	-	-	0.1	2.5	0.9	17.5	11.2	56.7	10.4	0.7	-
製造業 Manufacturing	100.0	-	-	-	0.1	2.6	2.2	3.0	29.9	34.5	23.7	3.7	0.2
電気・ガス・熱供給・水道業 Electricity, Gas, Heat Supply and Water	100.0	-	-	-	4.6	3.5	13.9	8.9	10.6	44.1	8.7	5.6	-
情報通信業 Information and Communications	100.0	-	-	0.5	1.3	2.5	3.6	11.0	22.4	37.1	12.2	9.0	0.4
運輸業，郵便業 Transport and Postal Activities	100.0	-	-	0.1	1.4	1.4	0.3	18.1	16.4	38.0	10.5	13.8	-
卸売業，小売業 Wholesale and Retail Trade	100.0	-	-	-	0.3	5.0	5.8	9.3	24.7	38.4	12.9	1.5	2.2
金融業，保険業 Finance and Insurance	100.0	-	-	0.1	1.4	0.5	3.9	12.4	17.5	38.4	19.2	6.6	-
不動産業，物品賃貸業 Real Estate and Goods Rental and Leasing	100.0	-	-	-	-	0.5	1.7	13.1	26.6	29.2	17.2	11.6	0.2
学術研究，専門・技術サービス業 Scienteific Research, Professional and Technical Services	100.0	-	-	0.1	2.0	10.3	12.8	26.5	16.9	22.5	5.8	1.5	1.4
宿泊業，飲食サービス業 Accommodations, Eating and Drinking Services	100.0	9.1	-	-	-	0.1	0.4	14.3	16.6	44.6	0.8	14.1	-
生活関連サービス業，娯楽業 Living-Related and Personal Services and Amusement Services	100.0	-	0.1	-	0.1	2.4	24.8	2.2	25.8	22.0	17.8	4.8	-
教育，学習支援業 Education, Learning Support	100.0	1.4	-	0.2	1.5	8.6	5.6	12.7	23.6	38.0	5.7	2.8	-
医療，福祉 Medical, Health Care and Welfare	100.0	0.1	-	-	0.7	3.6	7.2	6.9	46.8	27.0	4.1	3.6	-
複合サービス事業 Compound Services	100.0	-	-	-	0.5	1.4	2.3	12.1	11.6	58.6	10.3	1.7	1.5
サービス業(他に分類されないもの) Services, N.E.C.	100.0	-	-	0.1	3.5	2.5	6.0	0.8	27.2	42.8	12.6	4.0	0.4
【事業所規模】 Size													
500人以上 500 or More	100.0	0.1	-	0.3	1.1	3.4	5.2	9.6	27.7	31.1	15.0	6.0	0.5
100～499人	100.0	0.1	-	0.1	0.6	1.9	2.5	8.6	35.6	30.7	15.1	3.4	1.5
30～99人	100.0	0.2	-	-	0.9	4.2	13.6	9.3	23.3	38.5	7.8	2.2	0.1
5～29人	100.0	1.6	-	-	0.7	4.6	4.4	7.6	31.5	34.7	7.7	7.2	-
30人以上(再掲)	100.0	0.1	-	0.1	0.8	3.1	7.2	9.0	29.4	33.7	12.3	3.5	0.8
【育児目的休暇制度の規定の有無】 System													
あり existence	100.0	0.5	-	0.1	0.8	2.9	6.5	8.4	30.6	33.8	11.3	4.6	0.6
なし noexistence	100.0	-	-	-	-	33.8	1.4	21.4	-	43.4	-	-	-

百分率　Percentage

	総計 Total	5日未満 Less than 5 days	5日～2週間未満	2週間～1か月未満	1か月～3か月未満	3～6	6～8	8～10	10～12	12～18	18～24	24～36	36か月以上 36 or longer
男性　Male Employees													
【総計】 Total	100.0	25.0	26.5	13.2	24.5	5.1	1.9	1.1	1.4	0.9	0.0	0.2	-
【産業】 Industry													
鉱業，採石業，砂利採取業 Mining and Quarrying of Stone and Gravel	100.0	7.6	26.6	24.1	39.2	1.3	-	-	1.3	-	-	-	-
建設業 Construction	100.0	44.3	41.2	5.5	8.1	0.1	0.6	0.1	-	-	-	-	-
製造業 Manufacturing	100.0	20.2	34.2	12.1	24.4	5.7	0.4	0.2	-	2.8	-	-	-
電気・ガス・熱供給・水道業 Electricity, Gas, Heat Supply and Water	100.0	-	57.6	3.2	28.1	3.2	-	-	-	8.0	-	-	-
情報通信業 Information and Communications	100.0	14.3	28.8	8.7	28.1	10.0	4.7	1.2	1.6	0.7	0.2	1.7	-
運輸業，郵便業 Transport and Postal Activities	100.0	24.2	25.3	24.9	18.4	1.7	4.3	0.3	0.4	0.4	-	0.1	-
卸売業，小売業 Wholesale and Retail Trade	100.0	29.0	43.4	18.1	8.8	0.3	0.3	-	-	-	-	-	-
金融業，保険業 Finance and Insurance	100.0	69.0	23.7	3.2	1.9	0.9	0.5	-	0.6	-	0.2	-	-
不動産業，物品賃貸業 Real Estate and Goods Rental and Leasing	100.0	1.9	4.6	27.5	61.6	3.4	0.9	-	-	-	-	-	-
学術研究，専門・技術サービス業 Scienteific Research, Professional and Technical Services	100.0	35.0	20.9	6.1	22.5	5.9	3.2	1.5	4.7	0.2	-	-	-
宿泊業，飲食サービス業 Accommodations, Eating and Drinking Services	100.0	7.1	2.4	2.4	50.7	34.0	-	0.3	2.6	0.3	0.3	-	-
生活関連サービス業，娯楽業 Living-Related and Personal Services and Amusement Services	100.0	-	93.2	-	1.4	2.7	-	1.4	-	1.4	-	-	-
教育，学習支援業 Education, Learning Support	100.0	41.7	3.3	4.0	44.9	2.7	0.3	2.5	0.6	-	-	-	-
医療，福祉 Medical, Health Care and Welfare	100.0	11.6	13.7	23.5	25.2	6.6	-	9.7	9.7	-	-	-	-
複合サービス事業 Compound Services	100.0	83.8	1.7	1.7	6.8	6.0	-	-	-	-	-	-	-
サービス業(他に分類されないもの) Services, N.E.C.	100.0	18.0	11.4	20.9	39.3	3.2	6.3	-	0.3	0.6	-	-	-
【事業所規模】 Size													
500人以上 500 or More	100.0	26.8	28.3	8.9	23.2	7.8	1.9	0.9	1.0	0.9	0.2	0.1	-
100～499人	100.0	19.5	17.2	18.0	30.6	6.3	4.7	0.4	0.7	2.0	-	0.6	-
30～99人	100.0	12.9	14.9	25.6	34.1	6.8	0.3	0.2	5.1	-	-	-	-
5～29人	100.0	38.1	43.4	3.4	12.3	-	-	2.8	-	-	-	-	-
30人以上(再掲)	100.0	20.4	20.5	16.8	28.9	6.9	2.6	0.5	1.9	1.2	0.1	0.3	-
【育児目的休暇制度の規定の有無】 System													
あり existence	100.0	25.0	26.5	13.6	24.1	5.2	1.9	1.2	1.4	0.9	-	0.2	-
なし noexistence	100.0	27.3	24.9	-	44.0	2.5	1.3	-	-	-	-	-	-

休業後復職者割合（令和３年度）

Care Leave by Leave Time, FY2021

百分率 Percentage

		男女計 Total											
	総計 Total	５日未満 Less than 5 days	５日～２週間未満	２週間～１か月未満	１か月～３か月未満	３～６	６～８	８～10	10～12	12～18	18～24	24～36	36か月以上 36 or longer
【総計】 Total	100.0	5.2	5.1	2.6	5.3	3.8	5.6	7.2	24.6	27.7	9.0	3.7	0.5
【産業】 Industry													
鉱業，採石業，砂利採取業 Mining and Quarrying of Stone and Gravel	100.0	5.3	18.4	16.7	27.2	0.9	3.5	0.9	3.5	4.4	19.3	–	–
建設業 Construction	100.0	24.1	22.4	3.0	4.5	1.2	0.8	8.0	5.1	25.9	4.7	0.3	–
製造業 Manufacturing	100.0	6.2	10.6	3.7	7.6	3.6	1.6	2.2	20.7	24.7	16.4	2.6	0.2
電気・ガス・熱供給・水道業 Electricity, Gas, Heat Supply and Water	100.0	–	23.7	1.3	14.3	3.4	8.2	5.2	6.2	29.2	5.1	3.3	–
情報通信業 Information and Communications	100.0	5.2	10.4	3.5	11.0	5.2	4.0	7.5	14.9	23.9	7.9	6.3	0.3
運輸業，郵便業 Transport and Postal Activities	100.0	9.9	10.4	10.3	8.4	1.5	1.9	10.8	9.9	22.6	6.2	8.2	–
卸売業，小売業 Wholesale and Retail Trade	100.0	2.2	3.4	1.4	0.9	4.6	5.4	8.6	22.8	35.4	11.9	1.4	2.0
金融業，保険業 Finance and Insurance	100.0	17.8	6.1	0.9	1.5	0.6	3.0	9.2	13.2	28.5	14.3	4.9	–
不動産業，物品賃貸業 Real Estate and Goods Rental and Leasing	100.0	0.7	1.6	9.4	21.1	1.5	1.4	8.6	17.5	19.2	11.3	7.6	0.1
学術研究，専門・技術サービス業 Scienteific Research, Professional and Technical Services	100.0	9.8	5.8	1.8	7.7	9.1	10.1	19.5	13.5	16.2	4.2	1.1	1.0
宿泊業，飲食サービス業 Accommodations, Eating and Drinking Services	100.0	8.9	0.3	0.3	6.1	4.2	0.3	12.6	14.9	39.3	0.7	12.4	–
生活関連サービス業，娯楽業 Living-Related and Personal Services and Amusement Services	100.0	–	9.1	–	0.3	2.4	22.4	2.1	23.3	20.0	16.1	4.3	–
教育，学習支援業 Education, Learning Support	100.0	6.8	0.5	0.7	7.3	7.8	4.9	11.3	20.5	32.9	4.9	2.4	–
医療，福祉 Medical, Health Care and Welfare	100.0	0.8	0.9	1.4	2.2	3.7	6.8	7.0	44.6	25.4	3.9	3.3	–
複合サービス事業 Compound Services	100.0	17.7	0.4	0.4	1.8	2.4	1.8	9.6	9.1	46.2	8.1	1.3	1.2
サービス業（他に分類されないもの） Services, N.E.C.	100.0	5.4	3.4	6.4	14.3	2.7	6.1	0.6	19.1	30.1	8.8	2.8	0.3
【事業所規模】 Size													
500人以上 500 or More	100.0	7.8	8.2	2.8	7.5	4.7	4.3	7.1	20.0	22.3	10.7	4.3	0.4
100～499人	100.0	3.7	3.2	3.4	6.2	2.7	2.9	7.1	29.1	25.3	12.3	2.8	1.3
30～99人	100.0	1.9	2.0	3.5	5.4	4.6	11.8	8.0	20.8	33.3	6.7	1.9	0.1
５～29人	100.0	8.4	8.0	0.6	2.9	3.7	3.6	6.7	25.7	28.3	6.3	5.9	–
30人以上（再掲）	100.0	4.0	3.9	3.3	6.2	3.8	6.3	7.4	24.1	27.4	10.0	2.9	0.6
【育児目的休暇制度の規定の有無】 System													
あり existence	100.0	5.2	5.0	2.6	5.2	3.3	5.7	7.0	25.0	27.5	9.1	3.7	0.5
なし noexistence	100.0	6.3	5.8	–	10.2	26.5	1.4	16.4	–	33.3	–	–	–

（注）令和３年度「雇用均等基本調査」
令和２年４月１日～令和３年３月31日の１年間に復職した者=100%

SOURCE : Basic Survey of Gender Equality in Employment Management, 2021

NOTE : People who returned to work during the year from April 1, 2020 to March 31, 2021=100%

第109表 「健やか親子21（第２次）」の指標（中間評価以降）
Indexs for “Sukoyaka Family 21（second）”（after mid-term evaluation）

基盤課題A　切れ目ない妊産婦・乳幼児への保健対策
Basic topics A　Health measures to the ongoing maternal and infan

	指標名 Index	平成30年度 2018	令和元年度 2019	令和２年度 2020	令和３年度 2021	最終評価目標値(令和６年度) Target by last evaluation(2024)
【健康水準の指標】 Indicators concerning healthcare standards						
1	妊産婦死亡率 Maternal Mortality Rate	3.3(出産10万対) (Per 100 000 total births)	3.3(出産10万対) (Per 100 000 total births)	2.7(出産10万対) (Per 100 000 total births)	−	2.8
2	全出生数中の低出生体重児の割合 Ratio of infants with low birthweight to total live births	・低出生体重児 9.4% Low birthweight ・極低出生体重児 0.7% Ultra-low birthweight	・低出生体重児 9.4% Low birthweight ・極低出生体重児 0.7% Ultra-low birthweight	・低出生体重児 9.2% Low birthweight ・極低出生体重児 0.7% Ultra-low birthweight	−	減少 To decrease
3	妊娠・出産について満足している者の割合 Rate of those who are satisfied with pregnancy and delivery	83.5%	85.1%	82.6%	−	85.0%
4	むし歯のない３歳児の割合 Ratio of 3-years-old children with no teeth decray	86.8%	88.1%	88.2%	−	90.0%
【健康行動の指標】 Indicators concerning healthcare activities						
5	妊娠中の妊婦の喫煙率 Rate of smoking pregnant women	2.4%	2.3%	2.0%	−	0%
6	育児期間中の両親の喫煙率 Rate of smoking parents during child-rearing period (上段 Upper:父親 Father 下段 Lower:母親 Mother)	35.8%	34.8%	33.1%	−	20.0%
		5.9%	5.7%	5.6%	−	4.0%
7	妊娠中の妊婦の飲酒率 Rate of drinking pregnant women	1.2%	1.0%	0.8%	−	0%
8	乳幼児健康診査の受診率 (重点課題②再掲) Rate of consulting health examination for young children	(未受診率) (Rate of no consulting) ・３～５か月児 4.2% 3-5 months old ・１歳６か月児 3.5% 18 months old ・３歳児 4.1% Ages 3	(未受診率) (Rate of no consulting) ・３～５か月児 4.6% 3-5 months old ・１歳６か月児 4.3% 18 months old ・３歳児 5.4% Ages 3	(未受診率) (Rate of no consulting) ・３～５か月児 6.0% 3-5 months old ・１歳６か月児 4.8% 18 months old ・３歳児 5.5% Ages 3	−	(未受診率) (Rate of no consulting) ・３～５か月児 2.0% 3-5 months old ・１歳６か月児 3.0% 18 months old ・３歳児 5.0% Ages 3
9	子ども救急電話相談(#8000)を知っている親の割合 Rate of parents who know of #8000	82.5%	−	83.3%	−	90.0%
10	子どものかかりつけ医(医師・歯科医師など)を持つ親の割合 Rate of parents who have a home doctor	〈医師〉 〈Doctor〉 ・３・４か月児 77.8% 3-4 months old ・３歳児 89.8% Ages 3	−	〈医師〉 〈Doctor〉 ・３・４か月児 78.8% 3-4 months old ・３歳児 88.9% Ages 3	−	〈医師〉 〈Doctor〉 ・３・４か月児 85.0% 3-4 months old ・３歳児 95.0% Ages 3
		〈歯科医師〉 〈Dentist〉 ・３歳児 48.8% Ages 3	−	〈歯科医師〉 〈Dentist〉 ・３歳児 50.8% Ages 3	−	〈歯科医師〉 〈Dentist〉 ・３歳児 55.0% Ages 3
11	仕上げ磨きをする親の割合 Rate of parents who brush up	73.4%	72.7%	74.1%	−	80.0%

【環境整備の指標】 Indicators concerning environmental arrangement						
12	妊娠届出時にアンケートを実施する等して，妊婦の身体的・精神的・社会的状況について把握している市区町村の割合（重点課題②再掲） Rate of municipalities to know about the physical and mental and social situation of the pregnant woman by, for example to implement a questionnaire at the time of pregnancy report	98.6%	98.9%	99.4%	−	100%
13	妊娠中の保健指導（母親学級や両親学級を含む）において，産後のメンタルヘルスについて，妊婦とその家族に伝える機会を設けている市区町村の割合 Rate of municipalities provided with the opportunity to tell pregnant women and their families for postpartum mental health in health guidance during pregnancy	52.3%	54.7%	55.5%	−	100%
14	産後1か月でEPDS 9点以上を示した人へのフォロー体制がある市区町村の割合 Rate of municipalities where there is a follow-up system to the person who shows the EPDS9 points or more in the postpartum month	50.6%	61.3%	67.0%	−	100%
15	・ハイリスク児に対し保健師等が退院後早期に訪問する体制がある市区町村の割合 Rate of municipalities that public health nurses, etc. for high-risk infants and there is a system to visit the hospital early after ・市町村のハイリスク児の早期訪問体制構築等に対する支援をしている県型保健所の割合 Rate of prefecture health center that support for such early visit system construction of high-risk infants of municipalities	・市区町村 Municipalities 38.9% ・県型保健所 Prefecture health center 33.7%	・市区町村 Municipalities 42.1% ・県型保健所 Prefecture health center 33.9%	・市区町村 Municipalities 43.7% ・県型保健所 Prefecture health center 24.6%	−	・市区町村 Municipalities 100% ・県型保健所 Prefecture health center 100%
16	・乳幼児健康診査事業を評価する体制がある市区町村の割合 Rate of municipalities where there is a system to evaluate the infants health checkup ・市町村の乳幼児健康診査事業の評価体制構築への支援をしている県型保健所の割合 Rate of prefecture health center that is the support of the evaluation system construction of infant health checkup of munici-pality	・市区町村 Municipalities 18.2% ・県型保健所 Prefecture health center 15.5%	・市区町村 Municipalities 19.1% ・県型保健所 Prefecture health center 16.9%	・市区町村 Municipalities 20.2% ・県型保健所 Prefecture health center 21.5%	−	・市区町村 Municipalities 100% ・県型保健所 Prefecture health center 100%

【参考とする指標】 Reference indicators concerning						
参1	周産期死亡率 Perinatal mortality rate	出産千対　3.3 Per 1 000 total births 出生千対　2.2 Per 1 000 live births	出産千対　3.4 Per 1 000 total births 出生千対　2.3 Per 1 000 live births	出産千対　3.2 Per 1 000 total births 出生千対　2.1 Per 1 000 live births	–	–
参2	新生児死亡率，乳児(1歳未満)死亡率(出生千対) Neonatal mortality rate Infant mortality rate(1 year old and under)	・新生児死亡率 0.9 Neonatal mortality rate ・乳児(1歳未満)死亡率 1.9 Infant mortality rate (1 year old and under)	・新生児死亡率 0.9 Neonatal mortality rate ・乳児(1歳未満)死亡率 1.9 Infant mortality rate (1 year old and under)	・新生児死亡率 0.8 Neonatal mortality rate ・乳児(1歳未満)死亡率 1.8 Infant mortality rate (1 year old and under)	–	–
参3	幼児(1～4歳)死亡率(人口10万対) Infant mortality rate (1-4 years old)	16.8	17.5	12.8	–	–
参4	乳児のSIDS死亡率(出生10万対) Infant mortality rate due to SIDS	6.2	8.7	10.9	–	–
参5	正期産児に占める低出生体重児の割合 Rate of low birthweight accounted for full-term infants	・低出生体重児 5.9% Low birthweight ・極低出生体重児 0.0092% Ultra-low birthweight	・低出生体重児 5.9% Low birthweight ・極低出生体重児 0.0103% Ultra-low birthweight	・低出生体重児 5.8% Low birthweight ・極低出生体重児 0.0097% Ultra-low birthweight	–	–
参6	妊娠11週以下での妊娠の届出率 Rate of pregnancy in the following pregnancy 11 weeks	93.3%	93.5%	94.6%	–	–
参7	出産後1か月時の母乳育児の割合 Rate of mothers who are breastfeeding babies at one month after delivery	43.5%	41.1%	37.6%	–	–
参8	産後1か月でEPDS 9点以上の褥婦の割合 Rate of postpartum women of more than EPDS9 points in the postpartum month	9.5%	9.6%	9.7%	–	–
参9	1歳までにBCG接種を終了している者の割合 Rate of infants who underwent BCG injections by the age of 1	95.4%	98.4%	104.2% ※下記より算出しているため100%を超えるケースがあり得る 接種者数(2020年度に接種した実人数)/対象者数(人口推計の0歳人口)	–	–
参10	1歳6か月までに四種混合・麻しん・風しんの予防接種を終了している者の割合 Rate of infants who underwent preventive vaccinations with four types of mixed serum and for measles and for Rubella by the age of 18months	・四種混合 97.0% Four types mixed ・麻しん・風しん 93.0% Measles/Rubella	・四種混合 97.2% Four types mixed ・麻しん・風しん 93.1% Measles/Rubella	・四種混合 97.9% Four types mixed ・麻しん・風しん 94.8% Measles/Rubella	–	–
参11	不妊に悩む方への特定治療支援事業の助成件数 Grant number of specific treatment support projects for those who suffer from infertility	137,928件	135,529件	135,480件	–	–
参12	災害などの突発事象が発生したときに，妊産婦の受入体制について検討している都道府県の割合 Rate of the prefectures are considering for acceptance system of pregnant women when a sudden event, such as a disaster occurs	59.6%	63.8%	63.8%	–	–

基盤課題B　学童期・思春期から成人期に向けた保健対策
Basic topics B　Health measures from the school age, adolescence toward adulthood

	指標名 Index	平成30年度 2018	令和元年度 2019	令和２年度 2020	令和３年度 2021	最終評価目標値(令和６年度) Target by last evaluation(2024)
【健康水準の指標】 Indicators concerning healthcare standards						
1	十代の自殺死亡率（人口10万対） Suicide incidence among teenagers	・10～14歳 Ages 10-14 1.9(男 Male 2.4/女 Female 1.3) ・15～19歳 Ages 15-19 8.7(男 Male 10.3/女 Female 6.9)	・10～14歳 Ages 10-14 1.7(男 Male 1.7/女 Female 1.7) ・15～19歳 Ages 15-19 9.9(男 Male 13.2/女 Female 6.4)	・10～14歳 Ages 10-14 2.3(男 Male 2.3/女 Female 2.2) ・15～19歳 Ages 15-19 11.4(男 Male 13.8/女 Female 8.9)	-	・10～14歳 Ages 10-14 減少 To decrease ・15～19歳 Ages 15-19 減少 To decrease
2	十代の人工妊娠中絶率（人口千対） Induced abortion rate among teenagers	4.7	4.5	3.8	-	4.0
3	十代の性感染症罹患率 Sexually transmitted disease morbidity rate among teenagers	定点１カ所あたりの報告数 Per 1 at fixed points ・性器クラミジア Genital chlamidia infection 2.13 ・淋菌感染症 Gonococcus infection 0.57 ・尖圭コンジローマ Condyloma acumination 0.16 ・性器ヘルペス Genital herpessimplex virus infection 0.29 実数による報告数 Real number ・梅毒 Syphilis 303	定点１カ所あたりの報告数 Per 1 at fixed points ・性器クラミジア Genital chlamidia infection 2.31 ・淋菌感染症 Gonococcus infection 0.56 ・尖圭コンジローマ Condyloma acumination 0.20 ・性器ヘルペス Genital herpessimplex virus infection 0.31 実数による報告数 Real number ・梅毒 Syphilis 265	定点１カ所あたりの報告数 Per 1 at fixed points ・性器クラミジア Genital chlamidia infection 2.35 ・淋菌感染症 Gonococcus infection 0.56 ・尖圭コンジローマ Condyloma acumination 0.20 ・性器ヘルペス Genital herpessimplex virus infection 0.23 実数による報告数 Real number ・梅毒 Syphilis 208	-	減少 To decrease ※梅毒も加えて評価 Add Syphilis
4	児童・生徒における痩身傾向児の割合 Rate of too thin student	2.0%	1.9%	3.2%	-	1.0%
5	児童・生徒における肥満傾向児の割合 Rate of overweight student	9.0%	9.6%	11.9%	-	7.0%
6	歯肉に炎症がある十代の割合 Rate of teens that there is inflammation in the gums	-	-	-	-	20.0%
【健康行動の指標】 Indicators concerning healthcare activities						
7	十代の喫煙率 Rate of smokers in their teens	-	-	-	-	中学１年 7th graders 男子・女子 0% 高校３年 12th graders 男子・女子 0%
8	十代の飲酒率 Rate of drinkers in their teens	-	-	-	-	中学３年 9th graders 男子・女子 0% 高校３年 12th graders 男子・女子 0%
9	朝食を欠食する子どもの割合 Rate of children going without a meal for breakfast	・小学６年生 5th graders 15.2% ・中学３年生 9th graders 20.2%	・小学６年生 5th graders 13.2% ・中学３年生 9th graders 17.6%	-	・小学６年生 5th graders 14.2% ・中学３年生 9th graders 18.1%	・小学６年生 5th graders 8.0% ・中学３年生 9th graders 10.0%

【環境整備の指標】 Indicators concerning environmental arrangement						
10	学校保健委員会を開催している小学校,中学校,高等学校の割合 Rate of schools which hold school health committee meetings	・小学校・中学校 92.3% Elementary school/ Junior high school ・高等学校 87.7% High school	–	–	–	100%
11	地域と学校が連携した健康等に関する講習会の開催状況 Rate of holding of seminars on health, such as regional and school was cooperation	63.6%	65.9%	58.7%	–	100%
【参考とする指標】 Reference indicators concerning						
参1	スクールカウンセラーを配置する小学校, 中学校の割合 Rate of schools with school coun-selors	・小学校 72.8% Elementary school ・中学校 94.5% Junior high school ・その他 2,975箇所 Other	・小学校 88.5% Elementary school ・中学校 96.6% Junior high school ・その他 3,159箇所 Other	・小学校 90.0% Elementary school ・中学校 97.0% Junior high school ・その他 3,340箇所 Other	–	–
参2	スクールソーシャルワーカーの配置状況 Number of schoolsocial-worker	2,377人	2,659人	2,859人	–	–
参3	思春期保健対策に取り組んでいる地方公共団体の割合 Rate of municipalities taking measures against youth health	・自殺防止対策 Suicide prevention measures 30.3% ・性に関する指導 Guidance on sex 44.5% ・肥満及びやせ対策 Obesity and lean measures 24.0% ・薬物乱用防止対策 Drug abuse prevention measures 30.2% (喫煙, 飲酒を含む) ・食育 Dietary education 55.6%	・自殺防止対策 Suicide prevention measures 34.8% ・性に関する指導 Guidance on sex 44.6% ・肥満及びやせ対策 Obesity and lean measures 23.7% ・薬物乱用防止対策 Drug abuse prevention measures 30.2% (喫煙, 飲酒を含む) ・食育 Dietary education 55.5%	・自殺防止対策 Suicide prevention measures 33.9% ・性に関する指導 Guidance on sex 40.1% ・肥満及びやせ対策 Obesity and lean measures 20.6% ・薬物乱用防止対策 Drug abuse prevention measures 26.5% (喫煙, 飲酒を含む) ・食育 Dietary education 46.4%	–	–
参4	家族など誰かと食事をする子どもの割合 Rate of children having a meal with someone, such as family	–	–	–	–	–
参5	〈中間評価を踏まえ追加〉運動やスポーツを習慣的にしている子どもの割合 Rate of children who have a habit of exercise and sport	(一週間の総運動時間が60分未満の子どもの割合) (Rate of children with less than 60 minutes of total exercise per week) 男子 male 6.4% 女子 female 11.6% (平成29年度)(2017)	–	–	(一週間の総運動時間が60分未満の子どもの割合) (Rate of children with less than 60 minutes of total exercise per week) 男子 male 8.8% 女子 female 14.4% (令和3年度)(2021)	–

基盤課題C　子どもの健やかな成長を見守り育む地域づくり
Basic topics C　Regional Development to foster watch the healthy growth of children

	指標名 Index	平成30年度 2018	令和元年度 2019	令和２年度 2020	令和３年度 2021	最終評価目標値(令和６年度) Target by last evaluation (2024)
【健康水準の指標】 Indicators concerning healthcare standards						
1	この地域で子育てをしたいと思う親の割合 Rate of parents who want to do child-rearing in the region	94.6%	94.8%	95.4%	−	95.0%
2	妊娠中，仕事を続けることに対して職場から配慮をされたと思う就労妊婦の割合 Rate of working pregnant women think during pregnancy, to have been a consideration from the workplace to to continue the work	90.2%	−	90.8%	−	95.0%
【健康行動の指標】 Indicators concerning healthcare activities						
3	マタニティマークを妊娠中に使用したことのある母親の割合 Rate of mothers who have used the Maternity mark during pregnancy	69.2%	−	74.0%	−	80.0%
4	マタニティマークを知っている国民の割合 Rate of people who know the Maternity mark	58.1%	−	−	−	65.0%
5	積極的に育児をしている父親の割合 Rate of fathers who participate in childcare	60.5%	61.6%	65.8%	−	70.0%
【環境整備の指標】 Indicators concerning environmental arrangement						
6	・乳幼児健康診査の未受診者の全数の状況を把握する体制がある市区町村の割合 Rate of municipalities where there is a system to grasp the situation of the total number of outstanding examinees of infant health checkup ・市町村の乳幼児健康診査の未受診者把握への取組に対する支援をしている県型保健所の割合 Rate of prefecture health center that is the support for the efforts of the non-consultation grasp of infant health checkup of municipality	・市区町村 Municipalities 40.4% ・県型保健所 Prefecture health center 19.6%	・市区町村 Municipalities 40.6% ・県型保健所 Prefecture health center 13.3%	・市区町村 Municipalities 42.0% ・県型保健所 Prefecture health center 12.6%	−	・市区町村 Municipalities 100% ・県型保健所 Prefecture health center 100%
7	育児不安の親のグループ活動を支援する体制がある市区町村の割合 Rate of municipalities where there is a system to support the group activities of child-rearing anxiety of parents	40.9%	44.4%	43.9%	−	100%
8	母子保健分野に携わる関係者の専門性の向上に取り組んでいる地方公共団体の割合 Rate of local governments are working to improve the expertise of the parties involved in the maternal and child health field	・市区町村 68.7% Municipalities ・都道府県 61.7% Prefectures	・市区町村 70.6% Municipalities ・都道府県 63.8% Prefectures	・市区町村 70.1% Municipalities ・都道府県 55.3% Prefectures	−	・市区町村 100% Municipalities ・都道府県 100% Prefectures

【参考とする指標】 Reference indicators concerning						
参1	個人の希望する子ども数，個人の希望する子ども数と出生子ども数の差 Number of children desired by the individual, the difference between the number of children and birth number of children desired by the individual	–	–	–	–	–
参2	不慮の事故による死亡率(人口10万対) Mortality rate due to unexpected accidents	0～19歳 Age 0-19 2.5 ・0歳 Age 0 7.0 ・1～4歳 Age 1-4 2.2 ・5～9歳 Age 5-9 1.5 ・10～14歳 Age 10-14 1.2 ・15～19歳 Age 15-19 4.1	0～19歳 Age 0-19 2.2 ・0歳 Age 0 9.0 ・1～4歳 Age 1-4 1.9 ・5～9歳 Age 5-9 1.1 ・10～14歳 Age 10-14 1.0 ・15～19歳 Age 15-19 3.6	0～19歳 Age 0-19 2.2 ・0歳 Age 0 6.9 ・1～4歳 Age 1-4 1.6 ・5～9歳 Age 5-9 1.0 ・10～14歳 Age 10-14 1.0 ・15～19歳 Age 15-19 4.1	–	–
参3	事故防止対策を実施している市区町村の割合 Rate of municipalities where preventive measures are taken against accidents	6.0%	5.6%	5.2%	–	–
参4	乳幼児のいる家庭で，風呂場のドアを乳幼児が自分で開けることができないよう工夫した家庭の割合 Rate of households that were devised to the bathroom door infants can not be opened on your own in families with infants	48.3%	49.8%	51.5%	–	–
参5	父親の育児休業取得割合 Rate of fathers to get the child-care leave	6.16%	7.48%	12.65%	–	–

重点課題①　育てにくさを感じる親に寄り添う支援
Important topics①　Support to snuggle up to the parent to feel the raised difficulty

指標名 Index		平成30年度 2018	令和元年度 2019	令和２年度 2020	令和３年度 2021	最終評価目標値(令和６年度) Target by last evaluation(2024)
【健康水準の指標】 Indicators concerning healthcare standards						
1	ゆったりとした気分で子どもと過ごせる時間がある母親の割合 Rate of mothers who have time to spend with children in a relaxed mood	・３・４か月児 3-4 months old 88.3% ・１歳６か月児 18 months old 79.0% ・３歳児 Ages 3 72.7%	・３・４か月児 3-4 months old 88.8% ・１歳６か月児 18 months old 79.0% ・３歳児 Ages 3 73.3%	・３・４か月児 3-4 months old 89.2% ・１歳６か月児 18 months old 81.4% ・３歳児 Ages 3 75.8%	–	・３・４か月児 3-4 months old 92.0% ・１歳６か月児 18 months old 85.0% ・３歳児 Ages 3 75.0%
【健康行動の指標】 Indicators concerning healthcare activities						
2	育てにくさを感じたときに対処できる親の割合 Rate of parents who can cope when you feel the raised difficulty	81.6%	81.8%	81.8%	–	95.0%
3	子どもの社会性の発達過程を知っている親の割合 Rate of parents who know the process of the develoPment of children's social	89.6%	90.1%	91.0%	–	95.0%
4	発達障害を知っている国民の割合 Rate of people who know the developmental disorder	53.2%	–	–	–	90.0%

【環境整備の指標】 Indicators concerning environmental arrangement						
5	・発達障害をはじめとする育てにくさを感じる親への早期支援体制がある市区町村の割合 Rate of municipalities where there is early support system to the parent to feel the raised difficulty, beginning with developmental disabilities ・市町村における発達障害をはじめとする育てにくさを感じる親への早期支援体制整備への支援をしている県型保健所の割合 Rate of prefecture health center that is the support for the early support system maintenance to the parent to feel the raised difficulty, beginning with developmental disabilities in municipalities	・市区町村 Municipalities 66.6% ・県型保健所 Prefecture health center 24.0%	・市区町村 Municipalities 68.2% ・県型保健所 Prefecture health center 21.5%	・市区町村 Municipalities 69.7% ・県型保健所 Prefecture health center 16.4%	-	・市区町村 Municipalities 100% ・県型保健所 Prefecture health center 100%
【参考とする指標】 Reference indicators concerning						
参1	小児人口に対する親子の心の問題に対応できる技術を持った小児科医の割合(小児人口10万対) Rate of pediatricians who are skilled enough to handle mental problems of parents and children to the population of infants	7.9561 (参考) 1,211名 小児人口 Child population 15,220,914	8.4 (参考) 1,255名 小児人口 Child population 15,003,063	8.3 (参考) 1,235名 小児人口 Child population 14,810,489	-	-
参2	小児人口に対する児童精神科医師の割合 (小児人口10万対) Ratio of pediatricians, neonatologists, and pediatric psychiatrists to the population of infants	14.8 (参考)一般会員 General member 4,153名 内医師会員 Doctor member 2,255名 内訳: 精神科医 Psychiatrist 1,860名 小児科医 Pediatrician 359名 その他の医師 Other doctor 36名 小児人口 Child population 15,220,914	17.3 (参考)一般会員 General member 4,120名 内医師会員 Doctor member 2,592名 内訳: 精神科医 Psychiatrist 2,181名 小児科医 Pediatrician 375名 その他の医師 Other doctor 36名 小児人口 Child population 15,003,063	21.9 (参考)一般会員 General member 4,309名 内医師会員 Doctor member 3,247名 内訳: 精神科医 Psychiatrist 2,427名 小児科医 Pediatrician 365名 その他の医師 Other doctor 38名 小児人口 Child population 14,810,489	-	-
参3	児童心理治療施設の施設数 Number of institutions where shortterm treatments are conducted for children with emotional disorders	36道府県 Prefectures 50施設 Facilities	36道府県 Prefectures 51施設 Facilities	37道府県 Prefectures 53施設 Facilities	-	-
参4	就学前の障害児に対する通所支援の利用者数 Number of users of day care support for disabled children of pre-school	109,838名	120,051名	128,131名	-	-
参5	障害児支援を主要な課題とする協議体を設置している市区町村数 Number of municipalities that have set up a consultation body to be a major challenge children with disabilities support	589	626	643	642	-

重点課題② 妊娠期からの児童虐待防止対策
Important topics② Measures to prevent child abuse from pregnancy

	指標名 Index	平成30年度 2018	令和元年度 2019	令和２年度 2020	令和３年度 2021	最終評価目標値(令和６年度) Target by last evaluation(2024)
【健康水準の指標】 Indicators concerning healthcare standards						
1	児童虐待による死亡数 Death toll of child abuse	・心中以外 Except family suicide 54人 ・心中 Family suicide 19人	・心中以外 Except family suicide 57人 ・心中 Family suicide 21人	【2022年4月時点で未公表】 Unpublished	-	それぞれが減少 To decrease

【健康行動の指標】 Indicators concerning healthcare activities						
2	乳幼児期に体罰や暴言、ネグレクト等によらない子育てをしている親の割合 Rate of parents raising children without corporal punishment, ranting, neglect, etc. during infancy	・3・4か月児 3-4 months old 91.8% ・1歳6か月児 18 months old 81.2% ・3歳児 Ages 3 62.7%	・3・4か月児 3-4 months old 93.2% ・1歳6か月児 18 months old 82.2% ・3歳児 Ages 3 64.8%	・3・4か月児 3-4 months old 93.6% ・1歳6か月児 18 months old 82.7% ・3歳児 Ages 3 67.3%	-	・3・4か月児 3-4 months old 95.0% ・1歳6か月児 18 months old 85.0% ・3歳児 Ages 3 70.0%
3	乳幼児健康診査の受診率(基盤課題A-8再掲) Rate of consulting health examination for young children	(未受診率) (Rate of no consulting) ・3～5か月児 3-5 months old 4.2% ・1歳6か月児 18 months old 3.5% ・3歳児 Ages 3 4.1%	(未受診率) (Rate of no consulting) ・3～5か月児 3-5 months old 4.6% ・1歳6か月児 18 months old 4.3% ・3歳児 Ages 3 5.4%	(未受診率) (Rate of no consulting) ・3～5か月児 3-5 months old 6.0% ・1歳6か月児 18 months old 4.8% ・3歳児 Ages 3 5.5%	-	(未受診率) (Rate of no consulting) ・3～5か月児 3-5 months old 2.0% ・1歳6か月児 18 months old 3.0% ・3歳児 Ages 3 5.0%
4	児童虐待防止法で国民に求められた児童虐待の通告義務を知っている国民の割合 Rate of people who know the notice obligation of child abuse found in people in the Child Abuse Prevention Law	52.7%	-	-	-	90.0%
5	乳幼児揺さぶられ症候群(SBS)を知っている親の割合 Rate of parents who know the SBS	96.8%	97.3%	97.6%	-	100%
【環境整備の指標】 Indicators concerning environmental arrangement						
6	妊娠届出時にアンケートを実施する等して，妊婦の身体的・精神的・社会的状況について把握している市区町村の割合(基盤課題A-12再掲) Rate of municipalities to know about the physical and mental and social situation of the pregnant woman by, for example to implement a questionnaire at the time of pregnancy report	98.6%	98.9%	99.4%	-	100%
7	対象家庭全てに対し，乳児家庭全戸訪問事業を実施している市区町村の割合 Rate of municipalities that have implemented the infant home all houses visit business for all the target home	事業実施率 Project implementation rate 99.9% (平成30年4月1日) (April 1, 2018)	事業実施率 Project implementation rate 99.9% (平成31年4月1日) (April 1, 2019)	-	-	事業実施率 Project implementation rate 100%
8	養育支援が必要と認めた全ての家庭に対し，養育支援訪問事業を実施している市区町村の割合 Rate of municipalities that have implemented child support assistance visit business for all of the families with child support assistance is deemed necessary	事業実施率 Project implementation rate 86.6% (平成30年4月1日) (April 1, 2018)	事業実施率 Project implementation rate 87.8% (平成31年4月1日) (April 1, 2019)	-	-	事業実施率 Project implementation rate 100%

9	特定妊婦，要支援家庭，要保護家庭等支援の必要な親に対して，グループ活動等による支援（市町村への支援も含む）をする体制がある県型保健所の割合 Rate of prefecturetype health center there is a system to the support by the group activities for the required parent of a particular pregnant women, requiring support home-need of protection such as home support	11.7%	11.3%	8.8%	-	100%
10	要保護児童対策地域協議会に産婦人科医療機関が参画している市区町村の割合 Rate of municipalities in which obstetrics and gynecology medical institutions participate in the regional council for measures against children requiring protection	15.0%	20.0%	-	-	増加 To increase
11	関係団体の協力を得て，児童虐待に関する広報・啓発活動を実施している地方公共団体の割合 Rate of local governments that are implementing public relations and awareness-raising activities related to child abuse with the cooperation of related organizations	64.3% ※参考：都道府県 Prefectures 89.4%	66.3% ※参考：都道府県 Prefectures 91.5%	67.7% ※参考：都道府県 Prefectures 93.6%	-	100%
12	児童虐待に対応する体制を整えている医療機関の数 Number of medical institutions that have established a system that corresponds to the child abuse	-	-	-	-	全ての三次と二次救急医療機関数 Number of all tertiary and secondary emergency medical institution
【参考とする指標】 Reference indicators concerning						
参1	児童相談所における児童虐待相談の対応件数 Number of abused children who were reported to child guidance centers	159,838件	193,780件	205,044件	-	-
参2	市町村における児童虐待相談の対応件数 Number of abused children who were reported to municipalities	126,246件	148,406件	155,598件	-	-
参3	〈中間評価を踏まえ追加〉 要保護児童対策地域協議会に配偶者暴力相談支援センターが参画している市区町村の割合 Rate of municipalities in which the Spouse Violence Counseling and Support Center participate in the regional council for measures against children requiring protection	10.9%	17.1%	-	-	-

第21図「健やか親子21（第２次）」イメージ図
Image of "Sukoyaka Family 21（second）"

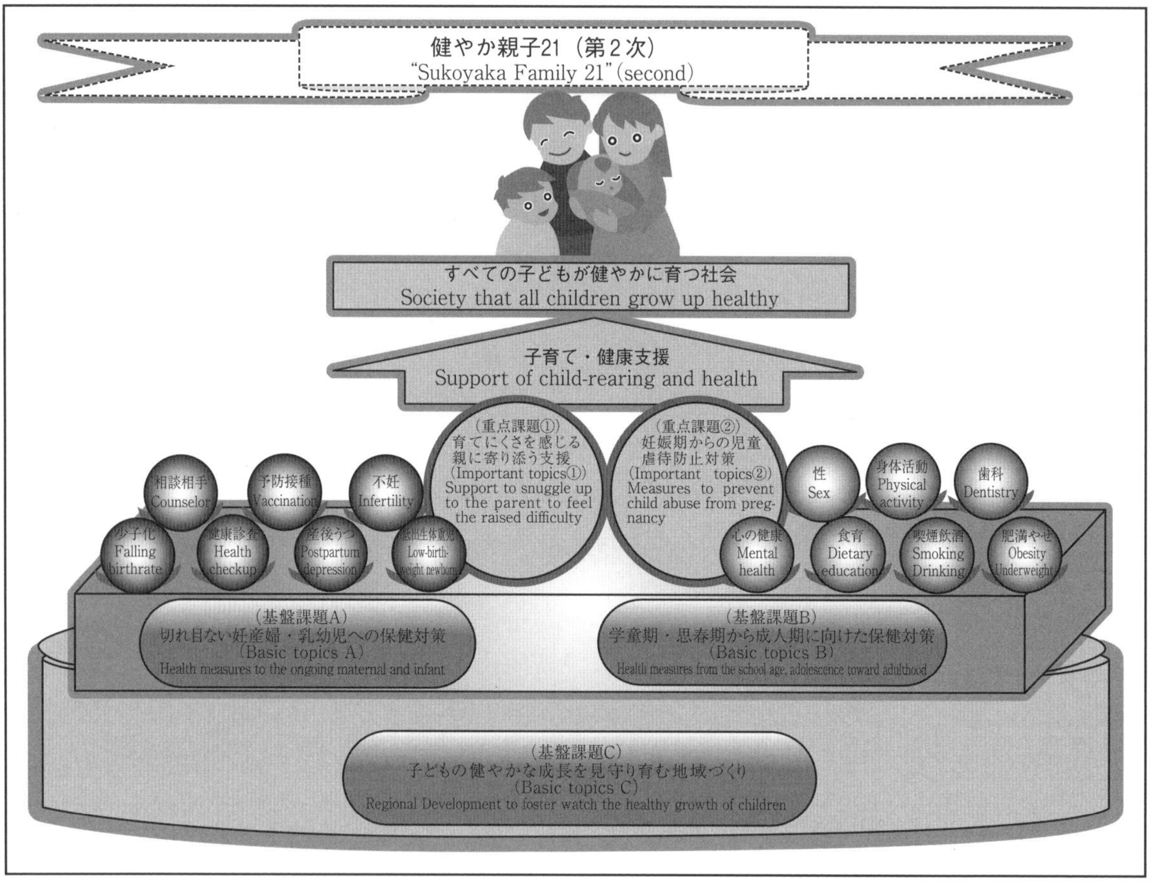